Physikalisch-technische Grundlagen der Röntgentherapie

Von

J. Seth Hirsch M. D.

Direktor der Röntgenabteilung des Bellevue and Allied Hospitals New York

Mit Dosierungsformeln und einer Dosierungstabelle

von

Guido Holzknecht

Professor für Medizinische Radiologie und Direktor des Zentralröntgeninstituts
des Allgemeinen Krankenhauses in Wien

In deutscher Bearbeitung von

Guido Holzknecht und Gottfried Spiegler

Mit 131 Abbildungen und 46 Tabellen

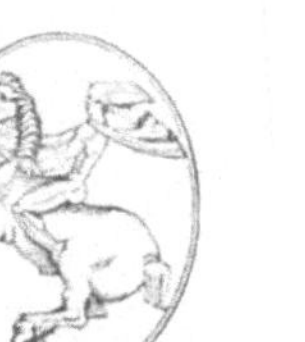

Wien

Verlag von Julius Springer

1927

ISBN-13: 978-3-7091-5221-8   e-ISBN-13: 978-3-7091-5369-7
DOI: 10.1007/ 978-3-7091-5369-7
Softcover reprint of the hardcover 1st edition 1927

Vorwort der deutschen Herausgeber

Es fehlt der deutschen Fachliteratur nicht an ausgezeichneten röntgentherapeutischen Büchern. Technisches und Klinisches wird in ihnen abgehandelt. Wie es aber nicht anders sein kann, tritt bald die Durchführung des medizinischen, bald die des technischen Gesichtspunktes mehr in den Hintergrund. Es scheint uns ferner an deutschen Büchern zu fehlen, die eine ebenso vollständige Übersicht des therapeutisch-technischen Teiles geben würden, wie das amerikanische, das uns vorlag.

Schon der Umfangsverteilung nach war es in erster Linie als ein technisch-physikalisches anzusprechen. Wir haben diesen seinen Charakter, im Einvernehmen mit dem bekannten Autor, noch reiner hervortreten lassen, indem wir den klinischen Teil überhaupt weggelassen haben. Wir glaubten der Röntgenmedizin einen größeren Dienst zu erweisen, wenn wir dem Strom des Biologischen respektvoll aus: wichen, statt ein unzulängliches Bächlein zu übernehmen, dessen Dimensionen beim Studierenden wohl leicht falsche Vorstellungen erwecken könnten.

Umso lieber regten wir die deutsche Ausgabe dieses Buches an und übernahmen ihre Bearbeitung, als es, aus der Feder eines erfahrenen amerikanischen Röntgenologen stammend, aus einem Lande zu uns kommt, dessen technische Großleistungen wohl überall ungeteiltes Erstaunen hervorrufen.

Dem ausländischen Werke gegenüber bestand einerseits unsere Pflicht darin, es dem Vorstellungskreis unserer Leser anzupassen, anderseits wollten wir alles eher, denn seinen amerikanischen Charakter weglöschen: Der Krieg hat auch in unserem Fache verderbliche Grenzen zwischen den Nationen gezogen und es soll uns zur größten Freude gereichen, wenn mit diesem Buche ein Schritt auf dem Wege zur Harmonisierung der nationalen Techniktypen getan ist. Keine Nation, die nicht auch hierin von der anderen lernen könnte!

Wir haben nicht nur weggelassen und verändert, sondern auch manches hinzugefügt, vor allem um über die Fülle des Details, das wir freilich auch einschränkten, einheitlichere Zusammenfassungen zu decken. Solche führende Orientierungen schienen uns für ein Lehrbuch von Wichtigkeit. Die Verantwortung für die Richtigkeit verschiedener Darstellungen müssen wir bezüglich mancher Einzelheit, die wir schwer prüfen können, dem amerikanischen Autor überlassen. Dagegen waren wir in der Lage, hinsichtlich aller wichtigen Methoden und Apparattypen, uns auf eigene Erfahrungen und Kontrollversuche zu stützen.

Darstellungen, die sich auf allzu spezielle Industrie-Ausführungen bezogen, haben wir die Beziehung auf Typisches gegeben; soweit die Bilder des englischen Originales aus Firmenkatalogen stammten, sind sie durch Prinzipiendarstellungen oder Skizzierung eines typischen Individuums ersetzt.

Wir wünschen der deutschen Ausgabe größte Verbreitung im Interesse der allgemeinen Röntgenkunde.

Wien, im Jänner 1927

Holzknecht, Spiegler

Inhaltsverzeichnis

Erster Teil

Tabellenverzeichnis

Seite

Berichtigungen

Seite 53, Abb. 30, Legende, lies: „Af Amperemeter für Heizstrom" statt: „MAf Milliamperemeter."

„ 60, Zeile 4, lies: „unterheizt" statt: „überheizt."

„ 78, „ 4, lies: ν statt: V.

„ 97, Abb. 67, Legende, Zeile 2, lies: „dort" statt: „hier."

„ 97, „ 67, „   „ 6, lies: Abb. 66 statt: 59.

„ 119, Zeile 3 von unten, lies: „wie aus Spektrogrammen zu ersehen war" statt: „wie aus dem Spektrogramm Abb. 63 zu ersehen war."

„ 142, Abb. 91, Legende, Zeile 16, lies: „durch B (Abb. 90) verbunden ist."

„ 221, Zeile 13, lies: „dem Ionisationsstrom" statt: „der Ionisationsstrom."

„ 221, Tabelle am Ende der Seite, „zirka" in den drei Kolonnen soll entfallen.

Die Entstehung der Röntgenstrahlen

Erstes Kapitel

Hochspannungsentladungen

Wir kennen in der Praxis drei Haupttypen der Hochspannungsapparate, die zur Erzeugung von Röntgenstrahlen verwendet werden:

Den Induktor,

den Transformator,

den Erzeuger konstanter Gleichspannung.

Die Spannungen, die für den Betrieb der Röntgenröhren in der Therapie verwendet werden, variieren von 100 KV bis zu 300 KV.

Der Induktor ist eine transformatorähnliche Anordnung mit offenem Eisenkern, bei welcher die primäre Spule über einen Unterbrecher mit dem Gleichstromanschluß verbunden ist. Eine Ventilröhre kann auf der sekundären Seite verwendet werden, um den verkehrten Strom zu unterdrücken. Der Transformator besitzt einen geschlossenen Eisenkern; der Transformator wird an Wechselstrom angelegt, sei es direkt an das Netz oder, wenn die Zuführung Gleichspannung bringt, an die Wechselstromseite eines rotierenden Umformers, der gleichzeitig auf mechanischem Wege den sekundären Strom gleichrichtet. Die Apparate zur Erzeugung konstanter Spannung bestehen aus einem oder mehreren Hochspannungstransformatoren mit Ventilröhrenanordnungen und Kondensatoren, welche die Wellenform „ebnen".

Um die Ausbeute der verschiedenen Typen der Hochspannungsmaschinen vergleichen zu können, ist es notwendig zu kennen:

a) die Form der Stromwelle,

b) die Form der Spannungswelle,

c) die Qualität,

d) die Intensität der Röntgenstrahlung.

Wellenformen und oszillographische Methoden

Die Wellenformen der Spannung und des Stromes bei verschiedenen Hochspannungsapparaten können durch oszillographische Methoden erhalten werden und sind in den Abb. 1 und 2 wiedergegeben.

Das Oszilloskop hat zwei Elektroden, eingeschmolzen in einer Gasröhre bei einem Druck von 1 oder 2 mm Quecksilber. Wenn eine solche

Röhre von einer Entladung durchsetzt wird, so ist die Länge des Glimm-
lichtes an der Kathode proportional dem Strom, der Fläche der Elektroden und dem Druck des Gases. An Stelle dieses Oszilloskopes, das,
selbst in Ruhe, die Unterbrechungen durch einen rotierenden Spiegel
beobachten läßt, wird bei anderen Instrumenten die Oszillographen-
röhre selbst in Rotation gehalten. Bei der Verbindung der rotierenden
Röhre in Serie mit der Maschine erhält man eine leuchtende Registrier-
kurve der Wellenform des betreffenden Stromes.

Das Instrument kann so montiert werden, daß es die Stromzeit-
kurve der Hochspannungsentladung gibt. Es kann für jeden Wechselstrom verwendet werden, vorausgesetzt, daß die an das Oszilloskop
angelegte Spannung die Ionisierungsspannung der Röhre überschreitet;
es eignet sich für Spannungen von 200 V bis zu 250 KV oder mehr und
es wird die Wellenform des Stromes geben, wenn der Strom einen Maximalwert zwischen 2 und etwa 50 Milliampere aufweist.

Der Kathodenstrahloszillograph kann uns entweder auf fluoroskopischem oder photographischem Weg Strom- und Spannungskurven
geben. Die Elektroden sind in einer Glasbirne eingeschmolzen, die
ungefähr 25 cm lang ist. Die Elektroden sind in das schmälere Ende
des Rohres eingebaut und der Elektronenstrom fließt längs seiner Achse.
Fluoreszierendes Material, das aus einer Mischung von wolframsaurem
Kalk und Zinksilikat besteht, bedeckt die Innenseite des weiteren ab-
geflachten Röhrenendes, die den Leuchtschirm darstellt. Dieser zeigt
nun die Kurven als sichtbare Linien. Das untere Ende der Röhre paßt
in einen Sockel. Das Rohr ist evakuiert und die Luft ersetzt durch eine
geringe Menge von Argon. Das träge Gas dient dazu, eine Anhäufung
von elektrischen Ladungen innerhalb des Rohres zu vermeiden.

Der Elektronenstrom wird von einer Glühkathode (einem Heizfaden, der mit Platinoxyd bedeckt ist) geliefert, die Heizspannung stammt
von einer Akkumulatorenbatterie von 6 V. Nach Verlassen des Fadens
fliegen die Elektronen durch eine kleine Öffnung einer Platinanode,
die auf einem positiven Potential von 300 V durch eine Trockenbatterie
gehalten wird. Fast alle Elektronen erreichen die Innenseite der Anode
und ein kleiner Bruchteil passiert ihre ganze Länge. Nach Verlassen
der Anode passieren die Elektronen auf ihrem Weg zum Leuchtschirm
zwei Paare von ablenkenden Platten. Diese Platten sind am oberen
Ende des inneren Glasrohres befestigt und als parallele Paare ausgebildet,
wobei die beiden Paare im rechten Winkel zueinander stehen. Der
Elektronenstrom wird beim Vorüberflug zwischen den Platten des ersten
Paares zur positiven Platte abgelenkt. Der Betrag der Ablenkung hängt
von dem Momentanwert des elektrischen Feldes ab, das durch die Potentialdifferenz an die Platten gelegt ist. Eine zweite Ablenkung im rechten
Winkel auf die erste tritt ein, wenn das andere Plattenpaar erreicht
ist. Als Resultat ergibt sich, daß in jedem Augenblick der registrierende
Punkt, der das Ende des Elektronenstromes bildet, auf dem Leuchtschirm
eine Stellung einnimmt, die sowohl bezüglich Richtung als auch Distanz
von der normalen Zentralstellung das Resultat der ablenkenden Kräfte

ist, die augenblicklich auf die beiden Plattenpaare wirken. Im linearen Maß beträgt für jedes Volt dieser resultierenden Potentialdifferenz die Elongation zirka 1 mm.

Außer dieser Ablenkung durch ein elektrisches Feld kann der Elektronenstrom auch durch ein magnetisches Feld abgelenkt werden, indem außerhalb der Röhre entweder ein permanenter Magnet verwendet wird oder ein paar Spulen, die vom Strom durchflossen werden. Diese Spulen werden mit geeigneten Widerständen in Serie in den Röntgenstromkreis gelegt und die Ablenkung des Kathodenstrahlenbündels registriert die Oszillationen im Hochspannungskreis; auf diese Weise ergibt sich eine graphische Darstellung des Stromes.

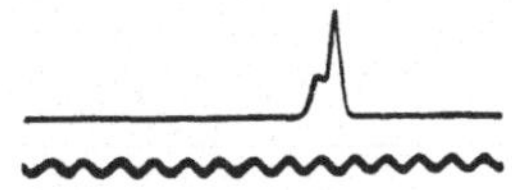

Die Kurve der Abb. 1 wurde erhalten, wenn der Oszillograph mit den Klemmen einer Coolidgeröhre, die am Induktor lief, verbunden wurde. Die Kurve zeigt weder die scharfen Zacken, die im Falle einer harten Gasröhre zu beobachten sind, noch die Verlängerung der ersten positiven Halbwelle, die sich bei weichen Röhren zeigt. Die Einsenkung auf der abfallenden Seite der Kurve zeigt offenbar, was von der kleinen Oszillation des Induktors übrig bleibt; die Lage dieser Einsenkung auf der Kurve kann durch Veränderung der primären Kapazität verlegt werden.

Bei den Spannungs- und Stromkurven der Abb. 2 zeigt sich, daß der Strom (der meistens um eine Viertelperiode nachhinkt) seinen Höchstwert zugleich mit dem Maximum der verkehrten Spannung erreicht. Mit anderen Worten, er zeigt sich als um 180⁰ von seiner natürlichen Stellung verschoben. Da der Mechanismus des Oszillographen die Charakteristik eines Gleichstrominstrumentes hat, so läßt sich die Polarität vertauschen.

Da die Ausbeute an Strahlung vom Quadrat der Spannung abhängt, so besteht das Ideal darin, den Höchstwert der Spannung schnell zu erreichen und ihn über eine möglichst lange Zeitperiode konstant zu halten, woraus sich die Überlegenheit der Apparate, die kontinuierliche Gleichspannung liefern, ergeben würde.

Abb. 1. Die oszillographisch aufgenommene Kurve des Induktors, der mit einer Coolidgeröhre belastet ist. Die sekundäre Wellenform des Induktors hängt im weitesten Ausmaß mit dem Widerstand zusammen, der in Serie mit ihm geschaltet ist. Ein unbelasteter Induktor gibt nämlich eine Spannungskurve, welche aus 2 oder 3 Oszillationen von schnell abnehmender Amplitude besteht; diese Schwingungen setzen bei jeder Stromunterbrechung ein. Bei einer Röhre von hohem Widerstand verschmelzen die einzelnen Zacken und wenn der Widerstand abnimmt, hört die Entladung auf, oszillatorisch zu sein und das Potential fällt exponentiell ab.

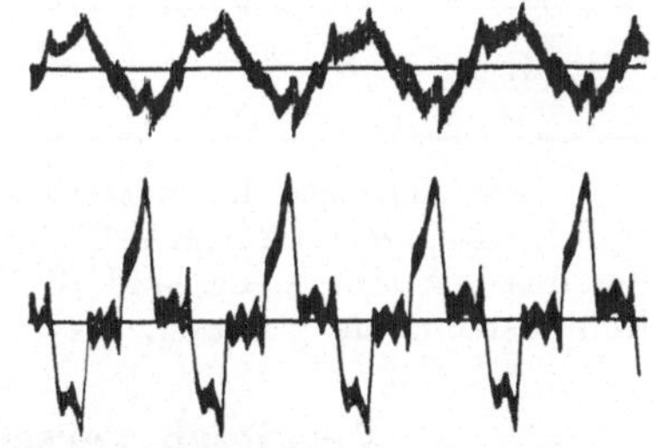

Abb. 2. Strom- und Spannungskurven eines Transformators. Man beachte, daß der Strom (untere Kurve) während einer Periode zeitweise Werte erreicht, die weit über 30 Milliampere hinausliegen, während der Durchschnittswert des effektiven Stromes 30 Milliampere beträgt. Das Milliamperemeter indiziert immer den durchschnittlichen Stromwert, indem es die mittleren Quadratwurzelwerte anzeigt.

Tabelle 1. Prozentuelle Tiefenintensitäten unter 10 cm Wasser. Apparatur zur Erzeugung konstanten Potentials und kontinuierlichen Stromes. 200 KV — 2 MA (Coolidge)

Zeit (Sekunden, ohne Wasser)	Filterung: 0,5 mm Cu			Filterung: 1 mm Cu		
	Zeit (Sekunden, unter 10 cm Wasser)	Perzentuelle Tiefen-intensität	Zeit (Sekunden, ohne Wasser)	Zeit (Sekunden, unter 10 cm Wasser)	Perzentuelle Tiefen-intensität	
10,0	64,2		15,6	91,0	
10,2	.		15,8	.	
10,6	.		15,6	.	
10,2	66,6		15,8	92,8	
10,8	.		15,6	.	
10,7	.		16,1	.	
10,6	65,2		16,0	91,5	
10,6	.		15,6	.	
10,6	.		15,6	.	
10,6	64,3		15,7	90,5	
10,6	.		15,4	.	
10,6	.		16,0	.	
Mittelwert 10,51	65,08	16,17	15,73	91,45	17,22

Wie sich aus der perzentuellen Tiefenintensität unter 10 cm Wasser ergibt, entsprechen 200 KV Gleichspannung 235 KV einer Wechselspannung. Bei diesen Spannungen sind die Röntgenstrahlen-Intensitäten bei gleichem Röhrenstrom die gleichen.

Vergleich verschiedener Apparattypen

Der Induktor führt meistens zu einer Spannungskurve mit scharfer Spitze. Der unterbrecherlose Transformator weist eine sinoidale Wellenform der Spannung auf (Abb. 3).

Die Schaltung für konstantes Potential zeigt eine Wellenform von so geringer Fluktuation, daß wir für die Praxis berechtigt sind, von einem kontinuierlichen Gleichstrom zu sprechen, wie er sich auf dem Oszillogramm durch eine gerade Linie zeigt.

Die Eigentümlichkeit der Wellenform einer bestimmten Apparattype hängt nicht nur von der Konstruktion des Transformators und der Type der Regulierung ab, sondern auch von der Art und der Adjustierung des Gleichrichters.

Wellenform und Strahlungsintensität

Die Verschiedenheiten der Wellenform sind von beträchtlichem Einfluß auf die Intensität der Strahlung. Hierin liegt der Grund, warum bei der gleichen äquivalenten Funkenstrecke die verschiedenen Typen von Apparaten unter Benützung der Glühkathodenröhre verschiedene Spektren ergeben. Solche Differenzen werden durch Filterung noch deutlicher (Abb. 4).

Es scheint sich die Notwendigkeit zu ergeben, zu noch höheren sekundären Spannungen zu kommen, um Strahlungen von höherer Durchdringungsfähigkeit zu gewinnen. Aus der Tabelle 2, die die perzentuellen Tiefendosen von Radium- und Röntgenstrahlen nebeneinanderstellt, würde der Vorsprung des Radiums in dieser Richtung hervorgehen.

Der Vergleich der Tiefenquotienten, die man bei konstantem Potential und kontinuierlichem Strom einerseits und dem Transformator anderseits erhält, zeigt deutlich, daß wenigstens bis zu 250 KV die perzentuelle Tiefendosis dauernd mit der Spannung steigt.

Konstante Spannung und variable Spannung

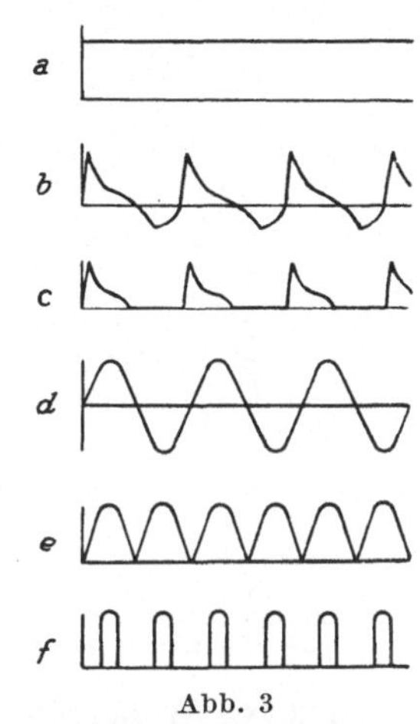

Abb. 3

a ... konstantes Potential,
b ... Induktorentladung,
c ... Gleichgerichtete Entladung des Induktors,
d ... Transformatorentladung,
e ... Transformatorentladung, Gleichrichter
f ... Transformatorentladung, Nadelschalter.

Graphische Darstellung der Wellenformen des Potentials bei verschiedenen Spannungsquellen. Das Transformatorpotential erhebt sich zu einem Maximum und fällt von diesem mit derselben Geschwindigkeit ab, während sich am Induktor das Potential schneller erhebt, als es fällt. Die Kurve des Induktors ist schärfer und steiler als die des Transformators.

Die Überlegenheit der konstanten Spannung über die variable ist im Röntgenbetrieb erheblich, aber sie tritt weniger hervor, wenn die Spannung gesteigert wird. Eine konstante Spannung führt zur gleichen Grenzwellenlänge, wie derjenige Wechselstrom, dessen Höchstwert der gleiche ist, wie der der Gleichspannung. Die konstante Spannung aber führt zu kürzeren Durchschnittswellenlängen, als die variable Spannung. Obwohl dieser Effekt bei ungefilterten Strahlen gering ist, wird er im Falle einer schweren Filterung beträchtlich. Die Verwendung einer konstanten Spannung führt ungefähr zu einer ähnlichen Kürzung der Wellen, wie eine 150 %ige Vermehrung der Aluminiumfilterung. Außerdem hat die Strahlung, die von der konstanten Spannung herrührt, eine wesentlich größere Intensität.

Der maximale Ionisationsstrom ist mehr als zweimal so groß für die konstante Spannung als für die alternierende. Bei demselben Stromwert, der gleichen Filterung, derselben Fokus-Hautdistanz, der gleichen

maximalen Spannung unterscheiden sich die Intensitäten der Strahlung
und die effektiven Wellenlängen also in beiden Fällen voneinander. Diese
Resultate sind wichtig, da sie uns zeigen, daß weder die Intensität noch

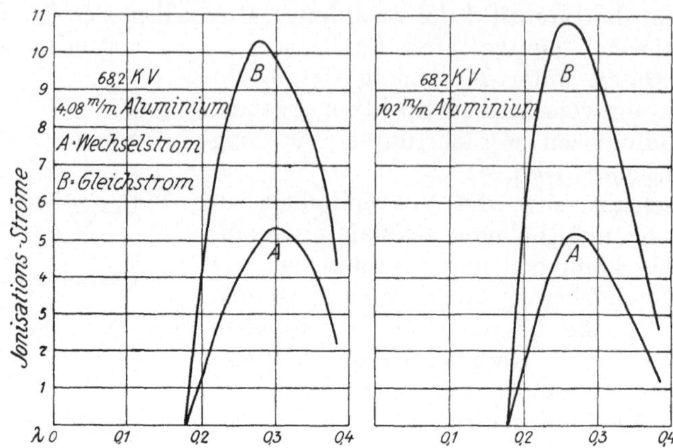

Abb. 4. Man entnimmt obigen Figuren, daß die Intensitäten auf der kurzwelligen Seite
des Spektrums, das durch kontinuierliche Gleichspannung erzeugt ist, bei jeder Filterung
höher sind als im Falle des Wechselstromes vom gleichen Scheitelwerte.

die effektive Wellenlänge der Röntgenstrahlung einfach durch Messung
des Röhrenstromes, der Spitzenspannung und der Filterung bestimmt
werden können, sondern direkt gemessen werden müssen.

Tabelle 2

Feld	Errech- nete Maximal- dosis 44⁰/₀	Rö-Strahlen 200 KV	Radium		
		zirka 13,5 cm Durch- messer	25 × 25 cm		
		3 MA	Äquivalent 64 g		
Strahlende Oberfläche		Antikathodenspiegel 0,2 cm²	0,1 cm²	3 × 4 cm²	6,5 × 7 cm²
Filter		0,5 mm Cu + 2 mm Papier	2 mm Messing × 2 mm Gummi		
Tiefendosis		24⁰/₀	26⁰/₀	30⁰/₀	34⁰/₀

Die Tiefenintensität in 10 cm, gemessen in einem Wasserphantom
mit beiden Energiequellen bei 20 cm Fokus-Hautdistanz, ist in der obigen
Tabelle wiedergegeben. Der Vorteil, der auf der Seite des Radiums liegt,
wie er aus der obigen Tabelle hervorgeht, ist den geringen Wellenlängen der
γ-Strahlen zuzuschreiben, woraus die Nützlichkeit einer weiteren Spannungserhöhung für die therapeutische Röntgenstrahlung folgt.

Obwohl die experimentellen Anordnungen den Einwurf zulassen, daß
die Bedingungen nicht die gleichen sind, wie sie in der Praxis verwendet
werden, so sind die Deduktionen dennoch auch durch die klinische Erfahrung
verifiziert.

Die Daten der Durchdringungsfähigkeit für die Strahlung, die eine kontinuierliche Gleichspannung liefert, sind für 200 KV in der Tabelle 1 wiedergegeben. Trägt man die Werte der prozentuellen Tiefenintensität in Kurven ein, so ergibt sich, daß bei einer Filterung von ½ mm Kupfer der Spannungswert des äquivalenten Wechselstromes 233 KV und für eine Filterung von 1 mm Kupfer 236 KV beträgt. Der durchschnittliche Wert liegt bei 235 KV.

Aus den Absorptionskurven im Kupfer aber ergibt sich der äquivalente Spannungswert des Wechselstromes zu 225 KV und Coolidge glaubt, daß die Differenz in diesen Resultaten

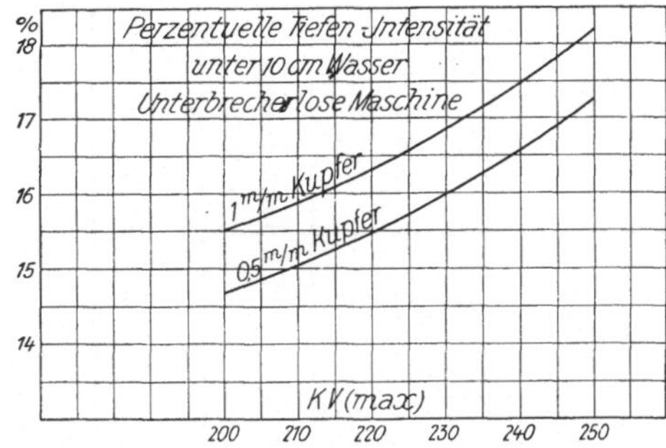

Abb. 5. Obige Kurve gibt prozentuelle Werte der Tiefenintensität (Coolidge) bei verschiedener Filterung und verschiedener Spannung.

auf experimentelle Fehlerquellen zurückzuführen oder aber der Tatsache zuzuschreiben ist, daß die spektrale Zusammensetzung der Strahlungen in beiden Fällen nicht die gleiche ist und daß die Verhältnisse der Streuung zur Absorption in den beiden Medien Kupfer und Wasser verschieden sind. Die 200 KV-Kurve der spektrometrischen Intensitätsverteilung bei Gleichspannung kann durch 225 KV Wechselspannung so ziemlich reproduziert werden, wenn die Milliamperezahl um 15% erhöht wird.

Ein Vergleich der spektralen Intensitäts-Verteilungskurven, deren eine durch Gleichspannung, deren andere durch Wechselspannung hergestellt wurde, zeigt uns bei gleicher Maximalspannung, z. B. 164 KV und gleichem Filter, z. B. 3,44 mm Cu, daß der Maximalwert der Gleichspannungskurve eine Intensität aufweist, die ungefähr 66% höher liegt, als dies bei der Wechselspannung der Fall ist. Nahe vom kurzwelligen Ende des Spektrums ($\lambda_0 = 0{,}075$) wird die Strahlung der Gleichspannung mehr als 100% größer, als die der Wechselspannung. So zeigt sich, daß sowohl die Intensität als auch das Durchdringungsvermögen der Röntgenstrahlung durch Gewebe und durch Filter eines Materiales aus niedrigem Atomgewicht durch Verwendung einer konstanten Spannung vergrößert werden können, verglichen mit einer Wechselspannung, die denselben Maximalwert hat wie die konstante Spannung, und unter gleichen Bedingungen. Die Wechselspannung wird infolge ihrer zeitlichen Schwankung stets auch längere Wellen als die kürzeste Wellenlänge hervorbringen und nur in einem Augenblick die kürzeste Wellenlänge nach sich ziehen, während die gleichbleibende Spannung stets zur gleichen Grenzwellenlänge führt.

Die Strahlenausbeute bei Gleichspannung und bei Wechselspannung verhält sich ungefähr wie 3 : 2. Es sind die Flächeninhalte, die durch die Intensitäts-Verteilungskurven begrenzt werden, welche die Ausbeute an Strahlung repräsentieren. Der Wirkungsgrad der Röhre ist bei konstantem Potential größer als bei Wechselspannung.

**Tabelle 3. Perzentuelle Tiefenintensität unter 10 cm Wasser.
Unterbrecherlose Maschine — 2 MA (Coolidge)**

KV	Filterung 0,5 mm Cu			Filterung 1,0 mm Cu		
	ohne Wasser	unter 10 cm Wasser	perzentuelle Tiefenintensität	ohne Wasser	unter 10 cm Wasser	perzentuelle Tiefenintensität
200,0	17,3 17,3 17,2 Mittelwert 17,27	117,4 . . .	14,70 . . .	29,2 28,4 29,0 28,87	183,7 . . .	15,74 . . .
212,5	13,7 13,7 13,6 Mittelwert 13,67	89,6 . . .	15,25 . . .	21,4 21,8 22,0 21,73	138,0 . . .	15,74 . . .
225,0	11,8 11,4 11,4 Mittelwert 11,53	73,3 . . .	15,73 . . .	18,0 17,8 18,0 17,93	107,3 . . .	16,71 . . .
237,5	9,5 9,8 9,7 Mittelwert 9,67	61,2 . . .	15,80 . . .	15,0 15,0 14,8 14,03	86,4 . . .	17,28 . . .
250,0	8,7 8,4 8,7 Mittelwert 8,60	49,6 . . .	17.32 . . .	12,7 12,6 12,8 12,70	86,9 . . .	18,20 . . .

Die Daten der Tiefenintensität bei einer unterbrecherlosen Maschine,
die bei 2 MA unter verschiedenen Spannungen arbeitet. Die Tabelle zeigt
uns, daß die Tiefenintensität mit der Spannung bis zu 250 KV steigt.

Man beachte die Mittelwerte, die 237,5 KV entsprechen. Diese nähern
sich den Mittelwerten, die die Tiefenintensität unter den gleichen Bedingungen, aber bei der Gleichspannung von 200 KV wiedergeben. (Siehe
Tabelle 1.)

Die Vorteile der Verwendung von konstantem Potential zur Erzeugung der Röntgenstrahlung für therapeutische Zwecke sind die,
daß man präzise Messungen anstellen kann, daß eine günstigere, praktisch
homogenere, spektrale Verteilung entsteht, daß es die Röhren mehr
schont und daß die Apparate fast geräuschlos laufen.

Zweites Kapitel

Induktor und Quecksilberunterbrecher

Der Induktor

Der Induktor wird in den Vereinigten Staaten für therapeutische Zwecke nicht mehr verwendet. Kaye macht für seine Konstruktion die folgenden Angaben: „Das Transformationsverhältnis soll 50 bis 200 betragen, bei einem Wirkungsgrad von 0,3 bis 0,6. Es soll eine solche Form der Scheibenwicklung für die sekundäre Spule gewählt werden, daß ungefähr auf 1000 Windungen 4000 V entfallen und daß der äußere Durchmesser den der Bohrung nicht mehr als 2½fach übertrifft. Der Widerstand und vor allem die Selbstinduktion der sekundären Wicklung muß niedrig gehalten werden. Die primäre Spule muß direkt an 200 V angeschlossen werden können. Die Kapazität des Kondensators soll nicht größer sein, als sie benötigt wird, um Funkenbildung im Unterbrecher zu verhindern. Der Eisenkern kann eine Länge haben, die den Durchmesser ungefähr zehnmal übertrifft. Die primäre Wicklung soll sich über die ganze Länge des Eisenkerns ausdehnen, die sekundäre Wicklung über nicht mehr als die mittleren drei Viertel, obwohl zu beachten ist, daß diese Länge der Sekundärwicklung um wenigstens ein Drittel die maximale Funkenschlagweite übertrifft."

Eine Methode der Kühlung des Eisenkerns der primären Wicklung besteht darin, Druckluft durch einen den Kern umgebenden ringförmigen Raum zu treiben.

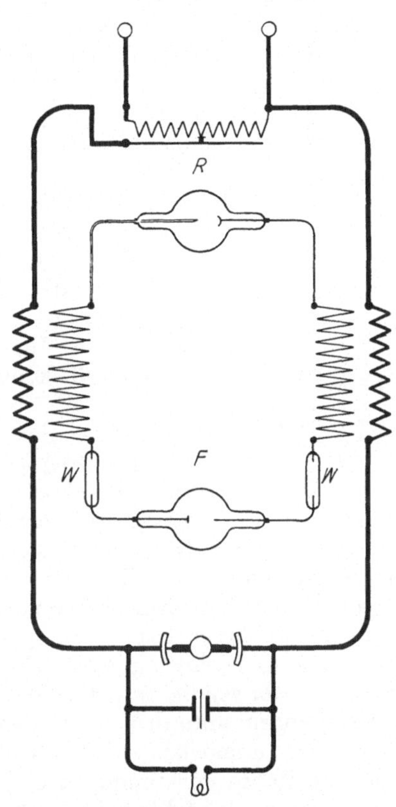

Abb. 6. Schaltungsskizze des Symmetrieapparates

F bedeutet die Ventilfunkenstrecke
R „ das Gasrohr (Siederohr)
Oben sind der Regulierwiderstand und unten der Unterbrecher mit dem Kondensator gezeichnet. Die beiden Primär- und Sekundärwicklungen sind an den Seiten dargestellt.

Ein symmetrisches Induktoriensystem wurde von Reiniger, Gebbert und Schall entwickelt; es besteht aus zwei getrennten Induktorien, die vertikal montiert, in ihren primären und sekundären Spulen symmetrisch miteinander verbunden sind (Abb. 6). Im primären Stromkreis fließt der Strom von einem Pol des Netzes durch einen Teil des

Regulierwiderstandes, dann durch die primäre Spule eines Induktors und über den Unterbrecher in die primäre Spule des zweiten Induktors, von wo er über die andere Hälfte des Regulierwiderstandes zum zweiten Pol des Netzes zurückkehrt. Der sekundäre Stromkreis schließt sich von einem Pol der Röntgenröhre über die Sekundärwicklung eines Induktors, über einen Wasserwiderstand, eine Ventilfunkenstrecke, einen zweiten Wasserwiderstand und die sekundäre Spule des zweiten Induktors zum zweiten Pol der Röhre. Der Apparat kann bei einer Stromstärke von 2 bis 3 Milliampere 200 KV liefern.

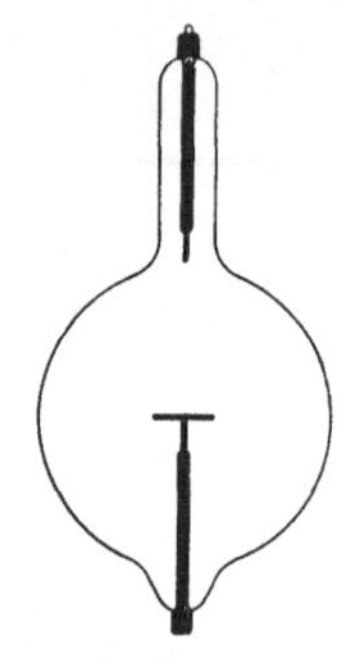

Abb. 7 zeigt eine eingeschlossene Funkenstrecke, wobei Spitze und Platte 10 cm von einander entfernt sind.

Die Ventilfunkenstrecke dient nicht nur dem Zweck, den verkehrten Stromstoß zu drosseln, sondern die sekundäre Energie sich aufspeichern zu lassen, bis sie einen bestimmten Wert erreicht, der in seiner Spannung höher liegt, als es ohne die Funkenstrecke der Fall wäre.

Jede Entladung eines Induktors besteht aus einer Zahl von Impulsen abnehmender elektro-motorischer Kraft. Das Ziel, das für Tiefentherapie zu erstreben ist, besteht in der Konzentration eines möglichst großen Energiebetrages innerhalb der ersten und höchsten Zacke der Impulse. Man erreicht das durch einen geeigneten und speziell konstruierten Kondensator.

Die Selbstinduktion des sekundären Kreises ist gering, aber der Widerstand ist sehr hoch und dient dazu, hochfrequente Oszillationen zu unterdrücken. Die Funkenstrecke hat den Zweck, die Durchbruchsspannung der hoch evakuierten Gasröhre zu steigern.

Beim Symmetrieapparat ist zwischen der primären und der sekundären Wicklung zu Zwecken der Kühlung ein ringförmiger Luftraum vorgesehen. Ein rotierender Quecksilberunterbrecher wird verwendet. Bei dieser Type von Apparaten wird die Elimination der hochfrequenten Oberschwingungen sehr wichtig, da sie zum Schutze der Röntgenröhre notwendig ist. Es ist wesentlich, daß diese Hochfrequenzschwingungen unterdrückt werden, bevor sie die Röhre erreichen; ist dies aber unmöglich, so sollen die Enden der Röhre verlängert oder die Röhre vollständig in Öl getaucht oder auch die Oberfläche der Röhre einer verstärkten Luftströmung unterworfen werden.

Quecksilberunterbrecher

Die Unterbrecher, die bei Induktorien verwendet werden, sind vom Typus des rotierenden Quecksilberunterbrechers. Der Unterbrecher von Ropiquet kann als Typus der Klasse herangezogen werden. Die Unterbrecher werden sowohl für Wechselstrom als auch für Gleichstrom gebaut. Abgesehen vom Motor ist die Konstruktion dieser beiden Typen ähnlich. Der Zweck des Unterbrechers besteht darin, eine schnelle und wirksame Unterbrechung des primären Stromkreises des Induktors durchzuführen.

Für die Verwendung bei der Therapie ist es notwendig, daß diese Unterbrecher so konstruiert sind, daß sie imstande sind, einen Strom von 4 bis 10 Ampere bei einer Unterbrechungszahl pro Minute von 3000 bis 5000 zu unterbrechen; ohne Überhitzung oder Schwankung müssen sie 8 bis 10 Stunden laufen können. Der Unterbrecher muß bis zu 30 Ampere bei 220 V unterbrechen können. Seine Wirkungsweise beruht auf der Rotation eines Quecksilberstrahles, der aus rotierenden Düsen gespritzt, mit stationären Kontakten des primären Stromkreises Schluß gibt. Die tangentiale Geschwindigkeit des Quecksilberringes wird durch große Dimensionierung der Teile vermehrt. Die Tendenz zur Verzögerung der Stromöffnung wird vermieden, indem zwei Quecksilberstrahlen verwendet werden, die in Serie zugleich arbeiten, ferner wird die Schärfe der Unterbrechung durch Verwendung von Leuchtgas als Dielektrikum erhöht.

Der Motor wird durch drei Säulen, die vom Deckel des Unterbrechers aufragen, getragen. Er überträgt seine Bewegung auf die Achse der Turbine mittels einer isolierten Kupplung (Abb. 8). Diese Turbine der zentrifugalen Type saugt das Quecksilber (ungefähr 5 kg) vom Boden des Gefäßes und schleudert es durch zwei Düsen T_1 und T_2 aus reinem Nickel gegen feste Segmente. Die Kontaktsegmente sind vom Unterbrechergefäß isoliert und in Serie mit dem Primärkreis des Induktors verbunden. Zwei Segmente sind vertikal verstellbar und dienen zur Regulation. Zwei Segmente sind am Deckel des Gefäßes fixiert. Sobald das Quecksilber mit den Kontakten in Berührung kommt, wächst die Intensität mit einer Geschwindigkeit, die abhängt vom Verhältnis des Ohm'schen Widerstandes zur Selbstinduktion des Primärkreises, bis zu dem Augenblick, in dem das magnetische Feld seinen

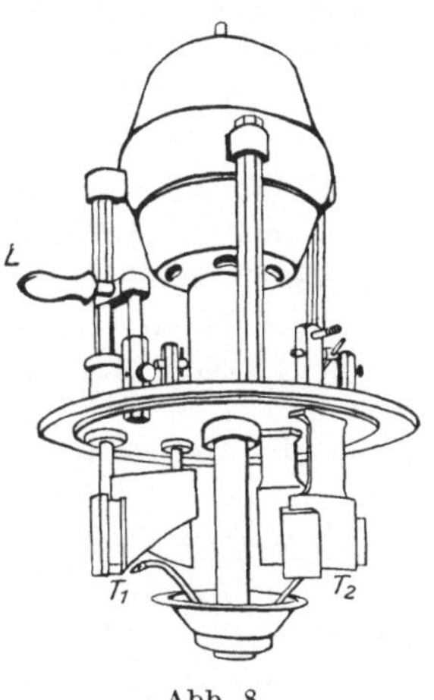

Abb. 8

maximalen Wert erreicht; nun verläßt der Quecksilberstrahl den Kontakt, unterbricht den Strom, das Magnetfeld bricht plötzlich zusammen, wodurch im Sekundärkreis des Induktors eine elektromotorische Kraft hoch aufschnellt. Die Spannung des Sekundärkreises kann reguliert werden durch Variation der maximalen Intensität, indem die Stromschlußdauer geändert wird; werden die Segmente tiefer eingetaucht, so wächst mit dem Wachsen des primären Stromes das magnetische Feld, dessen Zusammenbruch zu erhöhter sekundärer Spannung führt.

Um das mechanisch zu realisieren, können zwei bewegliche Segmente mittels des Hebels L vertikal auf- und abwärts bewegt werden; die Segmente bilden einen Teil des Tauchsystems, das von der Masse des Unterbrechertopfes isoliert ist. Hebt man die Segmente so, daß das Quecksilber sie nicht erreichen kann, so kann kein Strom zustande kommen. Wird aber der Hebel gesenkt, so werden die Kontakte vom Quecksilberstrahl erreicht, es fließt der primäre Strom und seine Intensität vermehrt sich, je weiter der Hebel angehoben wird; die Dauer des Kontaktes, die länger und länger wird, und die Intensität, die anwächst, ist proportional der Dauer des Stromschlusses.

Bei Betrieb der Quecksilberunterbrecher, die Leuchtgas verwenden, kommt es zur Ausscheidung eines schwarzen Pulvers, das allmählich die Turbine und das Quecksilber verunreinigt und die Reinigung des Unterbrechers notwendig macht.

Im reinen Leuchtgas können die Funken nicht „brennen"; das Leuchtgas dient zur Löschung der Funken, deren Verlängerung eine Einbuße an sekundärer Spannung bedeuten würde.

Der Motor, der eine Gleichstrommaschine ist, erhält konstante Tourenzahl mittels eines Rheostaten. Die Tourenzahl kann zwischen 1000 und 1500 Umdrehungen pro Minute variiert werden. Durch Verdoppelung der Zahl der Kontaktsegmente kann die Zahl der Unterbrechungen pro Minute zwischen 2000 und 6000 variieren.

Prinzip des Induktors

Es ist wichtig, sich das Prinzip des Induktors klarzumachen. Der Induktor ist meist an Gleichstrom angeschlossen. Dieser Gleichstrom wird künstlich (durch den Unterbrecher) geschlossen und geöffnet. Diese Veränderungen des Gleichstromes machen ihn zu einem wechselnden Strom, zu einer Art Wechselstrom: nur Wechselstrom aber ruft Induktion hervor. Man bedenke zum Verständnis, daß ein gleichmäßig bewegter Wagen (z. B. ein Eisenbahnwaggon) den Passagieren keine Impulse „induziert", während plötzlicher Stillstand (Unterbrechen der Fahrt) einen hochgradigen Bewegungsimpuls aller Insassen zur Folge haben muß (vergleichbar dem Öffnungsstrom), während das stets langsamere Anfahren des Zuges, das allmähliche Eintreten der Bewegung zu einem wesentlich schwächeren Impuls führt: Schließungsstrom.

Der Wechselstrom, der also in der Sekundärwicklung entsteht, ist als ein unsymmetrischer zu bezeichnen, da der Öffnungsstrom eine ungleich größere Amplitude erreicht als der Schließungsstrom; ist der Schließungsstrom, geeigneter Konstruktion des Induktors zufolge, sehr klein, so bedarf es keines eigenen Organes, diesen Schließungsimpuls zu unterdrücken.

So ist also von Induktor und Unterbrecher die Größe der beim Stromschluß auftretenden sekundären Spannung abhängig. Die Verhältnisse liegen hier sehr kompliziert. Nur soviel sei gesagt: Je langsamer der durch die primäre Selbstinduktion verzögerte Primärstrom ansteigt, umso niedriger fällt der Schließungsimpuls aus. Und zwar wird er umso geringer, je mehr die primäre Selbstinduktion den primären Widerstand überwiegt. Der Schließungsimpuls, soferne er noch für die Röhre schädlich ist, wird durch ein Ventil unterdrückt. Die nutzbringende, beim Öffnen des primären Stromes entstehende Spannung wird umso größer ausfallen, je schneller das Öffnen erfolgt. Funkenbildung an den Öffnungskontakten aber verzögert die Öffnungsdauer, verringert somit die entstehende sekundäre Spannung: das Leuchtgas in den Unterbrechern löscht die Funken, die in einer Atmosphäre, in der sie wegen Sauerstoffmangels nicht brennen können, ersticken.

Drittes Kapitel

Apparate zur Erzeugung von konstantem Potential und kontinuierlichem Strom.

Eine Methode zur Erhaltung konstanten Potentials besteht in der Verwendung des Wechselstromtransformators, der mit Wechselstrom von 500 bis 2000 Perioden gespeist, mit Glühventil und parallel geschalteten Kondensatoren verbunden wird. Es gibt verschiedene Möglichkeiten, Glühventile mit Kondensatoren und Induktorien so zu verbinden, daß die Schwankungen des entstehenden Potentials vernachlässigt werden können.

In der Abb. 9 ist der Typus einer Maschine zur Erzeugung konstanten Potentials und kontinuierlichen Stromes skizziert.

Wechselstrom von 2000 Perioden und 150 V eines Motor-Generator-Aggregates wird einem Spezialtrans-

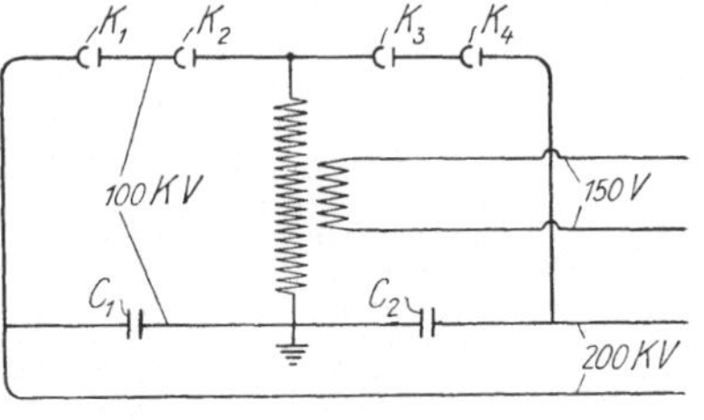

Abb. 9

formator zugeführt, der seine Spannung auf 100 KV steigert. Mit Hilfe von vier Glühventilen K_1, K_2, K_3, K_4 wird diesem Wechselstrom abwechselnd der Zutritt in die Kondensatoren C_1, C_2 gestattet. Die beiden Kondensatoren sind in Serie geschaltet und die Röntgenröhre zwischen ihre äußersten Enden gelegt. Jeder Kondensator hat eine Kapazität von 0,001 Mikrofarad.

Im allgemeinen wird das Potential sich nicht gleichmäßig auf die Glühventile aufteilen. Dem kann abgeholfen werden durch Einschaltung von Kapazität in den Kreis desjenigen Glühventils, das mehr als den zugehörigen Spannungsanteil erhält. Die Apparatur wird zunächst bei einer Spannung in Betrieb gesetzt, die gerade hinreicht, um eines der Glühventile in die Gefahrenzone zu bringen, die sich durch Auftreten grüner Fluoreszenz in der Glaskugel bemerkbar macht. Dann wird eine kleine Kapazität zum Glühventil parallel geschaltet und solange vermehrt, bis diese Anzeichen verschwinden. Die Spannung der Apparatur wird dann neuerlich gesteigert. Wenn ein Glühventil auf der anderen Seite des Stromkreises Überlastungserscheinungen zeigt, so wird in gleicher Weise abgeholfen. Indem man nun in der Steigerung der Spannung und der Adjustierung der Kapazitäten fortfährt, kann die Spannung endlich gefahrlos auf 200 KV gebracht werden, ohne daß eines der Glühventile überlastet wird.

Verdeutlicht sei der Verlauf der Spannungen durch die graphische Darstellung der Abb. 10.

A ist die Sinuskurve der Potentialdifferenz des Transformators, g und g_1 sind die Kondensatoren. Vom neutralen Stadium C ausgehend, wird der Kondensator bis zur maximalen Spannung D aufgeladen, worauf er sich längs B bei abnehmendem Potential entlädt bis zu dem Augenblick, da eine andere Welle, die über den Wert der Kondensatorspannung reicht, das System wieder auflädt. Es ist der Punkt H, wo die Linie B die Sinuskurve A berührt und die Ladung demgemäß wieder beginnt. In ähnlicher Weise hat g_1 die Ladung bis zum Punkt F erhalten und er entlädt sich längs B_1 bis H_1. Zeichnet man den ganzen Verlauf der Ordinaten auf, so erhält man aus den positiven und negativen Ladungen die Welle $x\,y\,z$, die die Form der Kondensatorenspannung darstellt. Die Zahl der Wellen in der Kurve kommt der Frequenz des primären Stromes gleich; je größer die Kapazität, umso weniger deutlich die Wellung.

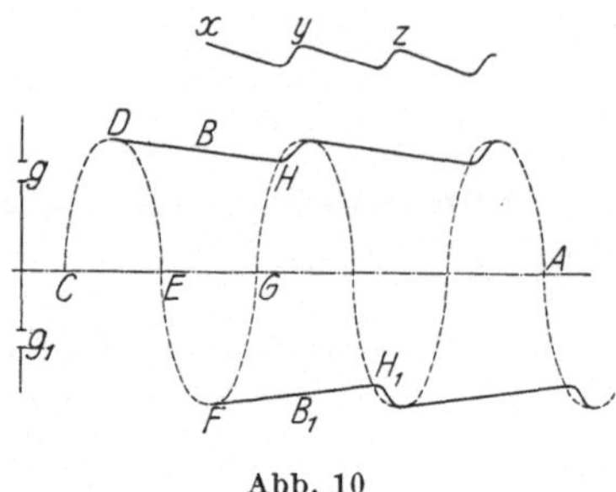

Abb. 10

Im Hinblick auf die Stabilität der Funktion ist in Serie mit der primären Wicklung des Transformators ein induktiver Widerstand gewählt und die Spannung wird durch einfache Veränderung des Wertes der Selbstinduktion reguliert.

Die nebenstehende Abbildung zeigt eine ähnliche Anordnung, wie sie von Siemens-Halske ausgeführt wird; in ihr werden nur zwei Glühventile verwendet.

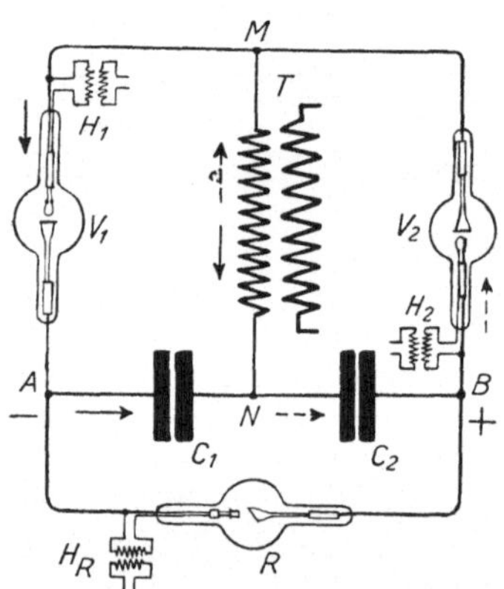

Abb. 11. M, N sind die beiden sekundären Pole des Hochspannungstransformators, der über die beiden in Serie geschalteten Kondensatoren C_1 und C_2 die Röntgenröhre R mit wenig fluktuierender Spannung versorgt. In jeder Halbperiode der Wechselspannung wird je ein Kondensator über das zugehörige Glühventil geladen.

Charakteristika dieser Apparaturen

1. Keine rotierenden Teile. Ruhiger Betrieb. Keine Entladungsgeräusche oder Ozonproduktion.

2. Die Spannung ist für jeden Kondensator eine feste, ohne daß eine Überlastung der Glühventile eintritt.

3. Durch Hinzuführung neuer Einheiten kann die Spannung der Apparaturen in Stufen von 150 KV unbegrenzt vermehrt werden. Dieser Zuwachs jedoch nötigt zu einer Modifikation der Isolierung der bestehenden Einheiten.

4. Konstanter Betrieb der Röhre, auch noch bei einer Belastung von 10 Milliampere, entsprechend einer Leistung von $2^1/_2$ KW.

5. Guter Wirkungsgrad in der Transformation der Energie.

Der Wirkungsgrad der Röntgenröhre ist am größten, wenn diese Art der Strahlenerzeugung verwendet wird, da die Abwesenheit der Entladungen niedrigerer Spannung zu einer Härtung der Gesamtstrahlung führt.

Da die Qualität der Röntgenstrahlung unabhängig vom Röhrenstrom ist, so kann ein Maß der Strahlenintensität durch einfache Multiplikation des Röhrenstromes und der Zeit gewonnen werden.

6. Einfachheit, Genauigkeit und Leichtigkeit der Kontrolle.

7. Die Röntgenstrahlung ist fast so homogen als es möglich ist, sie zu erhalten. Die Verteilung der Energie im Röntgenstrahlenspektrum hängt für Röhren, deren Antikathoden aus demselben Material hergestellt sind, nur von der verwendeten Spannung ab und ist unabhängig vom Strom, der durch die Röhre fließt.

8. Die Spannung, bei der der Röhrenstrom fließt, gestattet es, die Qualität der Röntgenstrahlung unmittelbar zu bestimmen. Anderseits kann die Qualität der Strahlung in einfacher Weise nach Wunsch durch eine einfache Veränderung der an die Röhre gelegten Spannung variiert werden.

Da die Höchstspannung anhält und die Durchschnittsspannung sich mit der Höchstspannung deckt, so ist die spektrometrische Bestimmung der Grenzwellenlänge erleichtert; diese wird nämlich nicht „ein- und ausgeatmet" (während einer Periode, wie beim alternierenden Strom), sondern „hält still": Hieraus resultiert eine Verschärfung der kurzwelligen spektralen Grenze.

9. Die konstante Spannung kann mit Genauigkeit reproduziert werden.

Viertes Kapitel

Transformatorapparaturen

Die Transformatoren, die zur Erzeugung von Hochspannung in Verwendung stehen, haben einen geschlossenen Eisenkern und sind in Öl getaucht. Der Eisenkern des Transformators ist natürlich nicht so schnell entmagnetisiert, wie der offene Eisenkern des Induktors.

Der Wirkungsgrad eines Transformators ist wesentlich höher, als der eines Induktors. Der Ausdruck „Wirkungsgrad" bedeutet den Wert des Verhältnisses von ausgenützter Energie zur totalen aufzuwendenden Energie und wird häufig in Prozenten ausgedrückt. So kann der Wirkungsgrad eines Transformators bei bestimmter Belastung beispielsweise angesetzt werden zu:

$$\text{Wirkungsgrad} = \frac{\text{Nutzeffekt}}{\text{Nutzeffekt} + \text{Verluste}} = 0{,}9 \text{ oder } 90\%.$$

Der Wirkungsgrad der Transformation in einem Induktor beträgt bloß 50 bis 70%, infolge der großen magnetischen Streuverluste. Der Wirkungsgrad des Wechselstromtransformators liegt viel höher (90%), wobei sein jeweiliger Wert von der Konstruktion, dem Aufwand an Material und seiner Qualität abhängig ist. Der Wirkungsgrad eines kleinen Transformators wird natürlich geringer sein, als der eines größer dimensionierten. Das Maximum des Wirkungsgrades sollte ungefähr bei $^3/_4$ der vollen Belastung erreicht sein. Wenn die sekundäre Wicklung eines Transformators offen ist, so sprechen wir von einem unbelasteten Transformator. Der sekundäre Stromkreis kann nun durch irgend eine Art von Belastung geschlossen werden, z. B. durch eine Röntgenröhre.

Hinsichtlich seines Wirkungsgrades kann der Röntgentransformator nach dem Spannungsabfall beurteilt werden, den er unter verschiedenen Röhrenbelastungen erleidet. Je geringer dieser Spannungszusammenbruch unter Belastung, umso besser ist der Wirkungsgrad des Transformators. Man muß sich klar machen, daß die Temperaturerhöhung kein Kennzeichen für den Betrag an verloren gegangener Energie im Transformator darstellt; ein Transformator, der heiß wird, kann einen besseren Wirkungsgrad haben als ein anderer, der vergleichsweise kühl bleibt. Die Temperaturerhöhung muß nur daraufhin betrachtet werden, welchen Effekt sie auf die Materialien ausübt, die bei der Konstruktion des Transformators verwendet sind.

Die Mitte der sekundären Windung ist manchmal geerdet. Diese Maßnahme dient als Schutz, um die Entladung der vollen Spannung über alle Teile zu verhindern, die zufällig in Berührung mit dem sekundären Stromkreis kommen können. Bei schwerer Beanspruchung der Röhre muß der inverse Spannungsimpuls von der Röhre ferngehalten resp. durch einen Gleichrichter umgelegt werden.

Wo nur Gleichstrom verwendet werden kann, kann ein Transformator nur betrieben werden, indem man ein sogenanntes Umformeraggregat verwendet, das den Gleichstrom in Wechselstrom verwandelt. Der so entstehende, nieder gespannte Wechselstrom, abgenommen von zwei Schleifringen des Umformers, tritt nunmehr in die primäre Wicklung des Transformators ein, wobei er über einen Schalter des Reguliertisches geführt wird, der verschiedene Stufen des Autotransformators einschaltet und so als Spannungsregler wirkt. In diesem Falle treibt dieser rotierende Umformer gleichzeitig den rotierenden Gleichrichter. Eine Spannung, die zwischen 80 und 300 KV variiert, soll durch den Gebrauch des Autotransformators und der Widerstandsregulierung erhalten werden.

Die Wechselstromtransformatoren müssen mit einem Gleichrichter ausgestattet sein, der automatisch in Synchronismus einspringt, wenn der Betriebschalter geschlossen wird. Der Motor des Gleichrichters ist direkt an 220 V geschaltet und betätigt die Gleichrichtung der Hochspannung, ohne irgend eine Abweichung vom absoluten Synchronismus. Da der Gleichrichter bei einem Wechselstrom von 60 Perioden eine Viertelumdrehung in $^1/_{120}$ Sekunde machen muß, so macht der Motor 1800 Umdrehungen pro Minute (bei 2 Maschinenpolen).

Den Motoren muß dauernde Aufmerksamkeit geschenkt werden, soll die Anlage bei bestem Wirkungsgrad arbeiten. Die Lager müssen genügend mit schwerem Maschinöl geölt werden, die Schleifringe und Kommutatoren reingehalten und frei von Kohlenniederschlag, indem feines Schmirgelpapier verwendet und mit Vaselin eingeschmiert wird.

Diese Maßnahmen sind bei einer Maschine für Gleichstrom mit rotierendem Umformer noch wichtiger, da die Energie in dem Motor über die Gleichstrombürsten eintritt und aus den Schleifringen austritt, während bei der Wechselstromanlage der Transformatorstrom den Motor nicht passiert. Der Kontakt zwischen den Bürsten und den Kommutatorsegmenten muß ein fester und gleichmäßiger sein. Auf Schutz gegen Funken, die von Überspannungen herrühren, muß geachtet werden.

Der resultierende hochgespannte Strom im sekundären Stromkreis ist ein Wechselstrom; er unterscheidet sich von dem, der durch einen Induktor erzeugt ist, dadurch, daß er bezüglich seiner beiden Halbwellen symmetrisch ist. In der Röntgenröhre wird freilich nur eine Richtung verwendet. Diese Gleichrichtung geschieht eben durch den Gleichrichter. Dieser wandelt die Richtung der verkehrten Halbwelle so, daß, praktisch gesprochen, der hochgespannte Wechselstrom in einen hochgespannten pulsierenden Gleichstrom verwandelt ist, wobei beide Phasen des Wechselstromes verwendet sind.

Der Hochspannungsgleichrichter ist durch eine Kupplung mit dem Synchronmotor verbunden. Der Hochspannungsgleichrichter muß zur Vermeidung von Verlusten hoch isoliert sein. Diese Hochspannungsgleichrichter müssen in ihrer Kupplung zum Motor korrekt adjustiert werden. Die sogenannte Einstellung des Gleichrichters kann auf verschiedene Weise erfolgen, z. B. auf maximale Spannung oder auf maximalen Strom.

Vorher genügt eine rohe Einstellung mit dem Auge: Begrüßungs- und Abschiedsfunke sollen gleich groß sein; ist beispielsweise der Begrüßungsfunke größer als der Abschiedsfunke, so heißt das, daß der maximale Spannungswert schon erreicht wird, ehe die beweglichen Segmente unter die festen kommen. Man muß dann, gleichsam um die Begrüßung aus der Ferne zu erleichtern, sie in eine Begrüßung aus der Nähe verwandeln, den rotierenden Teil um eine Winkelstellung im Sinne der Drehrichtung verstellen; für den umgekehrten Fall ist die umgekehrte Verstellung vorzunehmen. Statt auf optimale Funkenbildung einzustellen, kann man auch auf maximalen Strom oder auf maximale Spannung oder auch auf maximale Strahlenausbeute (iontometrisch gemessen) einstellen. Die Einstellung vom Gesichtspunkte der einen dieser drei Faktoren aus ist nicht ganz die gleiche, wie bei den übrigen Faktoren, aber eine sehr ähnliche: Bei einer Winkelstellung, deren Bereich man durch Einstellung auf optimalen Funken beiläufig finden kann, erhält man die maximale Röhrenspannung, den maximalen Strom und die maximale Strahlenausbeutung.

Der Strom ist in der Weise gleichgerichtet, daß beide Impulse die Röhre in gleichem Sinne durchfließen. Aber die gesamte Welle ist dennoch nicht ausgenützt, denn die kleineren Wellenwerte, die einer geringeren Spannung entsprechen, würden eine unerwünscht weiche Strahlung hervorrufen und unnötigerweise die Röhre erhitzen. Die feststehenden Segmente an der Gleichrichteranordnung schließen mit den rotierenden Teilen des Gleichrichters nur im Augenblick des Höchstwertes der Spannungswelle die sekundäre Strombahn, wodurch der maximale Strom innerhalb des kleinsten Wellenabschnittes erreicht wird. Der Anteil an weicherer Strahlung wächst mit der Bogenlänge des Gleichrichtersegmentes, obwohl es auf keine Weise möglich ist, die weiche Strahlung durch Reduzierung der Segmentenlänge vollständig zu unterdrücken. Die Röhre, die bei einem solchen Strom betrieben wird, erhält natürlich, genau genommen, keinen kontinuierlichen Strom, sondern eine große Anzahl von Stromimpulsen pro Sekunde.

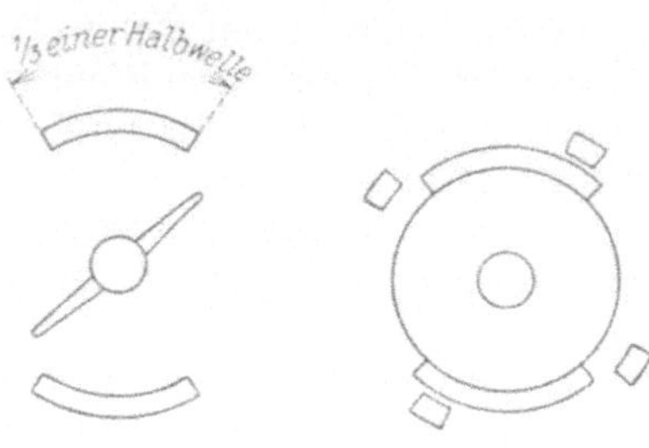

Abb. 12

Der Rotor des Gleichrichters kann als volle Scheibe oder als Gleichrichterkreuz ausgebildet sein. Der Mechanismus des Gleichrichterkreuzes besteht in einer Welle von Isoliermaterial, auf die vier Arme montiert sind, wobei ein Paar im rechten Winkel zum anderen steht. In den Kreis ihrer Bahn sind vier metallische Segmente eingebaut, zwei oben und zwei unten (siehe Abb. 12). Diese Segmente sind in Paaren angeordnet, wobei ein Paar mit der sekundären Wicklung, das andere mit der Röhre verbunden ist.

Die Wirkungsweise des Scheibengleichrichters ist dieselbe wie die des Gleichrichterkreuzes, was die Charakteristik der Gleichrichtung anlangt. Die Sektoren auf der Scheibe sind durch einen feinen Metallstreifen miteinander verbunden, der flach auf der Scheibe aufliegt. Unrichtig konstruierte oder unrichtig eingestellte Gleichrichtersektoren

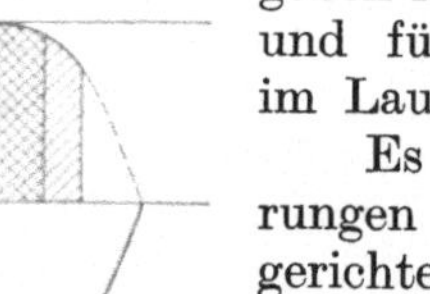

Abb. 13

geben Anlaß zu Hochspannungswellen und führen zu Ungleichmäßigkeiten im Laufe der Röhre.

Es kann zu bedeutsamen Änderungen in der Wellenform des gleichgerichteten Stromes kommen, die von einer inkonstanten Gleichrichtung herrühren, aber in der Hauptsache ist diese Wellenform von der Transformatorkonstruktion abhängig. Wenn ein Gleichrichter so eingestellt ist, daß er in einem Drittel des Intervalles gleichrichtet und die Feuchtigkeit der Luft sich ändert oder irgend eine andere variable Größe ins Spiel kommt, so kann der Funkenüberschlag bei einer geringeren Spannung eintreten und dann erhalten wir einen größeren Teil der Halbwelle als früher.

Diesem Umstand zu begegnen, wurde ein Gleichrichter angegeben, der als Kugelfunkenstrecke ausgebildet ist und nicht als Spitzenfunkenstrecke arbeitet. Man hat auf diese Weise die Inkonstanz der Spitzenfunkenstrecken und die Koronaerscheinungen, die mit dem schädlichen

Auftreten von nitrosen Gasen verbunden sind, zu beseitigen gesucht. Eine praktische Form des Gleichrichters kann aus stationären und rotierenden Kugeln bestehen. Es ist aber besser, stationäre Kugeln zu verwenden und rotierende Segmente, deren Form in der Mathematik als toroid bezeichnet wird.

Zubehör

Wo eine unterbrecherlose Maschine mit Widerstandsregulierung in Verwendung steht und der Heizfaden der Röhre von derselben Stromquelle aus geheizt wird, dort sollte der Röhrenstrom durch einen geeigneten Regler sehr konstant gehalten werden, da sonst die Schwankungen der Netzspannung zu bedeutenden Schwankungen der Hochspannung führen müssen, was von der Anwesenheit des Widerstandes im Niederspannungskreis herrührt. Es muß eine Anordnung verwendet werden, die den Röhrenstrom konstant hält. Der „Victor-Kearsley-Stabilizer" ist eine Anordnung dieser Art, die Schwankungen des Röhrenstromes, woher immer sie rühren mögen, eliminiert, auch wenn die Netzspannung in erheblichem Ausmaße schwankt.

Dämpfungswiderstände sind in den sekundären Stromkreis eingelegt, um Überspannungen zu vermeiden und eine symmetrische Verteilung der Belastung zu erzielen. Ein schnell regulierender Stromunterbrecher soll in den primären Stromkreis eingeschaltet werden, der so eingestellt ist, daß er im Falle einer Überlastung den Stromkreis unterbricht.

Der Rheostat zur Regelung der Spannung muß aus Widerstandseinheiten von nicht oxydierendem Draht bestehen und imstande sein, 70 bis 80% der Netzspannung zu verzehren. Er hat die Wirkung, die Regelmäßigkeit des Röhrenbetriebes zu erhöhen. Im Gegensatz zur Regulierung mittels Autotransformators reduziert er die Gefahr einer zufälligen Berührung mit dem Hochspannungskreis. Er hilft auch hochfrequente Schwingungen, die im Gleichrichter entstehen, zu dämpfen.

Es wird behauptet, daß bei hohen Spannungen ein gleichmäßiger Betrieb der Röntgenröhre eher erhalten werden kann, wenn man an Stelle des „Victor-Kearsley-Stabilizer" eine Schaltungsmethode, die Coolidge angegeben hat, verwendet. Bei dieser Methode ist eine der primären Zuführungen des Heiztransformators nicht an die gewöhnliche Stelle zwischen Hauptpol des Netzes und Widerstand geschaltet, sondern jenseits des variablen Widerstandes. Eine solche Schaltanordnung führt nicht nur zu einem gleichmäßigen Arbeiten, sondern die Ausbeute wird auch durch die Netzschwankungen weniger beeinflußt.

Die Wechselstrommaschine muß mit einem Polaritätsanzeiger ausgestattet sein, um die Richtung des Stromflusses anzuzeigen. Der Polaritätsanzeiger ist ein Galvanometer, dessen Zuleitungen mit den Segmenten eines Kommutators verbunden sind, welch letzterer auf der Motorachse aufsitzt. Der Kommutator richtet den Wechselstrom gleich und der Polaritätsanzeiger indiziert die Richtung dieses Gleichstromes, die eine solche sein muß, daß die Antikathode positiv, die Kathode negativ ist.

Das Niederspannungsvoltmeter kann längs der Niederspannungsseite des Hochspannungsgenerators geschaltet sein. Der Betrag an Niederspannung, der nötig ist, um die gewünschte Röhrenspannung herbeizuführen, soll häufig mittels einer Standard-Kugelfunkenstrecke bestimmt werden, die zur Röntgenröhre parallel liegt. Diese Eichung muß genau bei der Milliamperezahl vorgenommen werden, welche dann beim praktischen Betrieb in Verwendung kommt. Bei einer konstanten Milliamperezahl kann die Röhrenspannung mittels einer Kugelfunkenstrecke gemessen werden und kontrolliert durch die Ablesung eines Voltmeters, das parallel zur primären Spannung geschaltet ist. Aus solchen Ablesungen kann man eine Kurve gewinnen, in der die primären Spannungen als Abszissen, die sekundären Spannungen (gemessen durch die Kugelfunkenstrecke) als Ordinaten eingetragen sind. Mit einer solchen Kurve wird es dann möglich, die Spannungen für jede Einstellung des Rheostaten durch Ablesung des primären Voltmeters zu bestimmen, vorausgesetzt, daß die betreffende Milliamperezahl, für die die Kurve aufgenommen wurde, eingehalten wird.

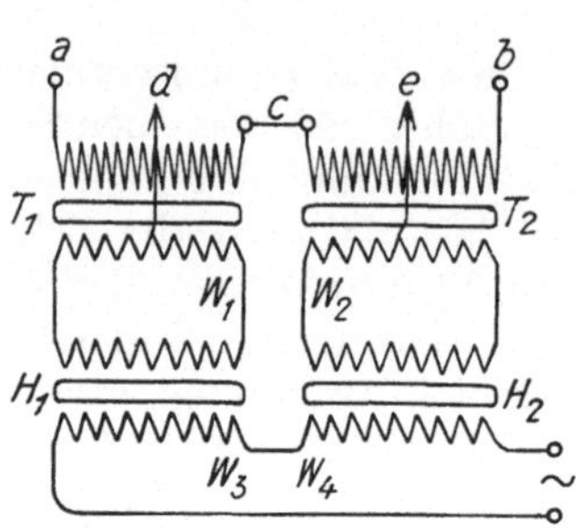

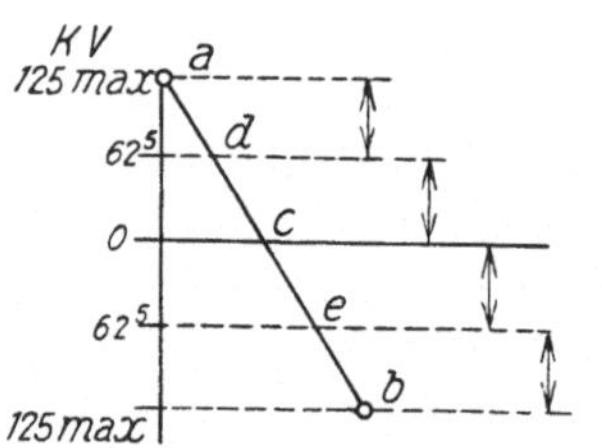

Abb. 14. Konstruktionsschema des Veifa-Apparates. a und b sind die Enden der sekundären Windungen, c ist der Mittelpunkt der sekundären Wicklung. T_1 und T_2 sind die Kerne der Hochspannungstransformatoren, H_1 und H_2 die Kerne der Zwischentransformatoren, W_1 und W_2 die Verbindungen zwischen den Primärwicklungen des zweiten und den Sekundärwicklungen des ersten Transformators. W_3 und W_4 sind die Primärwicklungen. In der unteren Figur ist die Spannung, ausgedrückt in Kilovolt, als Ordinate aufgezeichnet. Die Punkte der Schaltung, die in der oberen Abbildung mit Buchstaben bezeichnet sind, als Abszissen. Die geneigte Linie bedeutet die Spannungsdifferenz zwischen den verschiedenen Punkten der Schaltung.

Wenn wir im folgenden das Diagramm einer originellen Schaltung bringen zu sollen glauben, so geschieht dies nicht so sehr der etwaigen großen Verbreitung dieses Apparates halber, als weil das Verständnis dieses Schemas einen prinzipiellen Einblick gestattet.

Die Transformation geschieht hier in mehreren Stufen. Dadurch wird die Isolation erleichtert; die Zwischentransformatoren H_1, H_2 dienen nur diesem Zwecke; sie haben das Übersetzungsverhältnis 1 und werden durch ihre Verbindung mit der Hochspannung sekundärseits künstlich auf (in diesem Falle) 62,5 KV gehalten. So ist eine Mittelstufe für die Transformierung der Spannung gegeben.

Prinzipielle Betrachtungen über den Transformator

Es ist sehr wichtig, über dem Einzelnen die große Übersicht nicht zu verlieren; und so wollen wir uns einmal den prinzipiellen Unterschied zwischen Transformator und Induktor vor Augen führen:

Zunächst kopple sich im Bewußtsein des Lesers der Begriff des Transformators stets mit dem des Wechselstromes, der Begriff des Induktors aber mit dem des Gleichstromes und Unterbrechers.

Prinzipiell sind sowohl Transformator als auch Induktor Transformatoren, transformieren sie doch niedrig gespannten Strom in hochgespannten.

Besteht aber nunmehr der Unterschied zwischen Induktor und Transformator im offenen Eisenkern des ersteren, so ist dieser Unterschied durch einen funktionellen bedingt. Der Induktor nämlich saugt sich in der Schließungsperiode, während welcher er vom Netz gespeist wird, mit magnetischer Energie voll; in der Öffnungsperiode, während welcher er ohne Zufluß von seiten des Netzes auf sich allein angewiesen ist, soll er den Gesamtbetrag sich von der Röhre absaugen lassen. Kein remanenter Rest soll im Eisen verbleiben und demzufolge ist in der Konstruktion des Induktors vollkommene selbsttätige Entmagnetisierung des Eisens zu erstreben; nur ein offener Eisenkern aber leistet diese. Der Transformator hingegen, der dauernd am Netz hängt, wird vom Netz gesteuert. Der Magnetismus seines Eisenkernes wird von außen gelenkt und der Transformator, stets mit dem Speisestrom in Verbindung, nimmt sich während seiner Beanspruchung was er zur Versorgung der Röhre „braucht" — soferne er nur stark genug dimensioniert ist und das Netz den Erfordernissen genügt. Hieraus folgt prinzipiell: Der Transformator wird im allgemeinen ein weniger labiles Gebilde sein, womit gesagt sein soll, daß unter der Belastung mit einer Röhre seine Spannung weniger einknicken, weniger nachgeben wird; das bedeutet so viel, als daß der Spannungsabfall mit zunehmender Stromstärke ein geringerer sein wird.

Im allgemeinen sei betont, daß eine Kombination der Coolidgeröhre mit dem Induktor, wie sie aus der Not der Zeit heraus vielfach geboren wird, keine absolut günstige ist. Die Gründe liegen einmal in einer größeren Beanspruchung der Röhre einerseits, anderseits in der besonderen Spannungserhöhung bei Nachlassen der Heizung, wie überhaupt in der Unregelmäßigkeit des Betriebes, wird dieser doch nunmehr neben den Schwankungen der Hochspannung auch denen des Heizstromes unterworfen.

Der Induktor ist als ein sehr elastisches Gebilde zu bezeichnen; seine Elastizität kann in der Freiheitsperiode der Öffnungspause sich ausleben, während der Transformator, stets gesteuert, prinzipiell größere Straffheit zeigt als der Induktor. Im offenen Eisenkern des Induktors fällt ein großer Magnetismusbetrag automatisch zusammen und gerade durch die Vollständigkeit dieses Zusammenbruches fliegt ja die sekundäre Spannung auf die nötige Höhe.

Es entbehrt gewiß nicht des Interesses, wenn man hört, daß die Transformation im Induktor im Laufe der Zeit zunehmend mehr und mehr dem Unterbrecher zufiel. Die Induktorien wurden — im wörtlichen Sinne — verkürzt, während sie um das Jahr 1900 noch sehr langgestreckt waren, als Folge des hohen Übersetzungsverhältnisses der reicher bewickelten Sekundärspule.

Für die Praxis ist es von besonderer Wichtigkeit, über eine Erscheinung bei allen Transformatoren und Induktoren völlig orientiert zu sein: über den Spannungsabfall. Haben wir uns beispielsweise bei einem Röhrenstrom von 1 MA der Spannung von 100 KV versichert, so dürfen wir hieraus keineswegs den Schluß ziehen, daß diese Spannung auch bei einer anderen MA-Zahl statthat. Überhaupt müssen wir uns prinzipiell klarmachen, daß die volle Spannung eigentlich nur im Zustand der Nichtbelastung des Transformators besteht, im sogenannten Leerlauf. Denn die Spannung ist ein „zielstrebiger Wunschzustand" entgegengesetzter Elektrizitäten, sich zu vereinen. Der zielstrebige Zustand läßt nun nach, wenn ihm durch die eintretende Strömung Genüge getan wird. Es sei ein Gleichnis herangezogen: Auch die Körper sind nur so lange schwer, drücken nur so lange auf eine Unterlage, als diese ihnen Widerstand leistet, sie an der Fallbeschleunigung hindert; die Schwerkraft läßt aber sofort nach, die Körper werden leichter, wenn ihnen die Unterlage davonfällt. Und ebenso wird die elektromotorische Kraft, d. h., eben die Spannung, geringer, wenn die Strömung eintritt. Bei Belastung hat jeder Transformator eine mehr oder weniger geringere Spannung, als im Leerlauf. Die Spannung bricht zusammen.

Schon deshalb kommt dem Kilovoltmeter nur eine beschränkte Bedeutung zu; denn es mißt die Spannung nicht an der Röhre, sondern auf der primären Seite und diese „weiß" nichts von dem, was auf der sekundären Seite geschieht: das primär angeschlossene Kilovoltmeter muß prinzipiell die Vorgänge auf der sekundären Seite verhehlen. Es kann — die Praxis beweist es — die halbe Sekundärwicklung kurz geschlossen sein, ohne daß das Kilovoltmeter irgend eine Veränderung indiziert. Denn seine Angaben sind Berechnungen auf Grund gesunder Verhältnisse, wobei unter „Gesundheit" zweierlei zu verstehen ist: a) ein möglichst geringer Spannungsabfall, b) die richtige Einstellung des Gleichrichters, garantiert ja nur sie, daß die Kuppen der Spannungswelle der Röhre zugeführt werden.

Die Angaben des Kilovoltmeters sind auf Grund des Übersetzungsverhältnisses des Transformators gewonnen. In allen Fällen stärkerer Strombeanspruchung oder in allen pathologischen Fällen stimmen die Angaben des Kilovoltmeters in größerem oder geringerem Ausmaße nicht. Und auch wenn sie stimmen, muß man sich der natürlichen Grenzen eines so geschalteten Instrumentes stets wieder bewußt sein.

Es ist nicht einfach, die Spannung direkt auf der sekundären Seite zu messen. Zu den einfachsten, für die Praxis hinreichend genauen Mitteln gehört die Funkenstrecke.

Noch einige prinzipielle Bemerkungen zum Gleichrichter

Jede Coolidgeröhre ist solange ihr eigener Gleichrichter, ihr Ventil, als die Anode nicht zum Glühen kommt. Kommt diese aber einmal in Glut, so emittiert sie in der Dauer der verkehrten Halbwelle selbst Elektronen, was zu einer Schädigung der Röhre führt. Bei starken Belastungen des Brennfleckes ist es also wichtig, den verkehrten Impuls durch ein eigenes Organ in die gleiche nutzbringende Richtung, wie der richtige Impuls sie hat, umzuwandeln. Dieses Organ ist der Gleichrichter. Er garantiert freilich nur die Gleichrichtung beider Impulse, nicht aber auch die erwünschte Richtung dieser beiden Impulse. Denn die zustandekommende Richtung hängt letzten Endes von der im Moment des Einschaltens herrschenden Phase ab. Herrscht die falsche Richtung vor, so polt man den primären Kreis durch Stromwender um, wodurch der sekundäre Kreis nun vom richtigen Stromfluß durchsetzt wird.

Der Gleichrichter ist als rotierender Polwender zu bezeichnen. Seine Funktion ergibt sich bei Betrachtung der Abb. 15.

Der Gleichrichter kann ein mechanischer sein oder es kann die Gleichrichtung durch Glühventile erfolgen. Der rotierende Gleichrichter wurde schon besprochen. Und so sei nur eine kurze Skizze des Apparates mit mechanischem Gleichrichter gegeben.

An den Hochspannungstransformator Tl (Abb. 15) sind die beiden Pole der Röntgenröhre gelegt; zwar nicht direkt, sondern unter Zwischenlegung des Gleichrichters. Nur bei kleinen Apparaten geringer Leistung ist die Röhre direkt an den Transformator angelegt.

Der rotierende Gleichrichter stellt im Prinzip eine rotierende „Wippe" (Pohlsche Wippe) dar, die den Strom jedesmal wendet, umlegt, wenn er gerade in der unerwünschten Richtung fließt, wenn er sich selbst gewendet hat. Zwei Wendungen um 180 Grad aber führen zur Erhaltung der ursprünglichen Richtung; freilich erfolgt diese Gleichrichtung stoßweise, und so entsteht ein pulsierender Gleichstrom: Gleichstromstöße.

Natürlich muß die Stromwendung von seiten des Gleichrichters im selben Takt erfolgen, wie die Frequenz der verwendeten Wechselströme, die meist ca. 50 pro Sekunde beträgt. Diese synchrone Umwandlung geschieht durch einen sogenannten Synchronmotor, einen Wechselstrommotor, der die Eigenschaft hat, synchron mit dem Netz zu laufen. Freilich muß er erst in die Tourenzahl des Synchronismus versetzt werden; einmal aber versetzt, hält er sie fest. Auf Synchronismus wird er durch eine eigene Anlaßvorrichtung gebracht, einen sogenannten Anlasser, den wir hier aber nicht näher beschreiben können.

Der Synchronmotor garantiert natürlich nur für Gleichrichtung der Röhrenspannung, nicht aber für Anlegung der Richtung der Spannung — es kann trotz Synchronmotors die Röhrenantikathode negativ, die Kathode positiv sein; dann können natürlich Elektronen nicht an die negative Antikathode anfliegen. Ist dieser Fall eingetreten,

so polt man den primären Strom mittels einer Wippe (*W*) um. Ob es
zur richtigen oder verkehrten Gleichspannung kommt (was durch einen
Polaritätsanzeiger, ein auf der Welle des Synchronmotors angeschaltetes
Gälvanometer, indiziert wird), hängt ab von dem zufälligen Zeit-
punkt, in dem der Motor in die jeweilige Phase der Spannung einspringt; anders ausgedrückt: es hängt davon ab, welche Phase er gerade
abfängt.

Wie erfolgt nun die Gleichrichtung? In dem in der Figur angenommenen Augenblick ist Segment I des Transformators — sein zufällig,

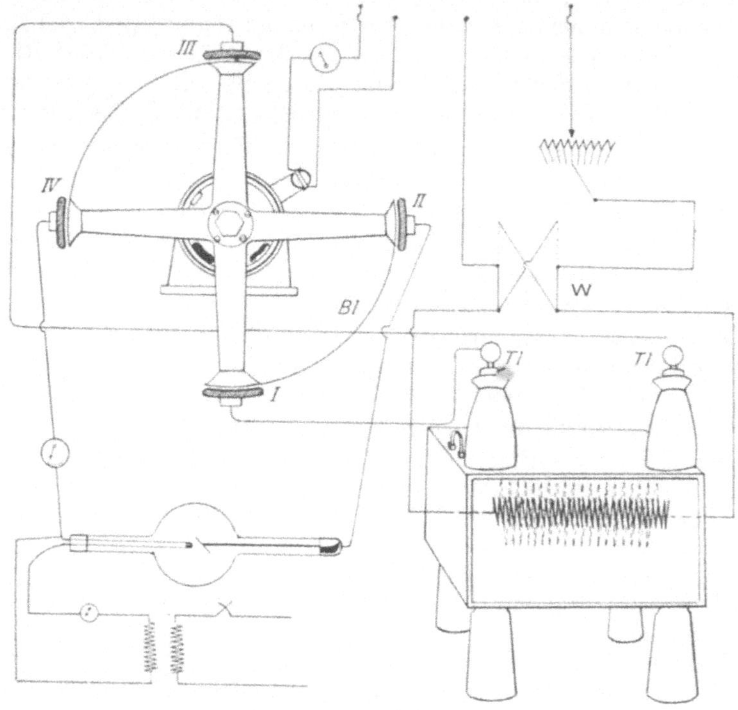

Abb. 15

so nehmen wir an, positiver Pol — mit Segment II durch den Drahtbügel
Bl verbunden, also mit der Antikathode; stünde der Gleichrichter still,
so würde, da I negativ wird, die mit II verbundene Antikathode negativ
und die Kathode positiv werden. Aber der Motor hat eine Vierteldrehung
gemacht: und nun ist das positive Segment III wieder mit dem Anti-
kathodensegment II verbunden und das negative Transformatoren-
segment I mit dem Kathodensegment IV. Die Röhre wird also tatsächlich immer in der gleichen Richtung durchströmt; die Antikathode
bleibt positiv, die Kathode negativ, die Elektronen fliegen also stets
in der Richtung auf die positive Antikathode.

Fünftes Kapitel

Installation und Strahlenschutz

Einiges zur Installation

Was das räumliche Verhältnis von Röhre und Lagerungstisch anlangt, so kann entweder die Röhre beweglich sein, bei ruhendem Tisch, oder umgekehrt.

Die Abb. 16 zeigt einen nach den drei Richtungen des Raumes beweglichen Tisch. Ihm entspricht etwa die Röhre, gelagert im Siemensschen Bleikasten.

Die Abb. 17 zeigt die bewegliche Aufhängung: die Holzknechtsche Schwebekästchenanordnung. Sie gestattet die Drehung um drei Achsen, unabhängig voneinander; um eine horizontale, die Bügelenden B miteinander verbindende; um die Röhrenachse — schon durch Verschiebung des Halters H — und um die Senkrechte durch Verschwenkung des ganzen Armes A.

Durch die Lockerung der Kreuzklammer K kann bei gleichzeitigem Festhalten des Griffes G das Kästchen gehoben und gesenkt werden.

Gute Kühlung der Röhre während ihres

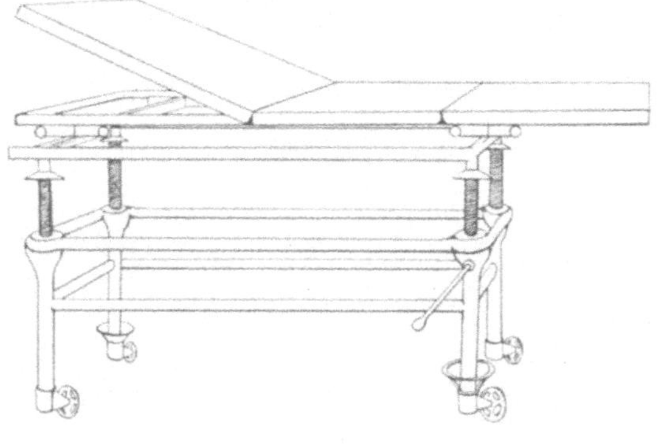

Abb. 16

Laufes ist von größter Wichtigkeit; schlechte Luftkühlung, vor allem bedingt durch zu engen Röhrentubus, führt zu starken Aufladungen des Glases und kann in kurzer Zeit einen zum Röhrenende führenden Gasausbruch zur Folge haben.

In Amerika werden die Therapierohre vielfach in Metallkasten laufen gelassen, wobei ein Exhaustor Luft durch das Gehäuse treibt. Unter den Röhren können Filter dauernd befestigt sein. In manchen Metallkasten läuft die Röhre in wassergekühltem Öl.

Strahlenschutz

Es ist nicht einfach, sich gegen Strahlungen, die von einer Röhre bei einer Spannung von 200 KV emittiert werden, zu schützen. Es ist nicht genügend, sich nur gegen die direkte Strahlung zu schützen, sondern man muß sich auch vor der intensiven sekundären Strahlung in acht nehmen.

Es ist wichtig, auf den Schutz des Bedienungspersonales, des Patienten und der an das Therapiezimmer angrenzenden Räume zu achten.

Im Hinblick auf dieses wichtige Thema kann nichts Besseres gesagt werden, als den Bericht des Röntgen- und Radiumschutzkomitees von Großbritannien zu zitieren.

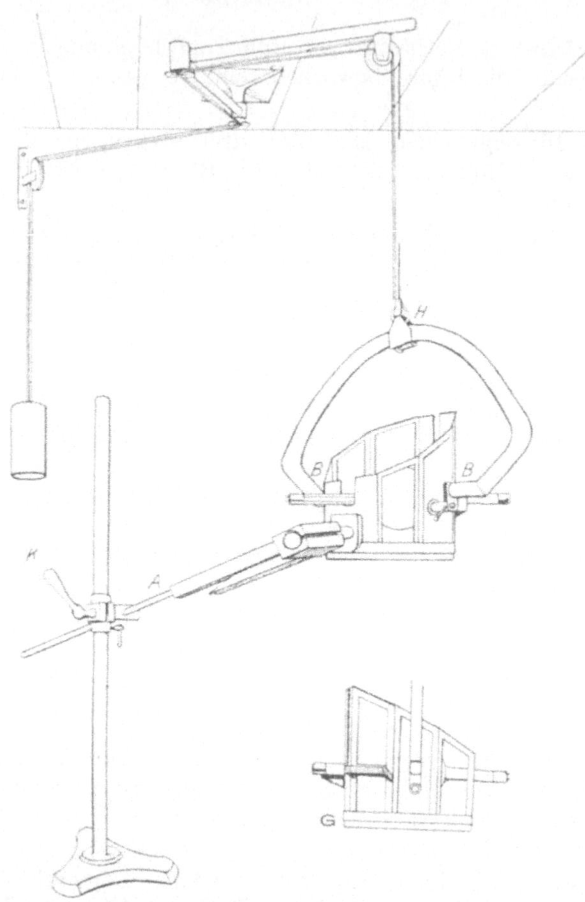

Abb. 17

Allgemeine Richtlinien

Die Gefahr der Überlichtung durch Radium- und Röntgenstrahlung kann einerseits durch genügende Schutzmaterialien, anderseits durch geeignete Arbeitsbedingungen beseitigt werden.

Die bekannten Wirkungen, gegen die sich der Arbeitende schützen muß, sind die folgenden:

1. Sichtbare Schäden der oberflächlichen Gewebe, die in Dauerschäden ausarten können.

2. Schädigungen innerer Organe und Veränderungen im Blut. Diese sind von besonderer Wichtigkeit, da ihr erstes Auftreten oft unbemerkt bleibt.

Der Patient muß auch gegen Streustrahlung geschützt werden, da ihr Einfluß auf das Gesamtsystem ein schädlicher ist. Bleigummi von 5 mm Dicke soll zu diesem Zweck verwendet werden. Metallisches Blei soll nicht in direkte Berührung mit der Haut kommen.

Es ist die Pflicht derjenigen Personen, die berufsmäßig mit Röntgen- und Radiumstrahlung zu tun haben, für genügenden Schutz und angemessene Arbeitsbedingungen des Personales zu sorgen.

Die folgenden Vorsichtsmaßregeln werden empfohlen:

1. Nicht mehr als sieben Arbeitsstunden im Tag.

2. Die Sonntage und zwei Halbtage jeder Woche sollen arbeitsfrei und in frischer Luft verbracht werden.

3. Ein jährlicher Urlaub von einem Monat oder zwei getrennten Halbmonaten.

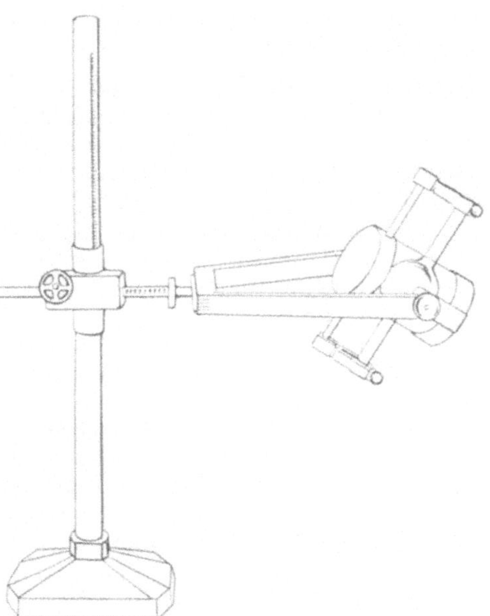

Abb. 18. Typus eines fixen Statives

Schwestern und Pflegerinnen, die die ganze Arbeitszeit in Röntgen- und Radiumräumen verbringen, sollen für keinen anderen Spitalsdienst herangezogen werden.

Schutzmaßnahmen

Man kann nicht mit zu großem Nachdruck darauf bestehen, daß der primäre Schutz bei allen Röntgenarbeiten darin besteht, die Röhrenkugel so vollständig wie möglich mit geeignetem Schutzmaterial zu umgeben, mit Ausnahme derjenigen Öffnung, die für die jeweilige Bestrahlung so klein wie möglich genommen werden soll.

Man muß sich klar darüber sein, daß die Schutzmaßnahmen, die für verschiedene Strahlungen empfohlen werden, nicht auch für veränderte Bedingungen gelten müssen. Wollte beispielsweise der Tiefentherapeut mit demselben Schutzmaterial sein Auslangen finden, wie es in der Oberflächentherapie genügen mag, so könnten schwere Schäden entstehen.

Es ist schwierig, die Grenze zwischen Oberflächentherapie und Tiefentherapie scharf zu ziehen.

Aus diesem Grunde wird empfohlen, bei der Reorganisation von bestehenden oder bei der Installation von neuen Röntgenabteilungen kleine Bestrahlungsräume zu vermeiden, sondern den Schutzmaßnahmen, die für die Tiefentherapie angeraten werden, zu folgen.

Die Definition von Oberflächentherapie kann man dahin geben, daß sie die Zahl der Apparate umschließt, die nicht mehr als 100 KV maximaler Spannung geben. (15 cm Funkenstrecke zwischen Spitzen; 5 cm Funkenstrecke zwischen Kugeln von 5 cm Durchmesser.)

Wo das Bestrahlungszimmer schon existiert, wird empfohlen:

1. Das Zimmer soll gut beleuchtet und ventiliert sein, versehen mit einem elektrischen Ventilator in einer Außenwand oder einem Ventilationsschacht. Die Regulierung der Apparate soll außerhalb des Bestrahlungsraumes erfolgen.

2. Die Wände des Zimmers sollen aus einem Material bestehen, das einer Dicke von nicht weniger als 3 mm Blei gleichkommt. Die Fenster sollen aus Bleiglas äquivalenter Dicke sein.

3. Die Röntgenröhre soll so vollständig wie möglich in ein Schutzmaterial, das 3 mm Blei entspricht, eingeschlossen sein.

Ein separater Schutz soll für das Bedienungspersonal, das so weit wie möglich von der Röhre entfernt sei, bestehen. Die gesamte Regulierung soll innerhalb dieses Gehäuses möglich sein, dessen Wände und Fenster aus einem Material bestehen müssen, das wenigstens 3 mm Blei entspricht.

Der folgende Abschnitt bezieht sich auf Apparate, die eine höhere Spannung als 100 KV ergeben und bis zu 250 KV reichen.

a) Kleine Bestrahlungszimmer sind nicht empfehlenswert.

b) Ein weites, gut zu ventilierendes und gut beleuchtetes Zimmer soll gewählt werden.

c) Die Röntgenröhre soll so vollständig wie möglich mit Schutzmaterial bedeckt werden, das einer Dicke von nicht weniger als 5 mm Blei entspricht.

d) Für die Bedienung ist für einen eigenen abgeschlossenen Raum zu sorgen, der so weit wie möglich von der Röhre entfernt sei und der keinen energieliefernden Apparat enthalte. Alle Regulierung sei innerhalb dieses Raumes möglich, dessen Wände und Fenster aus einem Material bestehen, das nicht weniger als 5 mm Blei entspricht. Das Blei soll mit Leder bedeckt werden, das die sekundäre Strahlung absorbiert.

Es wird eindringlich empfohlen, eine Röntgenabteilung nicht in Souterrainräumen unterzubringen. Die Wichtigkeit einer genügenden Ventilation sowohl in den Röntgenräumen als auch in den Dunkelkammern sei nochmals besonders hervorgehoben. In den meisten Fällen empfiehlt sich künstliche Ventilierung. Bei sehr hohen Spannungen ist es schwierig, Koronaentladungen vollständig zu vermeiden und da diese zur Bildung von Ozon- und Nitrosegasen führen, ist ihr Einfluß auf das Bedienungspersonal schädlich.

Die Räume für Röntgentherapie sollen womöglich ebenerdig angelegt sein, ohne daß oberhalb oder unterhalb sich Quartiere befinden. Andernfalls müßte für einen Schutz der oberhalb oder unterhalb wohnenden Parteien durch Bedeckung des Fußbodens und der Decke, eventuell des Bestrahlungstisches, mit wenigstens 3 mm Blei vorgesorgt werden, über welches ein isolierendes Fußbodenmaterial gelegt werden soll. Auch bei genügendem Schutz der Röhre erscheint diese Vorsichtsmaßregel notwendig.

Der Fußboden sollte auf folgende Art konstruiert werden: Eine Schichte von 3 mm dickem Blei. Über diese eine Korkschichte von 5 cm, bedeckt mit einer dicken Lage von Linoleum. Die Wände sollten mit $2^1/_2$ mm Blei gefüttert sein; dieses sollte mit Filz bedeckt sein, wobei ein kleiner Luftraum frei zu bleiben hat. Darüber ist ein Metallbelag gelegt, der noch mit einer 13 mm dicken Lage von Baryummischung überdeckt ist. Auf diese Weise sind die Wände standsicher, schallsicher, staubsicher und strahlenundurchlässig.

Das Behandlungszimmer soll luftig, durch große Fenster gut ventilierbar und möglichst hoch sein, außerdem vollständig getrennt von den Zimmern, die die energieliefernden Apparate enthalten.

Elektrischer Schutz in den Röntgenabteilungen

Wir geben folgende Empfehlungen:

1. Es soll ein Fußboden aus Holz, Kork oder Gummi vorgesehen werden; schon existierende Fußböden sollen mit einem der genannten Materialien bedeckt sein.

2. Starke Metallrohre oder Stangen sollen an Stelle von Drähten so weit wie möglich als Leitungsmaterial verwendet werden. Stark isolierter Draht ist dem blanken Draht vorzuziehen. Herunterhängende Drähte oder Schlingen sollen vermieden werden.

3. Alle Metallteile des Apparates und des Raumes sollen genügend gut geerdet werden.

4. Alle Haupt- und Hilfsschalter sollen sehr deutlich bezeichnet sein. Womöglich sollen alle Schalter als Doppelpolschalter ausgeführt werden (nicht als einpolige Schalter). Die Sicherungen sollen nicht für höhere Stromstärken verwendet werden, als sie für ihren jeweiligen Zweck notwendig sind.

Nicht verwendete Leitungen, die zum Hochspannungsgenerator führen, sollen nicht gestattet sein.

Magnetische Stromausschalter sollen am Schalttisch angebracht sein. Diese Schalter sollen so eingestellt sein, daß sie bei jeder unerwarteten Überlastung den Strom unterbrechen.

Radiumtherapie

Die folgenden Schutzmaßnahmen werden für die Arbeit mit Radiumquantitäten bis zu einem Gramm empfohlen:

1. Um eine Schädigung der Finger zu vermeiden, sollte das Radium, sei es in der Form von Radiumsalz, sei es in Emanationsröhrchen, stets mit Zangen oder ähnlichen Instrumenten angefaßt werden; wenn es von einem Ort zu einem anderen getragen wird, so sollte es nur in Behältern mit langen Stielen, die auf allen Seiten mit 1 cm Blei ausgekleidet sind, geschehen.

2. Um sich gegen die durchdringende Strahlung des Radiums zu schützen, sollten alle Manipulationen so schnell wie möglich ausgeführt werden und der Hantierende sollte in der Nachbarschaft des Radiums nicht länger bleiben, als es unbedingt notwendig ist.

3. Wenn das Radium nicht in Gebrauch ist, sollte es in einem Gehäuse aufbewahrt werden, dessen Wände eine Stärke haben, die nicht weniger als 8 cm Blei entspricht.

4. Mit der Emanation soll man so weit wie möglich nur während ihres relativ inaktiven Stadiums hantieren. Bei Manipulationen, wo ein direkter Kontakt der Emanation mit den Fingern wahrscheinlich ist, sollen dünne Gummihandschuhe getragen werden. Das Entweichen der Emanation soll sehr sorgfältig vermieden werden und das Zimmer, in dem die Emanation präpariert wird, sollte mit einem elektrischen Ventilator versehen sein.

Mit Rücksicht auf die verschiedene Empfindlichkeit der Personen gegen Strahlung empfiehlt das Komitee, wenn möglich, periodische Prüfungen, und zwar alle drei Monate, in denen das Blut des Personales untersucht wird, so daß eine etwaige Veränderung frühzeitig erkannt werden kann.

Lokaler Schutz

Für den Schutz der Haut des Patienten gibt Cumberbatch die folgende Mischung:

Bienenwachs	1	Gewichtsteil
Vaselin	1	„
Harz (fein gepulvert)	$^1/_4$	„
Lanolin	$^1/_2$	„
Bleioxyd (fein gepulvert)	6	Gewichtsteile

Die ersten vier Bestandteile müssen in einem kochenden Wasserbad gemischt werden, in der gegebenen Reihenfolge, und jeder Bestandteil muß vollkommen geschmolzen sein, ehe der nächste hinzugefügt wird. Dann wird kleinweise das fein gepulverte Bleioxyd zugesetzt, wobei die ganze Zeit gerührt wird. Wenn alles zugefügt ist, wird das Gefäß aus dem Wasserbad genommen und auskühlen gelassen. Es muß aber fortgesetzt werden, zu rühren, da sonst das schwere Bleioxyd auf den Boden des Gefäßes sinkt und die Konsistenz inhomogen wird. Unmittelbar nachdem das Präparat fest geworden ist, strebt es sich an die Haut der hantierenden Person anzulegen, wenn es geknetet wird, aber das Präparat verbessert sich einige Tage später erheblich, besonders wenn es zeitweise geknetet wird. Eine Lage von 1 cm Dicke ist für die Röntgenstrahlen vollkommen undurchlässig, wovon man sich am Durchleuchtungsschirm überzeugen kann. Das Präparat erweist sich nützlich bei der Bestrahlung unregelmäßig begrenzter Flecken als Schutzmaterial für die gesunden Partien.

Dennoch aber wird meistens für diesen Zweck Bleigummi verwendet. Es ist am besten, diesen in Streifen verschiedener Länge und einer Breite von 10 cm zu zerschneiden. Diese werden der Haut direkt aufgelegt und durch hölzerne Klammern festgehalten. Metallisches Blei, eingehüllt in Leinwand, wird über den Gummi gelegt. Dort, wo große Flächen bedeckt werden sollen, kann die Unbequemlichkeit des Gewichtes großer Quantitäten Schutzmaterial entweder dadurch vermieden werden, daß man den Bleigummi in Form von Vorhängen seitlich vom Röhrenhals aufhängt oder das Schutzmaterial in eigens konstruierte Rahmen einfügt.

Ein leichtes Rahmenwerk, das mit Bleigummi zugedeckt ist (wobei das Rahmenwerk in der Form eines Tischchens konstruiert ist, welches über den Patienten in der Weise geschoben wird, daß es als Bleigummischild zwischen den Körper und die Röhre zu liegen kommt und gleichzeitig genügenden Raum für Licht und Ventilation bietet), erweist sich als nützlich, wo ein offener Röhrenhalter verwendet wird.

Die Schutzwirkung verschiedener Materialien, die im Handel zur Erzielung eines Röntgenschutzes verkauft werden, wurde von Kaye und Owen studiert. Die Wahl eines Materiales hat nicht nur aus dem Gesichtspunkt eines genügenden Schutzes zu erfolgen, sondern auch aus dem der Isolationsstärke, der Tragbarkeit und des Preises.

Was den Schutz zur Sicherung von Patient und Personal betrifft, ist auf Strahlenschutz und Schutz gegen elektrischen Schlag zu achten.

Für Kenntnis des Strahlenschutzes mögen die im folgenden angeführten Daten dienen.

Auf dem Wege der photographischen und iontometrischen Messung haben Glocker und Berthold die Schutzwirkung folgender Materialien festgestellt:

I. Probekörper: Stampfbeton

Dimension: 25 : 25 : 50

(Zement: Kies = 1 : 10)

Feldgröße = 5 cm²

Schwächungskoeffizient = dem von 5,3 mm Pb. Bei 1000 cm² Oberfläche und 25 cm Dicke beträgt die äquivalente Bleidicke 4,2 mm Blei. Sie wird also bei großen Feldern kleiner.

II. Probekörper: Backstein

Bei Feldgröße 5 cm²

25   cm Backstein 3,2 mm Blei

32,5 „   „   4,2 „   „

Bei Feldgröße 1000 cm²

32,5 cm Backstein 3,0 mm Blei

50,5 „   „   4,5 „   „

Es sei bemerkt, daß der Beton wegen seines 60%igen Ca-Gehaltes wirksamer ist.

III. Probekörper: Ziegelstein

Bei kleinem Feld absorbiert Blei 80 mal, bei großem Feld 110 mal soviel als Ziegel.

Das maßgebende Produkt für den Schutz ist das Produkt: Schwächungskoeffizient mal Dicke.

25 cm Beton oder 50 cm Backstein sind genügender Schutz.

Als praktische Norm kann gelten:

25 cm Beton = 4,2 mm Pb

50 „   Ziegel = 4,5 „   „

Als Mauerschutz wird auch eine Mischung (zu gleichen Teilen) von käuflichem Bariumsulfat, Portlandzement und feinem Sand empfohlen. 60 mm entsprechen 3 mm Blei. Gewicht dreimal so groß als das von Blei.

Man muß darauf achten, daß die Schutzwand an allen Stellen im gleichen Maße schützend wirke und nicht etwa die Bleiglasscheiben zu dünn gewählt werden. Die Bleiglasscheiben sind ca. 36 mm dick zu wählen.

Die selektive Absorption des Bleies kann nicht als schädlich in Betracht kommen, da das Blei ja mindestens 2 mm dick ist.

Durch eine Reihe von Versuchen bemühte sich Solomon, die Quantität der gefilterten Strahlung in verschiedenen Distanzen von der Röntgenröhre unter den gegebenen Arbeitsbedingungen festzustellen.

Das Iontoquantimeter stellt eine einfache Meßmethode dar, aber es ist nicht genügend genau, um die durch Schutzmaterial verschiedener Dicke durchgegangene Strahlung genügend festzustellen, wie durch das Material der Wände eines Röntgenzimmers. Ein empfindliches Goldblattelektroskop wurde daher für die Prüfung auf solche Strahlung verwendet. Die Intensität der studierten Strahlungen variierte unter den durchschnittlichen therapeutischen Bedingungen zwischen 0,75 und 1,5 R pro Sekunde.

In einer Entfernung von 2 m von einer Coolidgeröhre, die bei einer Spannung von 120 KV und einer Intensität von $2\frac{1}{2}$ Milliampere im gewöhnlichen halbkugelförmigen Röhrenbehälter betrieben wurde, betrug die Intensität der Strahlung 0,088 R pro Sekunde oder 0,55 R pro Minute — bei zwischengeschaltetem Röhrenbehältermaterial. Zur Erzielung von 4000 R wäre eine Exposition in der Dauer von fünf Tagen und sechs Stunden notwendig. Es ist klar, daß unter diesen Bedingungen die Summe der Teildosen, die das Personal in gleicher Distanz täglich empfangen würde, gefährlich wäre. Und es folgt, daß die Röntgenologen für entsprechenden Schutz sorgen müssen, wenn sie in einer Distanz von 2 bis 5 m arbeiten und nur die gewöhnliche Bleiglaskugel die Röhre umschließt. Die Strahlung aber ist erheblich geringer, wenn außer dem gewöhnlichen Röntgenschutz bariumhältige (3 cm dick) oder bleigefütterte (6 mm) Wände in Verwendung stehen. Bei jeder dieser drei Schutzmethoden ist die Strahlung hundertmal weniger intensiv, beträgt also ungefähr 0,00088 R pro Sekunde.

In 3 m Abstand von der Coolidgeröhre, die in einem mit Öl gefüllten Bleigefäß eingeschlossen war, ließ sich bei einer sekundären Spannung von 200 KV und einer Ziegelwand, gefüttert mit 6 mm Blei, eine Sekundendosis von 0,000044 R messen. Bei dieser „Dosierung" würde eine Dosis von 4000 R 1050 Tage brauchen.

In Zimmern, die unmittelbar über den mit Blei ausgeschlagenen Behandlungszimmern liegen, wobei der offene Teil der Bleihaube nach oben gerichtet ist, wurde die Intensität der Strahlung, die aus den Behandlungszimmern austritt, mit 0,000027 R pro Sekunde gemessen. Um zur Erythemdosis von 4000 R zu gelangen, würde es 1718 Tage brauchen. Kay gibt den Absorptionskoeffizienten der Luft einer Strahlung, die von einer Spannung von 30 cm Funkenschlagweite entsteht, zu 0,00029 (μ), μ/ρ zu 0,23 in 4 bis 10 m Distanz von der Röntgenröhre an, und in der Distanz von 20 bis 40 m zu 0,00027 (μ), μ/ρ zu 0,21.

Sechstes Kapitel

Hochspannungsmessung

Begriffliches

Im Folgenden sei der Unterschied zweier Begriffe hervorgehoben, deren Verwechslung in der therapeutischen Praxis zu verhängnisvollen Irrtümern führen kann.

Bei jeder Wechselspannung, wie sie ein Transformator liefert, muß man zwischen effektiven und maximalen Kilovolt unterscheiden. Man spricht von einer maximalen und einer effektiven Transformatorspannung und von einer maximalen und effektiven Röhrenspannung. Die maximale Röhrenspannung liegt um einige Prozente tiefer als die maximale Transformatorspannung, die effektive Röhrenspannung um einige Prozente tiefer als die effektive Transformatorspannung.

Was bedeuten nun die Beiworte „maximal" und „effektiv"? Die Spannung des Wechselstromes, wie die (im einfachen Fall) einer sinusförmigen Welle, erreicht nur in einem Augenblick der Periode den Höchstwert; diesen momentanen Höchstwert, der aber nicht anhält, nennt man den maximalen Spannungswert; nehmen wir aber von allen Momentanwerten, die die Wechselspannung innerhalb einer Periode erreicht, den Durchschnitt, so erhalten wir eine niedrigere Durchschnittsspannung und diese nennt man effektive Spannung. Sie hängt mit der maximalen Spannung ungefähr in der Weise zusammen (der mathematische Beweis sei hier unterdrückt), daß die effektive Spannung mit 1,4 zu multiplizieren ist, will man maximale Spannung erhalten. Und daß umgekehrt die effektive Spannung sich aus der maximalen durch Division der letzteren durch 1,4 ergibt. In mathematischer Sprechweise:

$$\text{Effektive Spannung} = \frac{\text{maximale Spannung}}{1,4}$$

$$\text{Maximale Spannung} = \text{effektive Spannung} \times 1,4;$$

100 KV effektive Spannung sind daher 140 KV maximale Spannung.

Das Wort effektiv wird nur deshalb gebraucht, weil der durchschnittliche Effekt, z. B. der Wärmeeffekt, die Erwärmung eines Drahtes, bei einem gewissen maximalen Spannungswert geringer ist als bei einem Gleichstrom dieses Spannungswertes; der Gleichstrom ersetzt durch Kontinuität, was der Wechselstrom durch höhere Spitzenspannungen leisten muß.

Man kann auch sagen, daß die maximale Spannung zirka 40% höher ist als die effektive.

Leider sind auch die Kilovoltmeter keineswegs einheitlich geeicht und man muß sich hüten, durch diese Verschiedenheiten verleitet, etwa effektive und maximale Spannung zu verwechseln, würde doch eine solche Verwechslung sowohl bezüglich Quantität als auch Qualität schlimme Folgen zeitigen können. Gewöhnlich erkennt man schon an dem kleinen Umfang des Zahlenbereiches, der Kilovoltmeterskala, ob effektive oder maximale Kilovolt gemeint sind; ist z. B. ein Tiefentherapie-apparat nur bis 130 KV geeicht, so dürfen wir schon vermuten, daß es sich um effektive Kilovolt handelt. Übrigens könnte hierüber die Funken-strecke Aufschluß geben.

Der Funke schlägt bei der maximalen Spannung über; auch die Grenzwellenlänge des Spektrometers ergibt maximale Spannungen.

Apparate zur Messung der Hochspannung

Die Scheitelwerte der Hochspannung werden durch elektrostatische Voltmeter, durch die Funkenstrecke, durch den Oszillographen und durch das Corona-Voltmeter gemessen. Die hauptsächlichsten Ein-wände gegen den verbreiteten Typus des Oszillographen sind der be-deutende Energieaufwand und die Schwierigkeit der Ablesung, wenn die Röhre läuft. Die Nachteile der Funkenstrecke bestehen darin, daß sie nicht zu gleicher Zeit mit der Röntgenröhre in dauerndem Betrieb sein kann, da sie einen großen Betrag von Energie verzehrt, der durch die Röhre gehen sollte und daß ihre elektrostatische Kapazität so hoch ist, daß Schwingungen erregt werden, die die Röhre schädigen und die Ab-lesung fälschen können. Aber wenn den Coronaerscheinungen dadurch begegnet wird, daß Kugeln von geeignetem Durchmesser verwendet werden, so stellt die Funkenstrecke einen direkten praktischen Hoch-spannungsmesser dar. Verschiedene andere Hochspannungsmesser sind von Zeit zu Zeit immer wieder aufgetaucht, aber sie erfordern die Ver-wendung von Kondensatoren, Röhren, Quecksilbergleichrichtern und ähnlichen Apparaten. Sie sind kostspielig, leiden bei hoher Spannung oft an Störungen, erfordern große Geschicklichkeit in der Behandlung und sind also für die Röntgentherapie ungeeignet.

Elektrostatisches Voltmeter

Abraham hat ein elektrostatisches Voltmeter angegeben, welches erlaubt, die gesamte Spannung bis zu 300 KV direkt zu messen. Der Apparat ist in der Abb. 19 abgebildet. Die wesentlichsten Teile sind die fixierte Platte A und der bewegliche Kolben B, der von der ersteren angezogen wird. Sobald B sich gegen A hinbewegt, so bewegt sich der Stab C, der an zwei flexiblen Bändern DD aufgehängt ist, nach rechts und diese Bewegung überträgt sich auf einen Zeiger E. Am anderen Ende des Stabes befindet sich ein Dämpfer F, der jede Schwingung dämpft, für den Fall, daß eine plötzliche Änderung in der Spannung, die gerade gemessen werden soll, eintritt. Um den Kolben B vor der Einwirkung der benachbarten geladenen Körper zu schützen, liegt er im Zentrum einer weiten Platte G, die, ebenso wie die Platte A, sorgfältig abgerundet ist, um eine Spitzenentladung zu verhindern. H sind die Porzellan-isolatoren, die auf einer festen Basis J stehen, welch letztere mit Niveau-schrauben ausgestattet ist. Die zu messende Spannung wird zwischen die Klemmen L und M gelegt und die Skala ist so graviert, daß eine direkte Ablesung der Kilovolt möglich ist. Die Größe der Anziehungskraft hängt von der Entfernung zwischen A und B ab (die Kraft ist fast verkehrt proportional zur Entfernung) und eine Reihe von Skalen kann man erhalten an einem Instrument, indem man die Distanz verändert mit Hilfe des unterteilten Stabes und des Index K. Man kann z. B. an einem Instrument Skalen für 25, 50, 100 und 200 KV erhalten. Dieses Voltmeter zeigt gleich allen elektrostatischen Instrumenten den effektiven Wert der Wechselspannung, und da Luft als Dielektrikum verwendet ist, so ist das Instrument in gleicher Weise geeignet für Gleichstrom, für Wechselstrom oder für pulsierenden Gleichstrom von jeder beliebigen Wellenform.

Die Spitzenfunkenstrecke

Die Spitzenfunkenstrecke wird oft · als Spannungsmesser verwendet, aber sie ist die Quelle von mannigfachen Irrtümern und kann keinesfalls als ein geeigneter Apparat für Spannungen über 30 bis 40 KV angesehen werden.

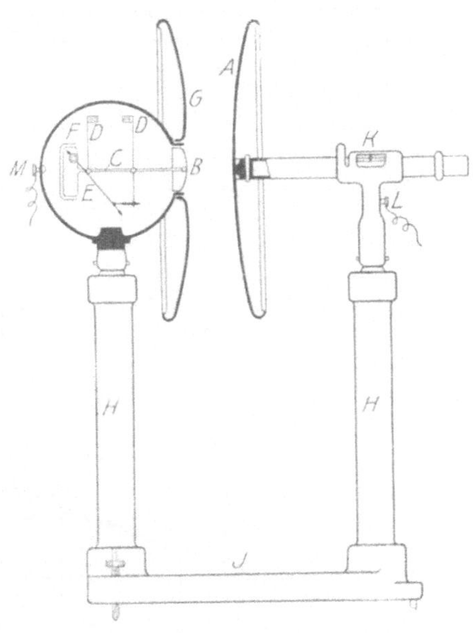

Abb. 19

Der hauptsächlichste Einwand, der gegen diese Funkenstrecke besteht, ist der, daß infolge Schärfung der Spitzen eine Glimmentladung weit unterhalb der Spannung des Durchbruches einsetzt. Diese Entladung ionisiert die Luft und führt so zu Unregelmäßigkeiten in der Durchbruchsspannung. Die Funkenstrecke ist sehr empfindlich gegen Störungen durch benachbarte Objekte und aus diesem Grund müssen alle andern Körper, einschließlich der Zuleitungen, weit von ihr abgehalten werden. Und ferner variiert die Länge der Funkenstrecke für eine gegebene Spannung mit der Schärfe der Spitzen. Es besteht ein weiterer Einwand gegen die Messung höherer Spannungen mit diesem Instrument darin, daß es von Feuchtigkeit und Entladungsfrequenz stark abhängig ist.

Die Kugelfunkenstrecke

Die Funkenstrecke in ihrer genauesten Form besteht aus zwei Kugeln von großem Durchmesser, die auf verschieden kalibrierte Distanzen gebracht werden können. Solange der Durchmesser der Kugeln mindestens 50% größer ist als die Strecke, die zwischen ihnen liegt, und solange die Kugeln von anderen Objekten genügend ferngehalten werden (mindestens dreimal die Funkenstreckenlänge), so lange ist die Durchbruchsspannung in weitgehendem Maße konstant und ist als vom Scheitelwert abhängig anzusehen. Der Scheitelwert bei sinusförmiger

Welle liegt 40 % höher als der effektive Wert. Bis zu 150 KV Spitzenwert können Kugeln von 12½ cm verwendet werden, und die Funkendistanz beträgt z. B. bei einpoliger Erdung für 50 KV 17 mm, für 100 KV

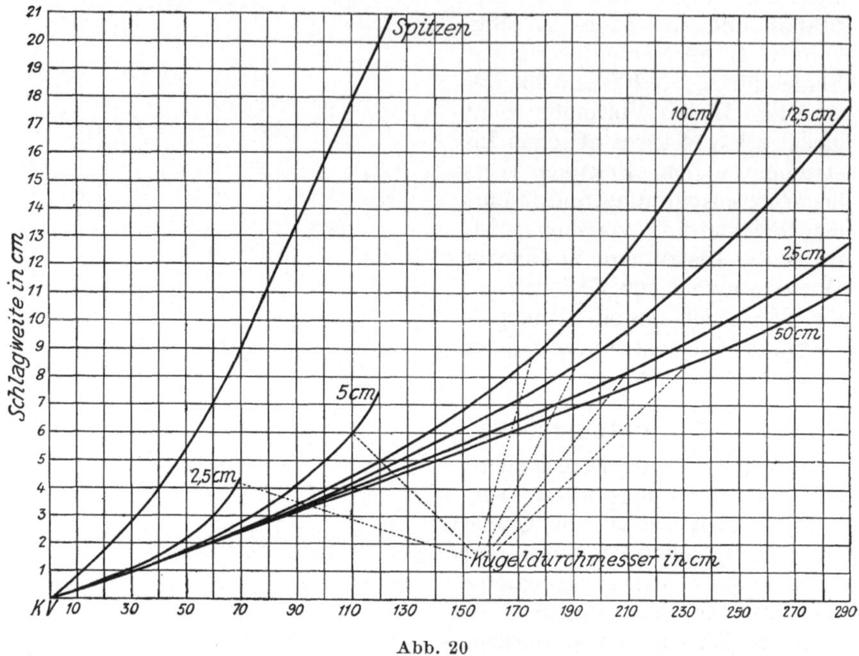

Abb. 20

36 mm. Mit Kugeln von 25 cm Durchmesser beträgt die Schlagweite für
100 KV 35 mm, für 150 KV 56 mm, für 200 KV 78 mm und für
300 KV 141 mm.

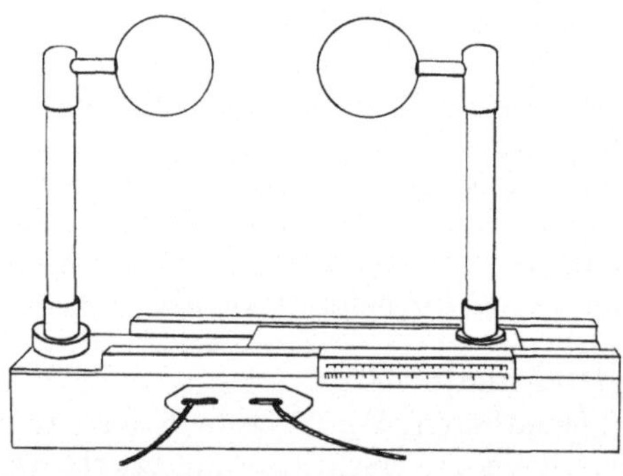

Abb. 21. Obige Abbildung zeigt die Skizze einer
Kugelfunkenstrecke, deren eine Kugel, auf be-
weglicher Platte montiert, durch Schnurzug der
fixen Kugel angenähert wird.

Es ist immer ratsam, zu
jeder Funkenstrecke einen Widerstand in Serie zu schalten, um
den Strom, der im Moment
des Durchbruches fließt, zu begrenzen. Er schützt die Anlage
vor Schaden und die Kugeln
vor Aufrauhung, welch letztere
im Falle einer schweren Entladung eintritt, aber vor allem
verhindert er das Auftreten von
Oberschwingungen im Momente
des Durchbruches, die leicht zur
Schädigung anderer im Strom-
kreis liegender Bestandteile führen. Ein nicht induktiver Widerstand
von 10 Meg-Ohm oder mehr ist für diesen Zweck geeignet; er soll in
Serie mit der Kugel geschaltet werden.

Duane hat die Werte, die durch eine Kugelfunkenstrecke (12½ cm) erzielt werden, mit denjenigen des geeichten elektrostatischen Voltmeters verglichen. Es geht aus seinen Messungen hervor, daß die Werte, die durch Messungen mit der Kugelfunkenstrecke erzielt werden, praktisch mit denen des geeichten elektrostatischen Voltmeters übereinstimmen. Die Frequenz und Wellenform haben keinen deutlichen Einfluß auf die Kugelfunkenstrecke, und die Wirkungen der atmosphärischen Entladungen können durch bestimmte Korrektionsfaktoren korrigiert werden. Die Funkenstrecke sollte durch mehrere Messungen geeicht werden, die unter denselben Arbeitsbedingungen vorgenommen werden, damit jede Abweichung von den Ablesungen vermerkt werden kann. Zeigen sich Schwankungen in den Ablesungen, so ist damit die Anwesenheit von Oberschwingungen bewiesen. Der Funke einer solchen Oberschwingung kann sich bezüglich seiner Länge von der eigentlichen Funkenlänge unterscheiden.

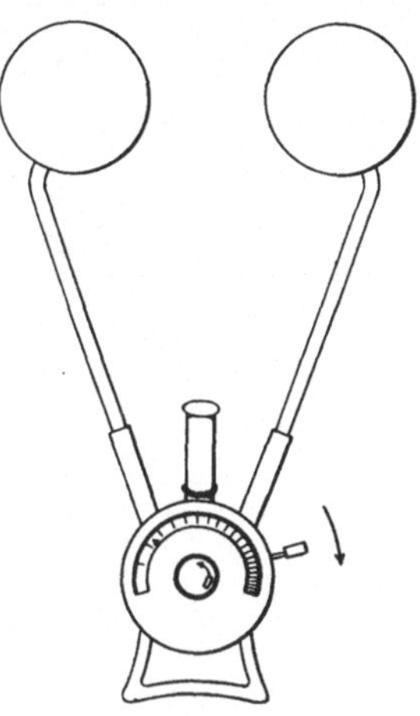

Abb. 22. Obige Abbildung zeigt die portable Funkenstrecke nach Holzknecht-Spiegler.
Die Kugeln haben den Radius 12,5 cm. Ein Schenkel der Zange wird durch Herunterdrücken des Hebels (in der Pfeilrichtung) an den andern genähert; die Übersetzung ist so gewählt, daß 1 cm Kreisbogenbewegung des Zeigers 1 cm Kugelbahn entspricht. Im Augenblick des Überschlagens des Funkens läßt man den Hebel los, worauf die Kugeln (mit Federkraft) auseinanderfahren (hiedurch wird ein Kurzschluß vermieden), der Zeiger hingegen, dessen Stellung nachträglich bequem abgelesen werden kann, liegen bleibt. Die Funkenstrecke wird in einem tragbaren Kasten transportiert.

Die Funkenstreckendistanz zwischen Kugeln für verschiedene sinoidale Spannungen soll der Tabelle 4 entsprechend angenommen werden. Die durch den Luftdruck bedingte Korrektion ergibt sich aus Tabelle 5.

Es gibt Kugelfunkenstrecken, die so eingerichtet sind, daß die Annäherung der Kugeln durch einen Schnurzug erfolgt; läßt man im Augenblick des Überschlages des Funkens los, so läßt eine Plattform, die die eine Kugel trägt, einen Zeiger zurück, der die Überschlagsspannung indiziert, während die Kugeln auseinanderfahren und somit ein Kurzschluß unmöglich wird. Infolge der Gedrängtheit der Skala ist es notwendig, die Kugeln langsam einander zu nähern, damit der Punkt, bei dem der Funkenübergang stattfindet, nicht überfahren wird.

Oberschwingungen fälschen die Genauigkeit der Messungen. Sie zeigen sich durch dünne Funken, die über die eingestellte Funkendistanz hinausspringen. Die Kugelfunkenstrecke ist praktisch brauchbar, aber sie muß mit Vorsicht gebraucht werden, soll ihre Messung von Wert sein. Werden keine hochohmigen Widerstände in Serie mit ihr geschaltet, so wird sie meist die zufälligen Oberschwingungen messen, die von höherem Werte als die normale Spannung sind. Außerdem dienen solche Widerstände zur Vermeidung schädlicher Stromstärken, die beim Funkenüberschlag eintreten.

Tabelle 4. Kugelfunkenstrecke (Abhängigkeit der Schlagweite von der Distanz). 25⁰ C. 760 mm Luftdruck. Kugeldurchmesser 12,5 cm. Kein Pol geerdet

KV$_{eff}$		Funkenlänge in mm	
10		.	
20		.	
30		14,1	
40		19,1	
50		24,4	
60		30	
70		36	
80		42	
90		49	
100		55	
120		71	
140		88	
160		110	
180		138	
200		.	

Zur Erhaltung des Spitzenwertes multipliziere man die Zahl der Kol. 1
mit 1,4.

Tabelle 5. Korrekturfaktor der Kugelfunkenstrecke für
verschiedene Luftdrucke. Kugeldurchmesser 12,5 cm

Relative Luftdichte	Korrektionsfaktor
0,50	0,535
0,55	0,583
0,60	0,630
0,65	0,677
0,70	0,724
0,75	0,771
0,80	0,816
0,85	0,862
0,90	0,908
0,95	0,955
1,00	1,000
1,05	1,045
1,10	1,092

Die Dichtigkeit der Luft hängt von der Temperatur und dem Druck
ab und ist dem letzteren direkt, der ersteren verkehrt proportional.

Tabelle 6. Funkenstreckenspannungen

KV Maximalwert	Spitzen	Tabelle der Schlagweiten in cm				
		Durchmesser der Kugeln				
		2,5 cm	5 cm	10 cm	25 cm	50 cm
5	0,42	0,13	0,15	0,15	0,16	0,17
10	0,85	0,27	0,29	0,30	0,32	0,33
15	1,30	0,42	0,44	0,46	0,48	0,50
20	1,75	0,58	0,60	0,62	0,64	0,67
25	2,20	0,76	0,77	0,78	0,81	0,84
30	2,69	0,95	0,94	0,95	0,98	1,01
35	3,20	1,17	1,12	1,12	1,15	1,18
40	3,81	1,41	1,30	1,29	1,32	1,35
45	4,49	1,68	1,50	1,47	1,49	1,52
50	5,20	2,00	1,71	1,65	1,66	1,69
60	6,81	2,82	2,17	2,02	2,01	2,04
70	8,81	4,05	2,68	2,42	2,37	2,39
80	11,1	.	3,26	2,84	2,74	2,75
90	13,3	.	3,94	3,28	3,11	3,10
100	15,5	.	4,77	3,75	3,49	3,46
110	17,7	.	5,79	4,25	3,88	3,83
120	19,8	.	7,07	4,78	4,28	4,20
130	22,0	.	.	5,35	4,69	4,57
140	24,1	.	.	5,97	5,10	4,94
150	26,1	.	.	6,64	5,52	5,32
160	28,1	.	.	7,37	5,95	5,70
170	30,1	.	.	8,16	6,39	6,09
180	32,0	.	.	9,03	6,84	6,48
190	33,9	.	.	10,0	7,30	6,88
200	35,7	.	.	11,1	7,76	7,28
210	37,6	.	.	12,3	8,25	7,68
220	39,5	.	.	13,7	8,73	8,09
230	41,4	.	.	15,3	9,24	8,50
240	43,3	.	.	.	9,76	8,92
250	45,2	.	.	.	10,3	9,34

Tabelle 7

Kilovolt		Funkenstrecken in cm		
Spitzenwert der Spannung KV$_{max}$	Effektivwert der Spannung KV$_{eff}$	Kugeln 12$^1/_2$ cm Durchmesser	Scharfe Spitzen	Spitze und Platte
60	42,8	2	6,81	.
70	50	2,4	8,81	.
80	57,1	2,8	11,1	.
90	64,1	3,2	13,33	.
100	71,5	3,6	15,5	20,0
110	78,6	4	17,7	21,0
120	85,5	4,6	19,8	23,0
130	93	5	22,0	26,0
140	100	5,6	24,1	27,5
150	103,5	6	26,1	30,0
160	115	6,6	28,1	32,0
170	123	7,2	30,1	34,0
180	129	7,8	32	35,0
190	136	8,4	33,9	37,0
200	143	9	35,7	38,0
210	150	9,8	37,6	40,0
220	157	10,6	39,5	.
230	164	11,4	41,4	.
240	172	12,4	43,3	.
250	179	13,4	45,22	.

Der elektrostatische Oszillograph

Bei der oszillographischen Methode der Messung des Scheitelwertes der Spannung wird ein besonders leichtes und vorzüglich gedämpftes Voltmeter verwendet. Leicht, damit es der Spannungswelle in jedem Augenblick folgen kann und gut gedämpft, damit es nicht über die äußerste Elongation hinauseile, wenn die Spannung diese erreicht hat. Für niedrige Spannungen ist der Saitenoszillograph von Duddell verwendbar. Dieser besteht aus einem feinen Draht, der in einem starken magnetischen Feld ausgespannt ist. Wenn dieser Draht, der in Serie mit einem nicht induktiven Widerstand geschaltet ist, der Spannung unterworfen wird, welche gemessen werden soll, so wird er proportional dem Augenblickswert der Spannung abgelenkt, wobei die Ablenkung sichtbar gemacht werden kann, indem an dem Draht ein leichter Spiegel befestigt ist, der ein Lichtbündel auf eine Skala wirft, die nun in Volt eingeteilt werden kann. Der äußerste Punkt, der von dem schwingenden Lichtstrahl erreicht wird, entspricht der höchsten Spannung.

Der elektrostatische Oszillograph stellt eine große Verbesserung dar, indem er praktisch keine Energie verbraucht. Eine ingeniöse Form wurde von Taylor Jones angegeben. Dieser Apparat kann direkt an die sekundären Klemmen angeschlossen werden und in dieser Form zur Messung von Spannungen bis zu 200 KV verwendet werden. Zu den wichtigsten Teilen des Instrumentes gehört ein angespannter Metallstreifen, der einen kleinen Spiegel in der Mitte trägt und zwischen zwei metallische Platten gestellt ist, mit deren einer er verbunden ist. Die andere Platte kann in ein Ebonitgehäuse eingeschlossen sein. Das Instrument ist in ein Ebonitgefäß eingeschlossen, welches Öl zu Zwecken der Dämpfung enthält und mit einem Fenster versehen ist. Der Winkelausschlag des Spiegels ist proportional dem Quadrat der Spannungsdifferenz an den Platten.

Das Corona-Voltmeter

Die Spitzenentladung wird Corona genannt, und bis jetzt war es das Ziel, diese Entladung zu eliminieren. Die Kugelfunkenstrecke hat die Spitzenfunkenstrecke verdrängt, da bei letzterer durch die Coronaerscheinungen vor dem Überschlag des Funkens schon Irrtümer entstanden. Im Corona-Voltmeter aber wird diese Entladung ausgenützt.

Das Studium der Coronaentladungen, die an einem Draht einsetzen, hat gezeigt, daß die Corona bei einer niedrigeren Spannung zustande kommt, wenn der Draht negativ ist als wenn er positiv ist. Die Spannung, bei der die Corona einsetzt, hängt von dem Radius des Drahtes und der Verteilung der benachbarten Leiter ab.

Die Coronaerscheinung kann nun zur Messung der Spannung dienen, wenn sich ein Mittel findet, durch das der Spannungsabfall an der Oberfläche des Drahtes aus dem jeweiligen Potential eindeutig errechnet werden kann. Der geeignetste Weg, um diese Bedingung zu erfüllen, besteht darin, den Draht mit einem koaxialen Zylinder zu umgeben. Die Coronaerscheinung wird bei einer bestimmten, wohldefinierten Spannung einsetzen, die von dem Gas abhängt, der Dichtigkeit des Gases und den Durchmessern des Drahtes und des Zylinders. Durch geeignete Wahl dieser Durchmesser ist Funkenbildung verhindert und die Entladung auf die Corona begrenzt worden. Stäbe oder Rohre werden meist an Stelle von Drähten verwendet, da ihr Durchmesser groß gemacht werden kann. So ist z. B. ein Stab von einem Radius ½ cm koaxial mit einem Zylinder von einem Radius 12 cm in Luft vom Atmosphärendruck montiert. Corona bildet sich beispielsweise bei einem Spannungsgefälle von 44 KV pro Zentimeter aus, wenn die Spannungsdifferenz zwischen dem Stab und dem Zylinder 70 KV beträgt. Wenn die Spannung vermehrt wird, breitet sich die Corona außerhalb des Stabes aus; die Luft um den Stab herum ist ionisiert und bildet praktisch einen Teil des leitenden Stabes. Mit anderen Worten, der wirksame Radius des Stabes ist vergrößert.

Sowohl der Stab als der Zylinder müssen gut poliert sein, da der elektrische Zug an den kleinen Spitzen, die sich an einer rauhen Oberfläche stets finden, größer ist und die Formeln ihre Gültigkeit dann verlieren.

Das Auftreten der Coronaerscheinung kann zur Messung der Spannung auf zweierlei Art verwendet werden. Einmal sind der Zylinder und der Stab im luftdichten Gehäuse eingeschlossen. Der Stab ist mit dem einen Ende der Hochspannung verbunden, der Zylinder mit dem anderen.

Und der Druck, daher auch die Dichte der Luft, wird verändert, bis die Corona auftritt. Jede gegebene Spannung kann auf diesem Wege gemessen werden. Eine solche Apparatur bedarf einer Luftpumpe. Da man gewöhnlich wünscht, die Spannung auf einen gegebenen Wert einzustellen und dann die Röhre bei dieser konstanten Spannung laufen zu lassen, so können Zylinder und Stab in geeigneter Weise in Luft montiert werden, wobei für die verschiedenen Spannungen Stäbe von verschiedenem Durchmesser verwendet werden. Es ist notwendig, den geeigneten Stab für die erforderliche Spannung in die Stellung zu bringen und so zu regulieren, daß sich immer gerade Corona ausbildet.

Eine andere Methode besteht darin, einen konischen Zentralstab zu verwenden, der längs der Achse eines Ringes verschoben wird, statt in der Achse eines Zylinders. Ein Zeiger, der am Stab befestigt ist, kann dazu verwendet werden, auf einer fixierten Skala die Stellung des Stabes dem Ring gegenüber in dem Augenblick anzuzeigen, in welchem die Corona gerade eintritt und so kann die Skala in Kilovolt geeicht werden. Wenn die Apparatur eingeschlossen und ein Trockenmittel in dem Gehäuse mit aufbewahrt ist, so ist die Wirkung der Luftfeuchtigkeit ausgeschaltet. Es ist von Vorteil, für den Stab, den Zylinder oder den Ring fleckenlosen Stahl zu verwenden, um die Veränderung der Oberfläche der Elektroden, die mit der Zeit eintritt, zu vermeiden.

Die Corona kann visuell beobachtet werden, aber es ist besser, dies nicht zu tun, denn die visuelle Abschätzung ihres Beginnes hängt von der Empfindlichkeit der Augen für einen blauen Schimmer und vom Ermüdungsstadium der Augen ab. Außerdem ist es notwendig, in einem dunklen Zimmer zu arbeiten. Es gibt aber zwei andere Wege. Verbindungen mit einem Voltmeter können hergestellt werden, und zwar in der Art, daß zunächst der früher erwähnte und nunmehr aus Drahtgewebe verfertigte Zylinder und außerdem ein übergeschobener äußerer Zylinder über die primäre Wicklung eines Transformators und einer Batterie verbunden sind, welch letztere den äußersten Zylinder auf einem etwas höheren Potential hält als den inneren Zylinder; der zentrale Stab ist mit der negativen Hochspannungsseite verbunden; die negativen Ionen oder Elektronen, die in der Corona anwesend sind, werden vom inneren Zylinder angezogen und ein schwacher Strom geht vom inneren Zylinder zum Zentralstab über; einige Ionen werden durch den inneren Drahtgitterzylinder durchtreten und den äußeren Zylinder erreichen, und so kommt ein Strom zwischen dem äußeren und inneren Zylinder zustande. Man kann eine Alarmeinrichtung z. B. als Telephon in den sekundären Stromkreis einschalten.

Ein empfindliches Galvanometer kann in diesen Transformatorkreis gelegt werden und wird eine Ablenkung erfahren, wenn es zur Corona kommt. Es mag betont werden, daß es eine Möglichkeit gibt, den Strom im Sekundärkreis des Transformators mit Hilfe von Verstärkerröhren zu steigern. Dieser verstärkte Strom kann dann dazu verwendet werden, den Strom im Primärkreis des Hochspannungstransformators so zu regeln, daß eine völlig konstante Hochspannung zustande kommt.

Die Regulierung des Röntgentransformators wird so lange verschoben, bis Corona eintritt.

Der beschriebene Apparat kann entweder geeicht werden durch Benützung des errechneten Spannungswertes eines Transformators, der eine genaue Sinuswelle ergäbe, oder durch direkten Vergleich mit einer Funkenstrecke.

Der Apparat kann dauernd parallel mit der Röntgenröhre laufen; er entzieht der Hochspannung keinen oder nur ganz geringen Strom; mittels eines Galvanometers (Voltmeters) kann die Ablesung zugleich mit dem gewöhnlichen Milliamperemeter oder anderen Instrumenten vorgenommen werden. Er hat nur eine sehr geringe Tendenz zum Funkenüberschlag, wenn er richtig ausgeführt ist.

Kilovoltmeter für Maximalspannung

Fortescue und Chubb gaben ein Mittel an, um zu einer möglichst absoluten Methode der Eichung einer Kugelfunkenstrecke zu kommen. Sie besteht aus einem Präzisionsluftkondensator, dessen Entladung durch ein Galvanometer oder ein Milliamperemeter gemessen wurde, wobei das Milliamperemeter direkt in maximalen Kilovolt geeicht wird. Auf diese Weise erhält man ein direkt ablesbares Kilovoltmeter, das man zu jeder Zeit ablesen kann, ohne daß die Bedingungen der Spannung gestört werden und das unabhängig ist vom Netzstrom und vom persönlichen Irrtum, der durch die manuelle Betätigung der Kugelfunkenstrecke hereinkommen kann.

Die Funktion dieses Kilovoltmeters hängt an der Tatsache, daß die Ladung des Kondensators in jeder Periode vom maximalen Wert abhängt, bis zu dem die Spannung sich erhebt. Bei diesem Instrument gibt es keine Coronaentladung, der Luftkondensator steht zu einer solchen Entladung in keiner Beziehung.

Rieber beschrieb ein Instrument, das für die Messungen der Spitzenspannung geeicht ist. Seine Wirkung beruht darauf, daß der pulsierende primäre Strom dem Hochspannungstransformator über einen kleinen Gleichrichter zugeführt wurde und einen Kondensator auf das Potential dieses Stromes lud. Der Kondensator wird dann einen Wert annehmen, der ziemlich genau dem Röhrenpotential proportional ist. Um Oberschwingungen am Durchtritt durch diesen Gleichrichter und der Erreichung des Kondensators zu verhindern, ist eine kleine Reaktanz in Serie mit den Zuführungen zum Kondensator geschaltet. Ein Gleichstromvoltmeter ist an den Enden des Kondensators angelegt und dient dazu, den effektiven Stromwert zu indizieren, auf den der Kondensator aufgeladen wurde. Dieses Instrument, wird behauptet, ergibt ziemlich nützliche Resultate.

Jede Anordnung zur Messung der Spannung, die in den primären Kreis gelegt ist, gibt aber dennoch nicht immer verwendbare Spannungswerte für den Sekundärkreis. Es wird später von der Spannungsmessung auf Grund von Röntgenspektrogrammen die Rede sein.

Zusammenfassung

Alle Anordnungen für Spannungsmessungen haben einen gewissen Grad von Nützlichkeit. Einige aber dienen dem allgemeinen Gebrauch in der therapeutischen Praxis. Im gegenwärtigen Entwicklungsstadium ist die Kugelfunkenstrecke das einfachste Mittel und, wenn richtig verwendet, genügend genau für praktische Bedürfnisse.

Siebentes Kapitel

Röntgenröhren

Zwei Typen von Röntgenröhren stehen im Gebrauche, die Glühkathodenröhren und die Gasröhren. Diese Typen unterscheiden sich hauptsächlich durch die Art, auf die die Elektronen, die für die Beschießung des Antikathodenspiegels wesentlich sind, gewonnen werden. In der Glühkathodenröhre, die durch die Coolidgeröhre und Lilienfeldröhre repräsentiert wird, stammen die Elektronen aus einer Kathode, die aus einem Draht von geeignetem Material, Wolfram oder Tantal, besteht; durch Erhitzung des Drahtes mittels eines elektrischen Stromes werden die Elektronen ausgelöst, ausgekocht, wie Coolidge selbst es nennt. Das Vakuum in der Röhre ist sehr groß und eine Entladung kann nicht eintreten, wenn die Kathode nicht ins Glühen kommt.

In der Coolidgeröhre verdunsten gleichsam aus dem durch einen Hilfsstrom geheizten Faden die Elektronen, welch letztere von der positiven Anode angezogen werden. Dieser „Zug" von Elektronen stellt den Röhrenstrom dar.

Bei der Gasröhre wird eine vollständige Auspumpung nicht angestrebt; eine Spur von rückständigem Gas wird absichtlich in der Röhre belassen, denn dieses dient als konstante Quelle von Elektronen, die durch Stoßionisation, eine indirekte Folge der angelegten Röhrenspannung, ausgelöst werden. Wenn die Röhre läuft, so spaltet das elektrische Feld die Atome in positive und negative Ionen. Die positiven Ionen werden an die Glaswände der Röhre angeschleudert und diesem Vorgang ist die Zunahme der Härte der Röhre zuzuschreiben. Die positiven Ionen werden auch gegen die Kathode geschleudert, von welcher als Folge dieses Bombardements Elektronen ausgelöst werden. Auf ihrem Flug zur Anode ionisieren diese Elektronen die Atome des Gasrestes, wodurch weitere Ionen und Elektronen entstehen. Beim Auftreffen auf den Antikathodenspiegel rufen die Elektronen Röntgenstrahlung hervor.

Bei den Glühkathodenröhren ist es möglich, die Spannung unabhängig vom Röhrenstrom zu regulieren, da der Strom durch die Zahl der Elektronen, die von der Kathode emittiert werden, begrenzt ist, und diese Zahl steht in eindeutiger Abhängigkeit von der Temperatur, die im Glühfaden herrscht. Bei der Gasröhre hingegen steigt der Strom mit wachsender Spannung an.

Gas- oder Ionenröhren

Das Problem in der Konstruktion von Gasröhren für therapeutische Zwecke besteht in der Erhaltung eines gewissen hohen Vakuumgrades, damit eben unveränderlich durchdringende Strahlung entstehe. Für diesen Zweck eignet sich am besten die Röhre, deren Kühlung mit siedendem Wasser („Siederöhre") erfolgt. Der Gasdruck ist sehr niedrig und tendiert noch zu sinken. Um einer Emission von Gas von seiten der Platin-Antikathode zu begegnen, wird diese durch siedendes Wasser auf konstanter Temperatur gehalten, und auch für die Kathode ist oft Wasserkühlung in Verwendung. Der Brennfleck ist sehr groß. Die Röhre trägt auch eine Hilfsanode, die während der letzten Stadien der Auspumpung die letzten Gasspuren entfernt. Die Röhre wird bei 200 KV und dem Röhrenstrom von 2 bis 3 Milliampere betrieben, unter welchen Betriebsbedingungen sie zur weiteren Härtung neigt. Gas wird in die Röhre eingeführt durch ein erhitztes Osmoröhrchen, das durch eine kleine Gasflamme erwärmt wird, die ihrerseits durch einen automatischen Regler, der, in Serie mit der Röhre geschaltet und durch das Milliamperemeter gesteuert, betätigt wird. Während des Betriebes kocht das Wasser und die Röhre kann stundenlang kontinuierlich bei konstanter Milliamperezahl betrieben werden.

Bei einer solchen Röhre, wie sie in Abb. 23 abgebildet ist, endigt die Antikathode der Röhre in eine massive Metallkappe, die den Wasserbehälter trägt. Auf diesem Ansatzstück ist ein kleiner Bunsenbrenner montiert, welcher durch Stellschrauben adjustiert werden kann, und der so eingestellt werden muß, daß eine Flamme an einen Osmostift rührt, wobei der letztere in einem kleinen gläsernen Ansatzstück fixiert ist und durch einen Drahtkorb vor Schaden bewahrt werden kann.

Die Gasleitung wird durch einen Gummischlauch mit einem Bunsenbrenner verbunden und das Gas aufgedreht. Wenn nun Hochspannung ganz vorsichtig eingeschaltet wird, so

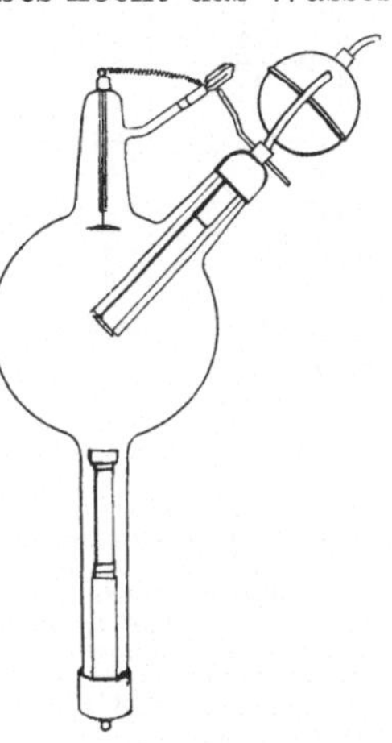

Abb. 23

kann man sehen, daß durch die Röntgenröhre keine Entladung stattfindet; aber statt dessen wird ein schmaler Funke zwischen dem Käfig des Osmoregulators und der Kante des Bunsenbrenners überspringen. Hiedurch entzündet sich das Gas, der Osmostift erhitzt sich, die Röhre wird weicher und kann von einem Strom durchflossen werden. Nun muß die Gaszufuhr abgeschnitten werden, um eine Überregulierung zu vermeiden und erst dann wieder einzusetzen, sobald der Osmostift aufhört zu glühen, so daß der Stift bei zunehmender Härtung seine Funktion wieder aufnehmen kann. Dann wiederholt sich der Zyklus der Ereignisse. Sobald der Strom durch die Röntgenröhre einsetzt, wird der Rheostat eingestellt, bis die gewünschte Milliamperezahl erhalten ist;

und wenn es nötig ist, wird der Regulator wieder in Aktion versetzt, bis das Vakuum der Röhre genau der erwünschten Regulierung folgt.

Die automatische Regeneriervorrichtung von Wintz (Abb. 24) beruht auf folgendem Prinzip: Wenn eine Röhre während des Betriebes härter wird, so zeigt sich das im Röhrenstromkreis, indem die Milliamperezahl zurückgeht. Schlägt nun der Zeiger eines Milliamperemeters — der Zeiger ist sehr verlängert — stark aus, so löst er sich, wie in der Abb. 24 angedeutet, von einem Kontakt los, öffnet den Hilfsstromkreis, indem ein Solenoidanker ein Ventil für Gaszufuhr freigibt. Ein Hilfsstromkreis wird durch ein Instrument geschlossen, das, ähnlich einem Milliamperemeter konstruiert, auf eine bestimmte Stromstärke reguliert, sobald der Röhrenstrom unter diesen Wert sinkt. Wenn dieser Stromkreis geschlossen ist, dann öffnet ein Relaisstrom ein Gasventil auf elektromagnetischem Wege, wodurch Leuchtgas zum Brenner der Regeneriervorrichtung der Röntgenröhre strömen kann. Der Röhrenstrom wächst durch das hiedurch erzielte Einströmen des Gases und der Kontakt am automatischen Milliamperemeter öffnet sich wieder, der Gashahn wird geschlossen und die Flamme der Regeneriervorrichtung erlischt.

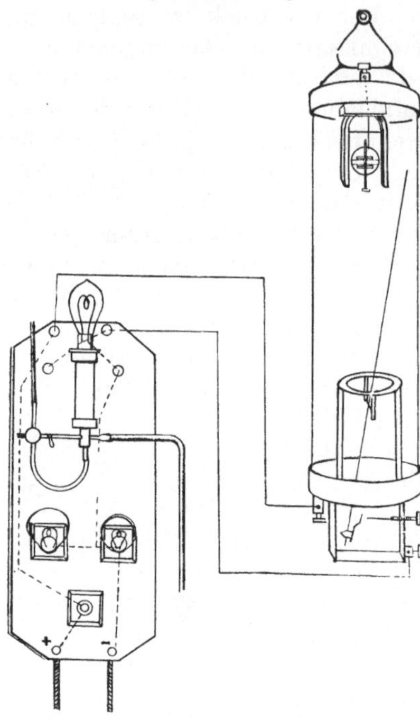

Abb. 24. Der Regulierapparat von Wintz. Durch Schwankungen im Milliamperemeter wird der Gaszustrom zu einem kleinen Brenner, der in Verbindung mit einem Osmoregulator steht, reguliert und auf diese Weise das Vakuum der Röhre erhalten. Die Regulierung des Gaszustromes erfolgt durch stoßweises Betätigen eines Solenoides, dessen Eisenkern einen Gashahn freigibt oder schließt.

Die Anordnung für automatische Regelung der Gaszufuhr von Schall besteht aus einem Transformator und einem Relaisstromkreis, in den ein Hitzdraht eingefügt ist. Der Transformator ist in den sekundären Stromkreis geschaltet und transformiert den hochgespannten Strom herunter auf einen Strom von wesentlich kleinerer Spannung. Dieser niedrig gespannte Strom fließt in die Relaisanordnung durch einen langen Hitzdraht, der durch seine Ausdehnung oder Kontraktion einen kleinen Schalter betätigt. Der letztere öffnet oder schließt einen Hilfsstrom, der durch ein Solenoid fließt und einen Gashahn öffnet, der sich wieder schließt, wenn der Strom zu fließen aufhört. Die Anordnung kann auf jede beliebige Milliamperezahl einreguliert werden. Wenn man z. B. wünscht, einen Röhrenstrom von 2,3 Milliampere zu erhalten, so wird der Automat auf diesen Betrag einreguliert. Die Härte der Röhre steigt sofort an, der Strom sinkt unter 2,3, der Gashahn öffnet sich

und die Regulierung der Röntgenröhre setzt ein. Sobald die Milliamperezahl über 2,3 ansteigt, schließt sich der Gashahn und die
Regulierung läßt nach.

Glühkathoden- oder Elektronenröhren

Die einfachste Röhre dieser Gattung ist die Coolidgeröhre. Die
Kathode besteht aus einem Molybdänrohr, das eine Wolframspirale
enthält. Die Anode besteht aus festem Wolfram. Die Spirale wird durch
einen Hilfsstrom geheizt; Elektronen fliegen von der Oberfläche der glühend
gewordenen Spirale ab. Diese fliegen gegen die Anode infolge der an-
ziehenden Wirkung der positiven Anode auf die negativen Elektronen
(Abb. 25).

Diese Elektronen haben geringe Geschwindigkeiten und werden
mit der nötigen Schnelligkeit versehen, indem eine bestimmte Spannung
an die Röhre gelegt wird. Von dieser Spannung
hängt die Geschwindigkeit der Elektronen und die
Qualität der Röntgenstrahlung ab. Die Stärke des
Röhrenstromes ist eine Funktion der Anzahl der
Elektronen, die pro Sekunde emittiert werden.
Ihrerseits nun hängt die Quantität an Elektronen,
die die Glühspirale verlassen, von deren Temperatur
und deren Oberfläche ab. Der sogenannte Sättigungsstrom ist bei einer gegebenen Temperatur des Heizfadens der größte mögliche Strom. Erreicht wird er
dann, wenn die Röhrenspannung hoch genug ist,
um alle Elektronen, die von der Kathode produziert
werden, abzutransportieren.

Man kann die Spannung auch als zur Über-
windung der Raumladung notwendig bezeichnen;
unter dieser versteht man die Ladung des Raumes
mit der negativen Elektrizität der Elektronen; der
Raum ober der Glühspirale ist mit einer Wolke

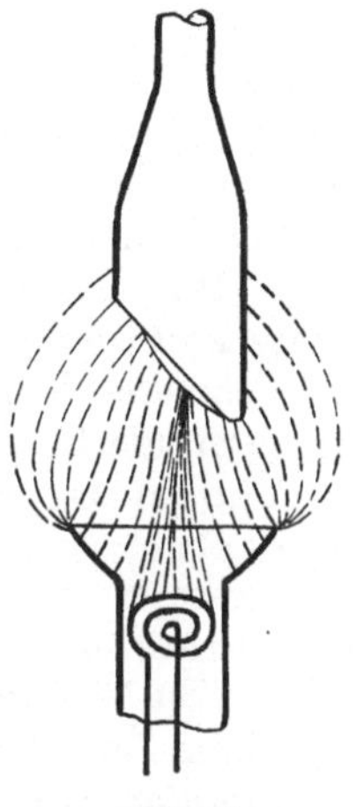

Abb. 25

negativer Elektrizität beladen, die dem Austritt weiterer Elektrizität
hinderlich ist. Den Abtransport dieser Wolke besorgt die Spannung in
ähnlicher Weise, wie Wind die Wolken vertreibt, wodurch weitere Ver-
dunstung möglich wird.

Geringe Schwankungen der Temperatur der Glühspirale haben
große Schwankungen des Betrages der entstehenden Elektronen zur
Folge. Der Nachteil der Coolidgeröhre besteht nun eben gerade darin,
daß die kleinsten Schwankungen der Temperatur erhebliche Schwankungen des Röhrenstromes mit sich bringen, wodurch (cet. par.) proportional die Intensität der Strahlung schwankt. Schon bei einer relativ
geringen Spannung fliegen alle emittierten Elektronen gegen die Antikathode. Ein Nachteil dieser Röhre liegt in dem Umstand begründet, daß es
leicht zu Deformationen der Glühspirale durch das sehr starke elektrische
Feld zwischen der Kathode und der Antikathode kommt. Hiezu liegt
die Disposition im Wechsel der Struktur, der infolge der konstanten

Heizung der Spirale platzgreift. Dieser Mangel, so wird behauptet, wird in den Müllerschen Glühkathodenröhren beseitigt, indem vor die Glühkathode ein Drahtnetz gelegt ist, welches die letztere vor dem direkten Einfluß des elektrostatischen Feldes schützen soll.

Die Coolidge-Therapieröhre
(Abb. 26)

Die Glaskugel hat einen Durchmesser von 20 cm und die Gesamtlänge beträgt 80 cm. Die Anode besteht aus festem Wolfram mit einem Molybdänträger und wird fast vom äußersten Ende des Anodenarmes getragen. Die Distanz zwischen der Kathode und der Anode beträgt 5 cm; durch diese große Entfernung ist der elektrostatische Zug auf die Glühspirale und die Tendenz zur Emission von Elektronen von den Kanten des die Spirale umgebenden Sammlers herabgemindert.

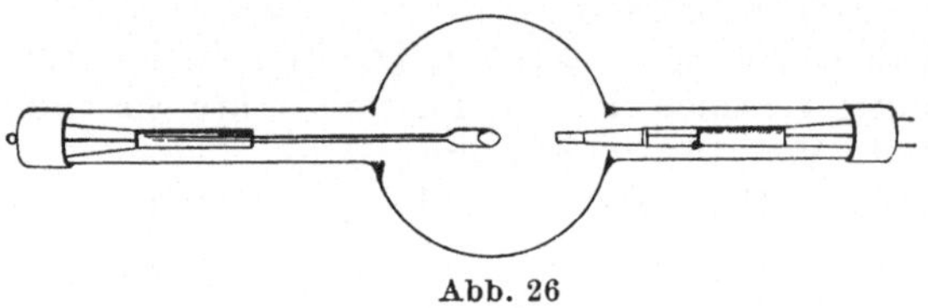

Abb. 26

Pilon hat eine Modifikation der Coolidgeröhre angegeben. Die Röhre ist 85 cm lang und die Glaskugel hat einen Durchmesser von 20 cm. Ein schwerer Metallkragen umgibt den Halter, der den Spiegel trägt, und verhindert so das Eindringen von Elektronen in diesen Teil der Röhre.

Sowohl Ulrey als Coolidge und Moore haben Versuchsröhren beschrieben, welche Anoden mit festen Wolframplatten von 10 cm Durchmesser tragen; diese Röhren arbeiten in wassergekühltem Öl (Coolidge) und in Luft (Ulrey) ruhig bei 200.000 V unter einer Stromstärke von 50 Milliampere.

Ohne Änderung der äußeren Form und der Größe wurde von Pilon die Standardröhre für Radiographie in der Weise modifiziert, daß sie sich für den Betrieb mit hoher Spannung eignet, was durch Eintauchen in Öl erreicht wird. Ohne Schwierigkeit arbeitet diese Röhre dann mit einem Röhrenstrom von 4 Milliampere unter 200 KV Spannung. Die Röhre, bedeckt mit verschiedenen Lagen von speziell präpariertem Lack, liegt in einem metallischen Behälter, der mit Öl von hoher Dielektrizitätskonstante, das völlig entwässert wird, gefüllt ist.

Die Strahlenausbeute der einzelnen Coolidgeröhren-Exemplare ist oft etwas verschieden. Diese Verschiedenheit kann bis zu 20—30 % betragen; namentlich geben lange gebrauchte Röhren eine geringere Strahlenausbeute — schon des verkraterten Brennfleckes halber. Die Verschiedenheit der Intensität muß vor allem bei der Zeitdosierung sorgfältig beachtet werden; sie kann zu Überdosierung führen.

Eine Verminderung der Röntgenstrahlenintensität kann folgende Ursachen haben:

1. ein schwerer Beschlag von Wolfram auf der Röhre,
2. starke Aufrauhung des Antikathodenspiegels.

Wenn der Brennfleck einer Röntgenröhre überlastet wird, so verdampft Metall von innen und schlägt sich auf der vorderen Halbkugel der Röhre nieder. Ein solcher Wolframniederschlag kann eine Dicke erreichen, die hinreicht, um den Wirkungsgrad der Röhre erheblich zu verschlechtern.

Was die Verschlechterung des Wirkungsgrades durch die Aufrauhung des Antikathodenspiegels betrifft, so ist folgendes zu bemerken: Wenn der Brennfleck auf den Grund einer tiefen zylindrischen Aushöhlung zu liegen kommt, deren Achse der Röhrenachse parallel wäre, so ergibt sich, daß dem Eindringen der Kathodenstrahlen auf den Grund der Aushöhlung kein Hindernis entgegensteht, daß aber die Röntgenstrahlung, die rechtwinklig zu dieser Richtung austritt, eine erhebliche Dicke von Materie zu durchlaufen hat, wodurch natürlich die Intensität im Zentralstrahl sehr herabgemindert wird. Aber bei der im allgemeinen üblichen Größe der Brennflecke der Therapieröhren besteht keine so ausgesprochene Verkraterung des Brennfleckes und die Wirkung einer leichten Aufrauhung und leichter Sprünge, deren Oberfläche im Verhältnis zur Gesamtausdehnung des Brennfleckes klein ist, fällt nicht schwer ins Gewicht. Nichtsdestoweniger kann als Folge beider erwähnten Ursachen eine Verminderung in der Intensität der Strahlung eintreten, die 10 bis 30% beträgt.

Coolidge und Kearsley haben die räumliche Verteilung der Röntgenstrahlung an einer unterbrecherlosen Maschine bei 200 KV und 2 Milliampere studiert[1]). Wird kein Filter verwendet, so ist die Intensität am größten in einer Richtung, die der des Zentralstrahles sehr nahe liegt. Siehe Abb. 27. Die Verteilungskurve wird durch den Gebrauch von Filtern erheblich abgeflacht.

Die maximale Intensität der Strahlung, die von der Rückseite der Antikathode ausgeht, beträgt, wenn kein Filter verwendet wird, 12% der Strahlung, die von der Vorderfläche des Spiegels stammt; bei einer Filterung von 0,2 mm Kupfer beträgt sie 7% und bei einer Filterung von 1 mm Kupfer 5%. Über einen Winkel von 160° besteht an der Vorderseite der Antikathode praktisch kein Unterschied in der Intensität der Strahlung, daher die Möglichkeit einer Anordnung, zwei Patienten gleichzeitig zu bestrahlen.

Coolidge studierte die Verteilung der Intensität in einer Ebene, die die Röhrenachse enthält und senkrecht zum Antikathodenspiegel

---

[1]) Auf Grund von Experimenten nimmt Coolidge an, daß die durchdringendste Strahlung durch die Konstruktion einer Röhre erhalten werden könnte, die mit einem ziemlich dünnen Antikathodenspiegel (vielleicht unter Wasserkühlung) ausgestattet wäre, wobei die Strahlung, die durch den Spiegel in der Richtung der Kathodenstrahlen austritt, zu verwenden wäre. In diesem Fall würde der Spiegel selbst als ein Filter wirken. Da Wolfram nicht als Filter verwendet werden soll, auf Grund der Tatsache, daß die Wellenlänge seiner kritischen Absorption in den Bereich des verwendeten Spektrums fällt, so würde es ratsam erscheinen, irgendein anderes geeignetes Metall als Antikathodenspiegel zu verwenden, wahrscheinlich Molybdän.

liegt, bei einer Spannung von 200 KV und 2 Milliampere. Bei filterloser Strahlung liegt das Maximum der Intensität in dieser Ebene ungefähr 10⁰ vom Zentralstrahl ab gegen das rückwärtige Ende des Antikathoden-spiegels zu, bei einer Filterung von 0,2 und 0,1 mm Kupfer ungefähr 20⁰ vom Zentralstrahl ab. Die Richtung der maximalen Intensität bildet dann offenbar einen spitzen Winkel mit der Kathodenstrahlung.

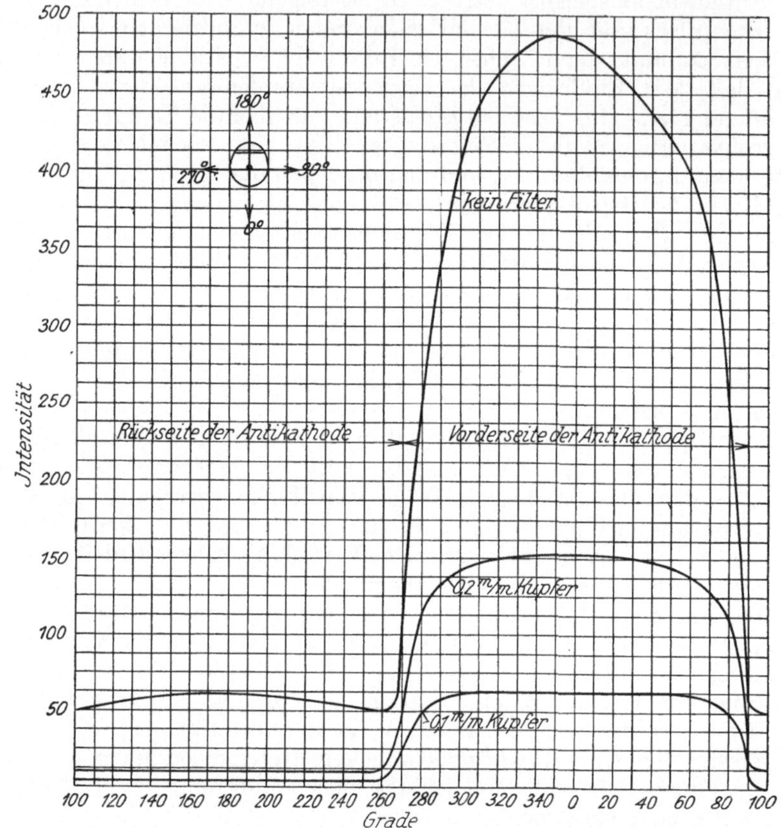

Abb. 27. Die Verteilung der Strahlungsintensität in verschiedenen Richtungen um den Brennfleck; bei Spannungen von 200 KV in der äquatorialen Ebene (um den Gürtel der Röhre) ist die Intensität so ziemlich konstant über einen Winkel bis zu 160⁰.

Abgesehen davon, daß eine starke Verkraterung der Antikathode die Intensität reduziert, so entsteht auch ein offenbarer Nachteil dadurch, daß, wie die Kurven zeigen, im Falle der Filterung der Winkelraum erheblich reduziert wird, durch welchen hindurch die Strahlung ziemlich konstant ist.

Eine neue Röhre soll man langsam einlaufen lassen, indem zuerst eine nur relativ niedrige Spannung verwendet wird. Diese wird allmählich gesteigert, bis die Energie erreicht ist, die noch ohne Fluoreszenz vertragen wird. Coolidgeröhren können gleichzeitig parallel betrieben werden, indem die Energie sich zwischen ihnen proportional teilt.

Die folgenden Faktoren tragen zu einem ruhigen, nicht schwankenden Betrieb der Röhre bei und führen zu einer langen Lebensdauer: Ballastwiderstand im Niederspannungskreis des Röntgentransformators, die Stabilisierungsschaltung von Coolidge, möglichst gute Luftkühlung der Röhre.

Coolidge hat eine wassergekühlte Röhre konstruiert, die bei 250 KV Scheitelspannung 50 Milliampere erträgt, was einer Belastung der Röhre mit ungefähr 9 Kilowatt gleichkommt.

Der Durchmesser der Glaskugel beträgt 20 cm.

Die Kathode dieser Röhre unterscheidet sich von den üblichen Kathoden nur durch einen kleinen hervortretenden Stift aus Molybdän, der

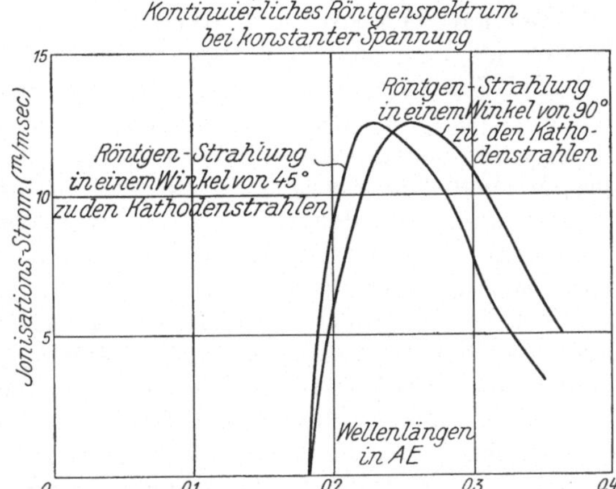

Abb. 28. Kontinuierliches Röntgenspektrum bei konstanter Spannung. Es geht aus der Abbildung hervor, daß die Röntgenstrahlung, die in einem Winkel von 45° zum Kathodenstrahlenbündel austritt, im Durchschnitt etwas härter ist, als die Strahlung, die im Winkel von 90° austritt.

im Zentrum der Glühspirale steht und dazu bestimmt ist, das Feld der Elektronen um die Kathode in der Weise abzuändern, daß ein breiter Brennfleck entsteht. Durch die Breite des Brennfleckes wird die lokale Temperaturerhöhung der Antikathode herabgemindert.

Das Wasser befindet sich in einer spiralförmig gewundenen Kupferschlange, die an den Rücken einer dünnen Kupferscheibe gelötet ist, welch letztere an ihrer Vorderseite einen dünnen angegossenen Wolframspiegel trägt. Dieser Antikathodenspiegel hat den Vorteil eines leichten Gewichtes, eines gleichförmigen Temperaturgefälles zwischen Brennfleck und Wasser. Die Enden des Kupferrohres, das vom Rücken der Antikathode kommt, werden ausgeführt durch ein weiteres Kupferrohr mit einer luftdichten, silbergelöteten Fuge an dem inneren Ende. Das charakteristische Merkmal dieser Konstruktion ist die Verwendung eines nahtlosen Metallrohres, das das Wasser in die Röhre und aus ihr herausführt. Die Kupferröhre ist angeschlossen an die Glasröhre mittels eines dünnen Platinringes. Um die effektive Länge des Anodenarmes zu verlängern, ist ein Rohr eines soliden festen Dielektrikums über die dünnen Kupferrohre gezogen und an seinem Platz gehalten durch eine Kappe von Isoliermaterial, die an das äußere Ende des Armes angegipst ist.

Für den Betrieb einer Hochspannungswasserkühlröhre ist ein isoliertes Wassersystem erforderlich. Die Pumpe treibt pro Minute vier Liter Wasser durch die Anode. Wird die Röhre bei 250 KV mit 50 Milliampere belastet, so erreicht die Temperatur des Wassers, sobald dieses die Anode verlassen hat, 70⁰ C und die Temperatur im Kühler sinkt auf 50⁰ C. Eine Druckpumpe wurde gewählt, um eine kontinuierliche Wasserströmung zu gewährleisten, welche den nötigen Druck gab, um eine genügende Wassermenge durch das schmale Kupferrohr zu treiben.

Bei derselben Spannung arbeitet diese Röhre besser an einem Gleichrichter, als wenn sie ihren eigenen Strom gleichrichten muß.

Bei der unterbrecherlosen Type der Hochspannungsmaschinen ist die Röntgenstrahlungsintensität nicht proportional der Milliamperezahl infolge der Verzerrung der Wellenform. Wohl aber ist die Intensität proportional dem Energieaufwand, der aus der Wärmemenge berechnet werden kann, die der Röhrenstrom dem Antikathodenspiegel zuführt.

Wenn die Röntgenröhre bei 5 Milliamperes mit 200 KV betrieben wird, so ergibt das Rohr:

bei 30 Milliampere und 200 KV 4,3 mal soviel an Röntgenstrahlenintensität, bei 30 Milliampere und 250 KV 8,27 mal soviel, bei 50 Milliampere und 250 KV 15,1 mal soviel an Strahlenintensität.

Die Röntgenstrahlen-Intensität ist der Milliamperezahl proportional vorausgesetzt, daß die Röhrenspannung erhalten bleibt; letzteres ist aber, namentlich bei größeren Belastungen, nicht der Fall, da die Spannung bei zunehmendem Röhrenstrom zurückgeht. Durch dieses Verhalten, das lediglich dem Transformator zuzuschreiben ist, ist die Unabhängigkeit zwischen Röhrenstrom und Röhrenspannung beeinträchtigt. Reguliert man nicht mittels Stufentransformators oder Widerstandes nach, so geht bei großem Röhrenstrom die Spannung zurück, wodurch auch die Röntgenstrahlen-Intensität sinkt. Die Strahlenintensität sinkt umso mehr, als die Intensität mindestens dem Quadrat, bei Filterung aber einer höheren Potenz der Strahlung proportional ist. Der Therapeut muß sich daher durch Messung der Röhrenspannung, am besten mittels einer Kugelfunkenstrecke (siehe z. B. portable Funkenstrecke nach Holzknecht-Spiegler, Abb. 22), von der Konstanz der Röhrenspannung überzeugen; sonst kann es ihm unterlaufen, daß mit zunehmendem Röhrenstrom die Intensität geringer statt größer wird und außerdem eine Veränderung der Strahlenqualität durch die Herabsetzung der Spannung (Erweichung) eintritt.

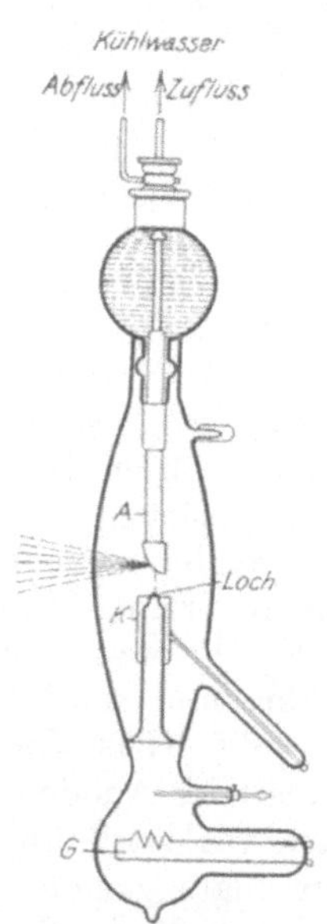

Abb. 29.
Lilienfeldröhre

Die Lilienfeldröhre

Die verschiedenen Funktionen der Entladung sind in der Lilienfeldröhre technisch voneinander getrennt. Durch eine Teilung der Entladung sucht Lilienfeld die Nachteile der Coolidgeröhre zu umgehen. Die Elektronen entstehen in der inneren, sogenannten Zündelektrode durch die Weißglut eines starken Glühfadens. Die Elektronen werden gegen das perforierte obere Ende der Kathode geschleudert, welch letztere mittels einer Zündspannung von 1000 V als eine Hilfselektrode fungiert. Diese Hilfselektrode wird auch perforierte Kathode oder Arbeitskathode genannt.

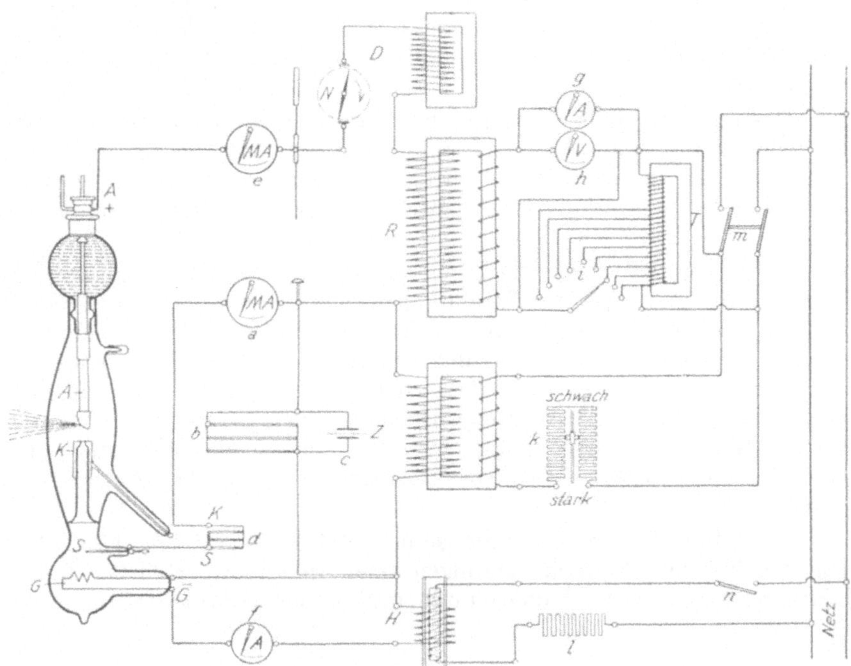

Abb. 30. Obige Abbildung zeigt das Schaltschema einer mit Lilienfeldröhre arbeitenden Röntgenanlage

$\frac{A}{+}$	positiver Hochspannungsanschluß
$\frac{G}{-}$	negativer Anschluß
G	Glühkathode
K	Lochkathode
MAe	Milliamperemeter für Röhrenstrom
MAa	„ „ Zündstrom
N	Nadelschalter
D	Drosselspule
Ag	Primärer Strommesser
Vh	Voltmeter, parallel zum Stufentransformator
T	Stufentransformator
R	Röntgentransformator
Z	Zündtransformator
H	Heiztransformator
MAf	Milliamperemeter für Heizstrom
m	Hauptschalter
n	Heizschalter
k	Regulierwiderstand für den Zündstrom.

Während in der Coolidgeröhre geringe Veränderung in der primären Netzspannung zu beträchtlichen Änderungen der Röhrenstromstärke infolge der Temperaturschwankungen des Heizfadens führen, ist die Röhrenstromstärke in der Lilienfeldröhre innerhalb eines weiten Bereiches unabhängig von dieser Temperatur. Daher führen die gewöhnlichen Netzschwankungen nur zu vernachlässigbaren Änderungen des Stromes, worin einer der Vorteile dieser Röhre besteht.

Wo die Elektronen die perforierte Kathode an der Innenseite treffen, entstehen neue Elektronen. Zwischen der perforierten Kathode und der Antikathode treibt das elektrostatische Feld alle Elektronen gegen den Antikathodenspiegel, von wo die Röntgenstrahlung ihren Ausgang nimmt.

Das Feld der hohen Spannung ist auf den Raum zwischen Hilfskathode und der Anode beschränkt. Daraus geht hervor, daß der Heizfaden der Lilienfeldröhre nicht dem Zug eines hohen elektrostatischen Feldes ausgesetzt ist, wie dies bei der Coolidgeröhre der Fall ist.

Die Härte der Strahlung hängt einzig von der Hochspannung ab, während die Intensität der Strahlung von der Niederspannung (1000 V zirka) zwischen Heizfaden und perforierter Kathode (Zündspannung) abhängt. So können Qualität und Quantität unabhängig voneinander reguliert werden. Die Vermehrung der Zündspannung ruft ein proportionales Ansteigen des Röhrenstromes hervor. In dem Teil der Röhre, wo die Hochspannung herrscht, werden alle Elektronen, die von der perforierten Kathode emittiert werden, der Antikathode zugeschleudert.

Die Teilung in zwei Stromkreise bedeutet außer der Unabhängigkeit von den üblichen Netzschwankungen einen weiteren Vorteil der Lilienfeldröhre. Sie bewirkt Homogenität infolge der perforierten Kathode.

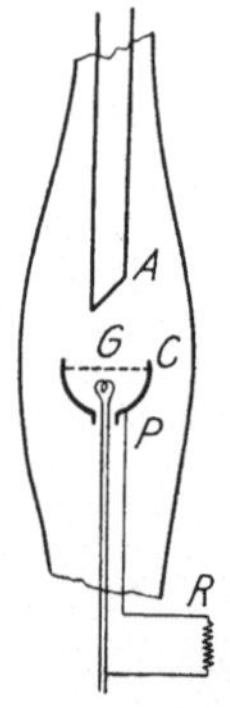

Abb. 31. Der weißglühende Faden ist in einer metallischen Schale (*C*) untergebracht und mit einem weitmaschigen Gitter (*G*) bedeckt. Die Schale ist vom Glühfaden isoliert, aber mit der Außenseite der Röhre ist sie durch einen Widerstand (*R*) verbunden. Wenn dieser Widerstand unendlich groß ist, würde das Gitter auf negatives Potential ausgeladen werden, wobei die Spannung von der Temperatur des Heizfadens und der Potentialdifferenz zwischen *P* und *A* abhängig ist: Die Kathode wird dann unfähig, die Elektroden zu emittieren. Wenn anderseits der Widerstand *R* gleich Null wird, so stellt das Gitter kein Hindernis für die Entladung der Elektronen dar. Der Widerstand *R* spielt daher die Rolle eines Regulators des negativen Gitterpontentials, welches den Austritt einer genügenden Zahl von Elektronen im Höchstwert der Spannungswelle gestattet. Der Spiegel besteht aus Platin. Die Röhre, als Siederohr ausgebildet, kann mit 5 Milliamperes und 220 Kilovolt kontinuierlich betrieben werden.

Die Entladung kann nur einsetzen, wenn die Spannung zwischen der perforierten Kathode und dem Heizfaden den höchsten Wert erreicht hat. Daher kommt es, daß die entstehende Röntgenstrahlung reich an harten Strahlen ist. Auf diese Weise arbeitet die Röntgenstrahlung mit einer Art interner Homogenität, die die notwendige Filterdicke herabdrückt, um die notwendige Härtung der Strahlung zu erreichen.

Die Glühkathodenröhre von Müller

Die Entladung der Elektronen wird geregelt durch Änderung des Potentials eines Gitters, das über den Heizfaden ausgespannt ist. Bei einer konstanten Temperatur des Heizfadens wächst der mittlere Wert der Stromintensität mit der Spitzenspannung.

Zu den beiden beschriebenen Röhrentypen hat Lilienfeld eine dritte Type hinzugefügt:

Die Auto-Elektronenröhre

Das Vakuum dieser Röhre ist sehr hoch, indem die Auspumpung weiter getrieben wird als bei den Glühkathodenröhren. Nichtsdestoweniger ist es möglich, diese Röhre direkt zu betreiben mittels einer speziellen Konstruktion, durch die Elektronen von einer kalten Kathodenoberfläche befreit werden.

Lilienfeld behauptet, daß in diesem neuen Röhrentypus die Elektronen durch ein Phänomen ausgelöst werden, das er als erster beobachtet hat: die Ionisation spiele hiebei keine wie immer geartete Rolle. Weder bestehe hier die Ionisation eines Gasrestes, noch die Ionisation durch eine heiße Funkenentladung. Es ist in erster Linie das intensive elektrische Feld (das durch eine bestimmte Konstruktion erreicht wird), welches die Elektronen von der kalten metallischen Kathode abtreibt.

Dieses Rohr unterscheidet sich daher von den Glühkathodenröhren darin, daß die Kathode nicht erhitzt wird, und von den Gasröhren dadurch, daß keine Ionisation des Gasrestes Platz greift. Die ausschlaggebende Differenz in der Konstruktion zwischen dieser Röhre und dem Coolidge- oder Gasrohr liegt in der Form der Kathode und auch in der Stellung der Anode und

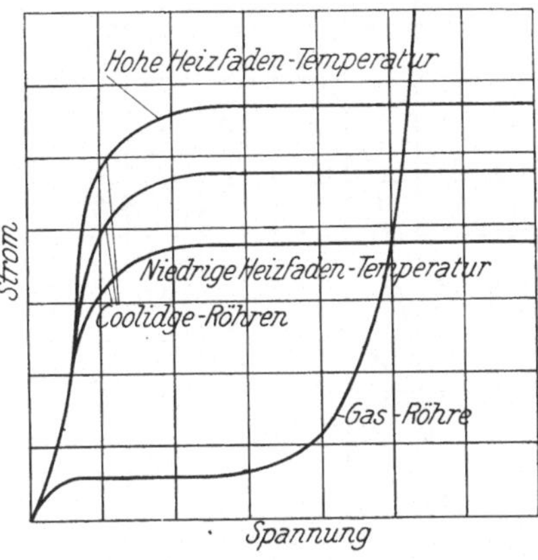

Abb. 32 zeigt die charakteristischen Kurven von Gas- und Coolidgeröhren. Man beachte, daß der Strom mit zunehmender Spannung bei einer Gasröhre gleichmäßig anwächst. Bei der Coolidgeröhre wächst der Strom, bis der Spannungswert eine bestimmte Höhe erreicht hat und bleibt dann auf diesem Wert, auch bei einer weiteren Vermehrung der Spannung. Diesen unveränderten Stromwert nennt man Sättigungsstrom.

Moore zufolge ist eine Coolidgeröhre ein weniger wirksamer Erzeuger einer durchdringenden Strahlung als eine Gasröhre, die unter ähnlichen Bedingungen am Transformer oder Induktor läuft, weil die Coolidgeröhre den Durchtritt des Stromes bei allen Spannungen gestattet und ein erheblicher Anteil der Entladung stattfindet, wenn die angelegte Spannung nur so niedrig ist, um zu einer Strahlung sehr geringer Härte zu führen. Anderseits ist die Leitfähigkeit einer Gasröhre für geringe Spannungen gleich Null, wächst schnell, wenn die Spannung sich über den minimalen Wert erhebt, der als Einsatzspannung notwendig ist, um einen Stromdurchgang zu erzwingen. Bei der Gasröhre gibt es keine Entladung ehe nicht die erregende Spannung fast ihren maximalen Wert erreicht hat. Die Entladung kann eine kurze Zeit anhalten, nachdem die angelegte Spannung durch ihr Maximum durchgegangen ist, aber die Leitfähigkeit der Röhre fällt jäh ab, wenn die Spannung sich vermindert und daher wird der Röhrenstrom mit großer Schnelligkeit abnehmen, nachdem die angelegte Spannung ihren Spitzenwert erreicht hat. Der größte Teil der Entladung durch eine Gasröhre muß daher unter Bedingungen stattfinden, bei denen die angelegte Spannung annähernd konstant und genügend hoch ist, um eine durchdringende Strahlung herbeizuführen.

Kathode zu einander, indem sie nur 6 mm voneinander entfernt sind. Bei kleineren Spannungen kommt es infolge der Eigentümlichkeiten der Anode und Kathode nicht zur Röntgenstrahlung.

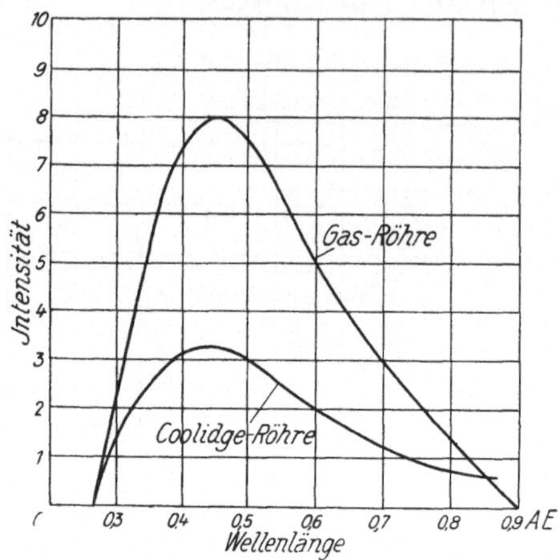

Abb. 33. Die Abszissen stellen die Wellenlängen dar, die Ordinaten repräsentieren in jedem Punkt den Intensitätsbetrag der Strahlung, der einer bestimmten Wellenlänge zukommt. Die gesamte Ausbeute an Strahlung (für alle Wellenlängen) für die jeweilige Röhre ergibt sich aus dem von der Kurve umschlossenen Flächeninhalt. Die Ausbeute der Gasröhre ist ungefähr die doppelte der Coolidgeröhre, wenn beide Röhren am Transformator laufen.

Die Kathode ist ein Draht mit zugespitztem Ende. Sie ragt aus einer schmalen Einfassung in die Glaskugel hinein auf ungefähr 6 cm. An diesem Punkt wird sie gegen die Anode umgebogen in einem Winkel von 135°, wobei der umgebogene Teil ungefähr 2 cm lang ist. Das gespitzte Ende des Kathodendrahtes kommt dem Anodenspiegel auf einige Millimeter nahe, indem es in eine Vertiefung in der Anodenoberfläche zielt. Diese Vertiefung wirkt als Brennfleck. Die Röhre kann eine oder mehrere Kathodenspitzen haben. Diese Spitzen können in die gleiche Vertiefung der Anode oder in getrennte Aushöhlungen ragen. Die gespitzten Enden der Kathode weichen in der Schärfe voneinander ab. Dadurch entstehen Röntgenstrahlen von verschiedener Durchdringungskraft.

Die Anode besteht aus einer Kupferhaube, in welche ein Wolframbelag eingesetzt ist. Die wahre Anodenoberfläche — der Spiegel — besteht völlig aus Wolfram. Die Kupferhaube zeigt eine glatte Vertiefung längs der Oberfläche, die gegen die Kathode gelegen ist. Vertiefungen in der Anode wirken als Brennflecke, in die die Spitzen ragen. Infolge der kleinen Distanz und der Vertiefung in der Anode können die sekundären Elektronen die fokale Fläche nicht verlassen, wodurch die Anzahl der Elektronen, die den Stiel treffen, im Verhältnis zur Coolidgeröhre sehr herabgesetzt ist. Hiedurch wird der Betrag der Stielstrahlung wesentlich geringer. Die Röhre wird wie eine Gasröhre eingeschaltet. Die wassergefüllte Anode wird mit dem positiven, die Kathode mit dem negativen Pol verbunden. Es kommt zu keiner Erhitzung der Kathode durch den Entladestrom, zu keiner Zerstörung der Kathode und nach dem Gebrauch kann keine Änderung in der Form der Kathodenspitze entdeckt werden.

Die Röhre wirkt als Ventil und erlaubt keinem verkehrten Strom den Durchtritt. Die Milliamperezahl ist nicht berechenbar, solange nicht eine gewisse Spannung, die kritische Spannung, erreicht ist. Der Wert dieser kritischen Spannung hängt von der Charakteristik der Anode und Kathode ab, mit anderen Worten, von der Form und der

Größe der Kathodenspitze, der Größe der Vertiefung in der Anode und der geometrischen Lage von Anode zu Kathode. Die Lagerung der Teile kann so vorgenommen werden, daß die kritische Spannung erst bei 100 KV liegt. Dadurch kann die Entstehung der weicheren Strahlung, die von niedrigerer Spannung herrührt, völlig unterdrückt werden.

Sobald die Spannung ansteigt, wird ein wohldefinierter Stromwert für jede Spannung erhalten, indem mit steigender Spannung der Strom gleichmäßig ansteigt. In dieser Hinsicht gleicht die Röhre der Gasröhre, aber der definierte Stromwert, der für jede Spannung gilt, ist konstant für die betreffende Röhre zu allen Zeiten, und in dieser Hinsicht ist sie der Gasröhre weit überlegen. Je schärfer die Spitze der Kathode, um so schneller erfolgt der Anstieg des Stromes und um so größer ist der Wert des Stromes für dieselbe Spannung. Mit der Vermehrung der Spannung geht eine Vermehrung der Strahlenhärte Hand in Hand, und zwar bis zu einem gewissen Punkt. Jenseits dieses Punktes bringt eine geringe Vermehrung

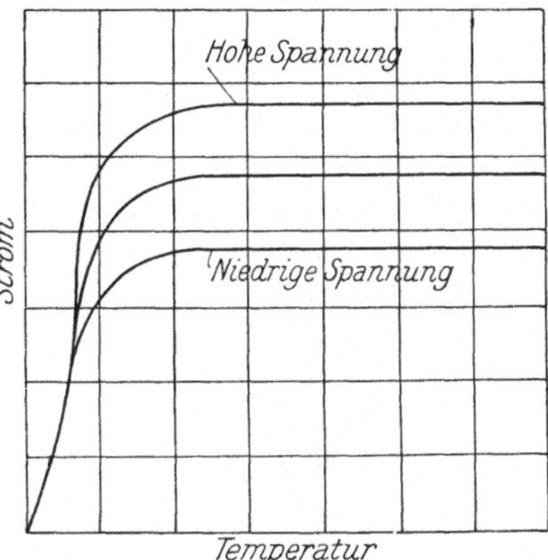

Abb. 34. Die Abbildung zeigt den restringierenden Einfluß der Raumladung auf den Strom durch eine Coolidgeröhre.

Die obige Abbildung zeigt den Raumladungseffekt der Coolidgeröhre. In der Gasröhre gibt es zwei Arten von Trägern, die positiven Atome und die negativen Elektronen. In der Coolidgeröhre erfolgt der Transport der Elektrizität lediglich durch die Elektronen. Die Elektronen, die von der Glühkathode zur Anode fliegen, führen zu einer Drosselung des Stromes, zum sogenannten Raumladungseffekt, der der elektrostatischen Abstoßung zuzuschreiben ist; das Resultat ist eine Begrenzung des Strombetrages, der die Röhre passieren kann. Die Kurve, die uns die Abhängigkeit des Stromes von der Temperatur zeigt, bleibt auf ihrem Maximum, wenn dieses einmal erreicht ist. Um den Strom weiter zu steigern, muß die Röhrenspannung noch erhöht werden, um die „verstopfenden Elektronen" schneller aus dem Wege zu räumen.

der Spannung einen bedeutenden Anstieg des Stromes mit sich, wobei die Strahlenhärte in einer nicht abzuschätzenden Weise steigt.

Das Glühventil

Die Konstruktion der Glühkathodenröhren beruht auf dem Prinzip der Emission von Elektronen aus der Oberfläche eines erhitzten Metalles, der sogenannten Thermionenemission. Eine Glühkathodenröhre stellt so lange einen Gleichrichter dar, als die Temperatur des Anodenspiegels derjenigen der Kathode nicht gleichkommt.

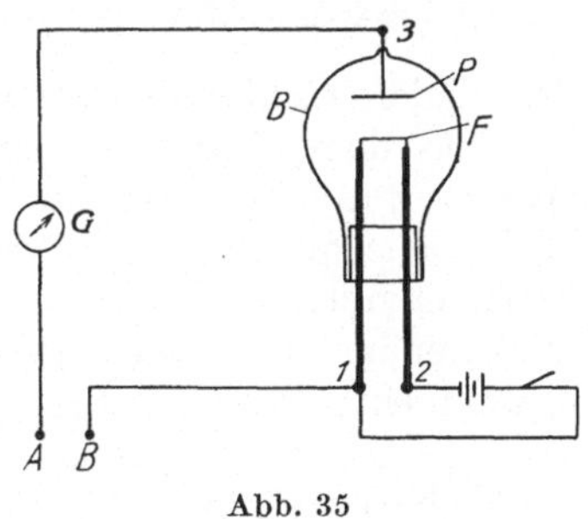

Abb. 35

In der Abb. 35 illustriert Robertson diese Ventilwirkung auf folgende treffliche Art:

B stellt einen hochevakuierten Glasballon dar, der mit zwei Elektroden ausgestattet ist. 3 ist verbunden mit der inneren Fläche des Metalles *P*; 1 und 2 mit den Enden eines Glühfadens *F* aus feinem Wolframdraht. 1 und 2 sind mit einer Akkumulatorenbatterie verbunden, die den Hilfsstrom zur Erzeugung der Weißglut des Glühfadens liefert. Ein zweiter Stromkreis ist gebildet durch Anschalten der Pole *A* und *B* eines 110 V-Gleichstromes; *G* stellt ein Galvanometer dar. Eine Ablenkung der Galvanometernadel indiziert demnach einen Strom, der von *A* über *G* zu 3, von hier zur Platte, durch die Röhre zum Glühfaden und über 1 nach *B* fließt. Wenn der Faden nicht geheizt wird, so wird kein Strom registriert. Glüht der Faden und ist gleichzeitig *B* negativ, so zeigt sich ein deutlicher Strom, während bei positivem *B* kein Strom fließt. Stromdurchgang findet also durch eine solche Röhre nur statt, wenn der Glühfaden erhitzt und negativ ist. In der geschilderten Röhre befreit also der erhitzte Faden Elektronen; wenn der Glühfaden negativ und die Platte positiv ist, so werden diese Elektronen durch das Vakuum fliegen, da negative Elektrizität von negativer abgestoßen, von positiver angezogen wird. Es kommt demnach zu einem Strom von Elektrizität, der in diesem Fall aus einer Strömung negativ geladener Elektronen besteht. Ist aber der Faden positiv, so können infolge der Anziehung von positiver und negativer Elektrizität die (negativen) Elektronen den Faden nicht verlassen und es kommt zu keinem Strom.

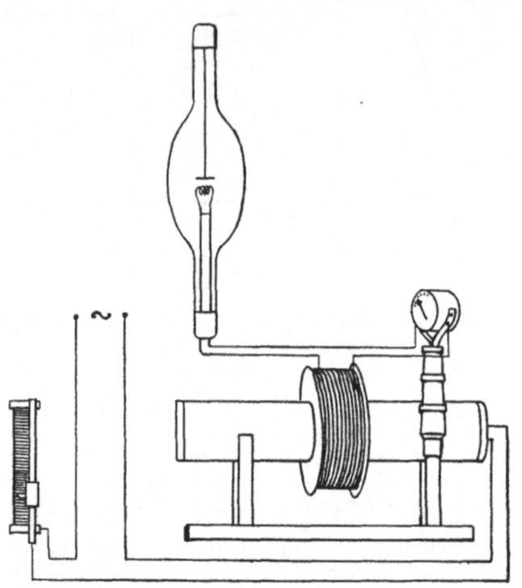

Abb. 36. Obige Abbildung zeigt die Verbindung eines Glühventiles mit einem an Wechselstrom anzuschließenden Heiztransformator. Die in der Abbildung sichtbare Dickdrahtwindung liefert bei 10 bis 15 V den Heizstrom von 6 bis 8 Ampere für das Glühventil. Der Heizstrom durchfließt das Amperemeter. Die reichbewickelte primäre Spule des Heiztransformators ist über den Regulierwiderstand, mit dem die Heizstromstärke variiert wird, an die Netzspannung angeschlossen (110 oder 220 V). Die beiden Wicklungen des Heiztransformators müssen auf Hochspannung voneinander isoliert sein, da das Glühventil im Hochspannungskreis liegt, wie die Abb. 36, 37, 38, 39 und 40 zeigen.

Aus dem Gesagten geht klar hervor, daß im Falle einer Wechselspannung (die zwischen den Punkten *A* und *B* herrscht) ein Strom von Elektronen die Röhre nur während einer Halbperiode durchsetzen kann, wenn nämlich der Faden negativ ist. Anders ausgedrückt, ein intermittierender, aber gleichgerichteter Strom fließt in dem Stromkreis, obwohl eine Wechselspannung angelegt ist. Es stellt also eine solche Röhre einen vorzüglichen Gleichrichter dar und sie findet denn auch reichliche praktische Anwendung. Eine solche Röhre ist ein Mittel, um den verkehrten Strom zu unterdrücken. Das Glühventil beruht auf diesem Prinzip und kann für die Gleichrichtung der Hochspannung verwendet werden. Das Prinzip, von dem die Funktion des Glühventils abhängt, ist

also die Tatsache, daß ein hoch evakuierter Raum, der zwei Metall-
elektroden enthält, von denen die eine der Glühfaden, die andere eine
kalte Anode ist, eine Leitfähigkeit nur in einer Richtung besitzt,
so daß ein Strom die
Röhre nur passieren kann,
wenn die Glühkathode
negativ ist.

Die Kathode ist ähn-
lich gebaut wie die in
einer Coolidgeröhre. Die
Anode ist eine breite
Hülse von Molybdän. Die
Heizspirale wird durch
den üblichen Heiztrans-
formator geheizt. Der
Strombetrag, der durch
eine solche Anordnung
gleichgerichtet werden
kann, wächst schnell mit
der Temperatur der er-
hitzten Elektrode, bleibt

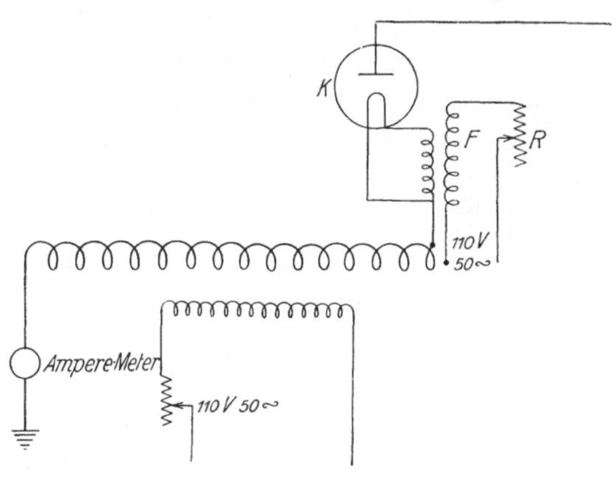

Abb. 37. Schaltschema der Verbindung eines einzelnen
Glühventiles mit einem Transformator. Das Glühventil ist
zwischen den Transformator und die Belastung geschaltet.
K Glühventil, *F* Heiztransformator, *R* Regulierwiderstand
für den Heiztransformator.

aber konstant, solange die Temperatur der letzteren konstant gehalten wird.

Für ein normales Funktionieren muß die Röhre durch einen Strom
von zirka 10 Ampere geheizt werden,
was durch eine isolierte Batterie
oder durch einen Transformator,
der bei 10 bis 12 V diesen Strom
liefert, geschieht. Da aber die Glüh-
fäden Verschiedenheiten aufweisen,
so wird der exakte Röhrenstrom,
mit dem die Spirale geheizt werden
soll, auf dem Glühventil immer
eigens vermerkt. Für einen Dauer-
betrieb ist der Transformator der
Batterie vorzuziehen. Die primäre
und sekundäre Spannung des Transformators müssen voneinander isoliert sein, da der Glühfaden gleichzeitig im Hochspannungskreis liegt.
(Abb. 37.) Der Strom des Glühfadens kann durch einen Widerstand
reguliert werden, der im Primärkreis des Heiztransformators liegt.
(Die primäre Seite dieses Transformators ist an die Netzspannung

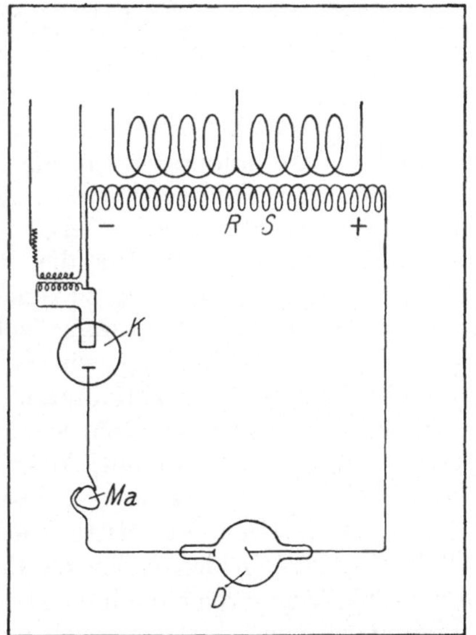

Abb. 38. Die Art der Verbindung eines Glühventiles im gewöhnlichen Röntgenstromkreis.

angeschlossen.) Eine Änderung im Heizstrom des Glühfadens führt zu einer
Änderung des Betrages an Röhrenstrom, der gleichgerichtet werden kann.

Unter normalen Bedingungen überschreitet der Spannungsverlust in einem Glühventil zwischen den beiden Elektroden bei einem Strom von 100 Milliampere den Betrag von 500 V nicht, soferne die Kathode die geeignete Temperatur hat, also nicht überheizt ist.

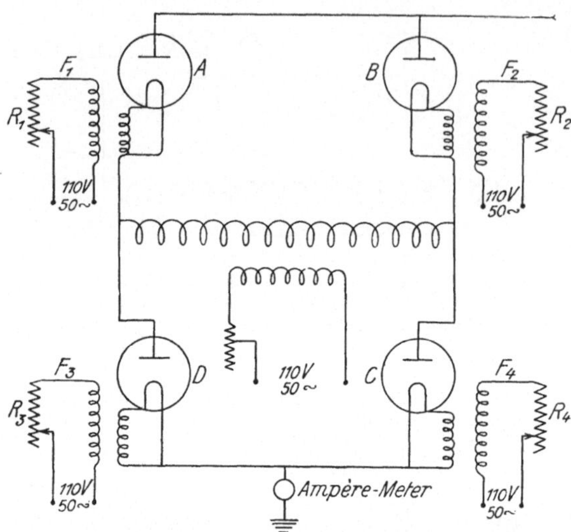

Abb. 39. Methode der Gleichrichtung beider Halbwellen durch die Glühventile A, B, C, D. F_1 und F_2 sind die Heiztransformatoren, für Hochspannung isoliert. F_3 und F_4 bedeuten die Heiztransformatoren, isoliert für Niederspannung. R_1, R_2, R_3, R_4 sind die Regulierwiderstände für den Heizstrom der Heiztransformatoren.

Das Glühventil kann in den Stromkreis in der Schaltweise der Abb. 38, 39, 40 gelegt werden. Wo nur eine Halbwelle des Wechselstromes gleichgerichtet werden soll, kann das Glühventil zwischen Transformator und Erde gelegt werden. In der Abb. 37 ist ein anderer Typus einer Schaltung zur Gleichrichtung einer Halbwelle dargestellt. Hier ist das Glühventil zwischen Transformator und Röntgenröhre geschaltet.

Sollen beide Halbwellen gleichgerichtet werden, so muß der Transformator wie in Abb. 39 geschaltet werden. Eine Halbwelle passiert die Glühventile A und C, die andere Halbwelle die Glühventile B und D. Da die Heizfäden der Glühventile A und B als Teile des Hochspannungssytems verbunden sind, so ergibt sich die Notwendigkeit, die Spulen des Heiztransformators für die volle Spannung des Hochspannungstransformators voneinander zu isolieren. Die Glühventile C und D müssen nur für die niedrige Spannung isoliert werden, da sie am Erdpotential liegen. Mit einer Schaltung, wie sie in Abb. 39 skizziert ist, ist es möglich, 200 Milliampere gleichgerichteten Stromes zu erhalten. Man kann die Glühventile parallel schalten, wenn noch größere Beträge gleichgerichtet werden sollen. Das Glühventil kann auch mit beiden Polen isoliert bleiben, wenn die Transformatoren selbst geerdet sind. Bei der Röntgenanlage, wo meistens die Mitte des Transformators geerdet ist, kann das Glühventil mit beiden isolierten Polen verwendet werden. Abb. 40 zeigt die Verbindung zweier Glühventile C^1 und C^2, die parallel zu einer Hochspannungsleitung führen; zwei Kondensatoren sind in Serienschaltung mit den anderen Polen der Glühventile verbunden.

Bei Verwendung von Glühventilen ist es wesentlich, sich gegen Kurzschlüsse auf der Belastungsseite zu sichern. Das Glühventil liefert dauernd Strom und der Spannungsabfall in ihm geht ähnlich vor sich wie derjenige über einen Widerstand, der in den Kreis geschaltet ist. Tritt nun z. B. ein Kurzschluß auf der sekundären Seite ein, so wird die gesamte Spannung vom Glühventil übernommen und als Wärme-energie der Anode zuge-führt. Letztere wird daher eine Temperatur errei-chen, bei der sie schmilzt oder verdampft und so das Ventil zugrundegeht.

Ein Stromunterbre-cher im primären Kreise des Haupttransformators, der für einen Wert, der etwas höher als der nor-male Strom liegt, ein-gestellt ist, liefert ge-nügend Sicherheit gegen eine solche Zufälligkeit. Ein Kontaktschalter mit einem Zeitrelais ist eine noch bessere Anordnung, da hiedurch der primäre Strom unterbrochen wird, wenn es irgendwie zu einem Kurzschluß kommt und dann der Zeitschalter den Stromkreis wieder automatisch schließt.

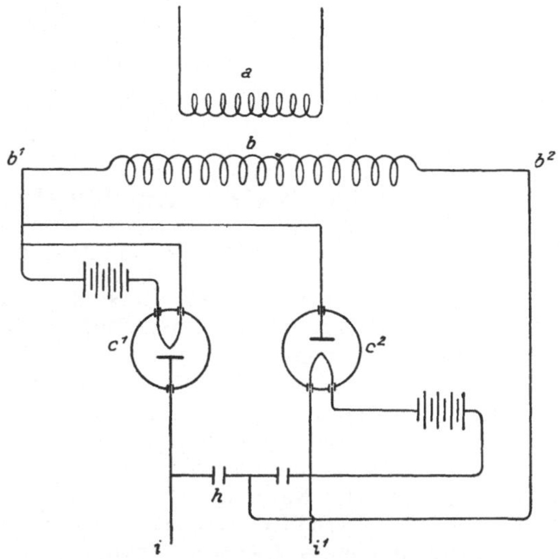

Wenn vier oder mehr Glühventile in der Art der Abb. 39 verbunden sind, so ist es auch ratsam, sich gegen das Abbrennen eines Glühfadens in irgendeinem Ventil zu schützen, indem ein Niederspannungsrelais in Serie mit allen Heiztransformatoren geschaltet ist, so daß der Kontakt-schalter geöffnet wird, wenn irgendwo der Glüh-fadenstrom unter einen bestimmten Wert sinkt. Zeigt ein Glühventil ein Glühen der Anode oder besonders starke Funken-bildung zwischen den Elektroden, so hat es einen Defekt. Bei Ver-wendung des Glühventils soll der Glühfaden zuerst geheizt werden und dann die Spannung in kleinen Schritten bis zum gewünschten Maximum gesteigert werden.

Abb. 40. Schema der Einschaltung von zwei parallel geschalteten Glühventilen in den Hochspannungskreis in Verbindung mit 2 Kondensatoren. Ein Pol der sekundären Wicklung des Transformators ist mit den entgegen-gesetzten Polen der beiden Glühventile verbunden und die beiden freien Elektronen der Glühventile sind mit den beiden in Serie geschalteten Kondensatoren verbunden. Der zweite Pol der sekundären Wicklung ist an einen Punkt zwischen den beiden Kondensatoren gehängt. So können die beiden Kondensatoren sukzessive auf eine Potentialdifferenz V gebracht werden, die gleich ist der maximalen Spannung am Transformator und auf diese Weise läßt sich der doppelte Betrag des maximalen Potentials erzielen.

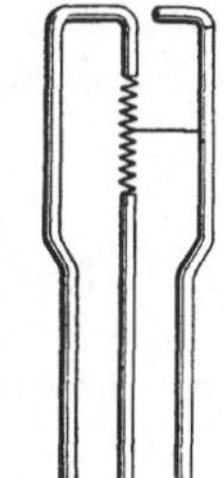

Abb. 41. Aussehen der Kathode eines Glühventils. Bei dieser Type ist ein ausgespannter Kathodenfaden in der Achse der Anode eingesetzt und kann verkehrten Spannungen von 150 KV Widerstand leisten. Bei dieser Type und Anordnung der Kathode kommt es nicht zu einem Riß oder einer Ver-drehung des Fadens.

Zweiter Teil

Achtes Kapitel

Die Natur der Röntgenstrahlen

Die Elektronentheorie

Die Forschungen, die zur Aufstellung der Elektronentheorie führten, hatten ihren Ursprung in Experimenten über die elektrische Entladung durch Gase unter niedrigem Druck in einem Entladungsrohr. Auf der Basis der Arbeiten von Crooke haben Perrin und nach ihm J. J. Thomson bewiesen, daß die Kathodenstrahlen negativ geladene Partikel seien, deren Geschwindigkeit eine Funktion der Potentialdifferenz an den Rohrenden ist. Das Verhältnis der Ladung eines solchen Partikels zu seiner Masse ist unabhängig von der Natur der Kathode, vom Gas oder seinem Druck in der Röhre. Dieses Verhältnis ist eine universelle Konstante. Keine kleinere Ladung als die eines Elektrons wurde je beobachtet und diese Tatsache hat zum Schlusse geführt, daß die Struktur der Elektrizität eine atomistische ist; die kleinste Ladungseinheit nennt man das Elektron. Die Masse eines Elektrons beträgt ca. $\dfrac{1}{1800}$ der des Wasserstoffatoms. Der Radius des Elektrons ist ca. $\dfrac{1}{50.000}$ von dem eines Atoms.

Freie Elektronen treten unter folgenden Bedingungen auf:

1. In Vakuumröhren, wo sie von den restlichen Gasionen unter der Kraft starker elektrischer Felder ausgelöst werden. Je höher die angelegte Spannung, umso schneller die Bewegung.

2. Wenn ponderable Materie von ultraviolettem Licht bestrahlt wird.

3. Wenn Metalle erhitzt werden (Richardson). Die Zahl der Elektronen wächst mit der Temperatur.

4. Aus kühlen Metallen in hohem Vakuum unter der Einwirkung intensiver elektrischer Felder (Lilienfeld).

5. Aus radioaktiven Substanzen.

Die Anordnung der Elektronen im Atom

Rutherford hat eine Theorie der Anordnung der Elektronen im Atom aufgestellt. Das Charakteristikum dieser Theorie ist die Annahme der Existenz eines positiv geladenen Kernes im Atom. Es umkreist dieser Anschauung zufolge eine Zahl von Elektronen in geschlossenen Bahnen den Kern; die Zahl dieser Elektronen reicht aus, die positive Kernladung zu neutralisieren. Die Dimensionen des Kernes werden als sehr klein angenommen im Vergleich zu den Dimensionen der Elektronenbahnen; fast die ganze Masse des Atoms ist als im Kern konzentriert anzusehen.

Den Berechnungen Rutherfords zufolge entspricht die positive Ladung des Kernes einer Elektronenzahl, die beiläufig die Hälfte des Atomgewichtes beträgt. Diese fällt ungefähr mit der Ordnungszahl des betreffenden Elementes im periodischen System zusammen und es erscheint daher natürlich, anzunehmen, daß die Elektronenzahl im Atom der Ordnungszahl genau gleich ist. Diese Hypothese, zuerst von van den Broek (1912) aufgestellt, eröffnet die Möglichkeit einer einfachen Erklärung des periodischen Systemes. Sie ist experimentell bestätigt an den Körpern von niedrigem Atomgewicht. In erster Linie erhellt aus der Rutherfordschen Theorie, daß die α-Teilchen mit den Kernen der Heliumatome identisch sind. Da nun die α-Teilchen eine doppelte positive Ladung haben, so folgt hieraus, daß ein neutrales Heliumatom zwei Elektronen enthält. Weitere rechnerische Resultate, aufgebaut auf Experimenten, wie die der diffusen Streuung der Röntgenstrahlen und die Abnahme der Geschwindigkeit von α-Teilchen bei Durchgang durch Materie, legen den Schluß nahe, daß ein Wasserstoffatom nur ein Elektron enthält, — eine Bekräftigung der Feststellung von J. J. Thomson, daß ein Wasserstoffatom nur eine positive Ladung hat, im Gegensatz zu allen anderen erforschten Elementen, die mehrfach geladen sind (Niels Bohr).

Photoelektronen

Eine Metallplatte, die durch elektrisches Bogenlicht oder Funkenlicht belichtet wird, emittiert negative Elektrizität, bekommt somit selbst eine kleine positive Ladung und die entsprechende positive Spannung.

Das Ausmaß der Emission hängt vom Druck und Natur des die Platte umgebenden Gases und von der Beschaffenheit der Plattenoberfläche (Glätte) ab. Dieser Effekt ist bekannt als der photoelektrische oder der Hallwachs-Effekt. Er rührt von der Emission von Elektronen geringer Geschwindigkeit her, die, ihrem Ursprung entsprechend, Photoelektronen genannt werden. Von den Elektronen der Kathodenstrahlen unterscheiden sie sich nur durch ihre geringere Geschwindigkeit.

Es gibt für jede Substanz eine bestimmte Wellenlänge des Lichtes, bei der die photoelektrische Emission einsetzt; längere Wellenlängen als diese kritische Wellenlänge wirken nicht. Diese maximale Wellenlänge ist größer, wenn das Metall mehr elektropositiv ist, kleiner, wenn mehr elektronegativ. So liegt für die alkalischen Metalle, die besonders elektropositiv sind, die kritische Wellenlänge, die noch Photoelektrizität hervorruft, im sichtbaren Spektrum; für andere Metalle liegen die kritischen Wellenlängen zwischen 4000×10^{-8} und 2500×10^{-8} cm. Für die Nichtmetalle sind noch kürzere Wellenlängen erforderlich, um den Effekt hervorzubringen; Sauerstoff z. B. emittiert nur Photoelektronen, wenn die einfallenden Strahlen eine Wellenlänge haben, nicht größer als 1350×10^{-8} cm. Der photoelektrische Effekt kann auch an Nichtmetallen gefunden werden, aber entsprechend ihrem mehr elektronegativen Charakter sind die maximalen Wellenlängen, bei denen der Effekt einsetzt, kleiner als im Falle von Metallen. Bei Kohlenstoff beginnt beispielsweise die Emission, wenn die Wellenlänge auf 2550×10^{-8} cm reduziert ist. Die Emission der Elektronen greift so tief in die Materie, als das erregende Licht dringt.

Die Intensität des erregenden Lichtes ist ohne Einfluß auf die Geschwindigkeit der erregten photoelektrischen Kathodenstrahlen, die Intensität hängt nur von der Elektronenzahl ab, die der Intensität genau proportional ist. Die Geschwindigkeit der erregten Elektronen ist in erster Linie von der Farbe des erregenden Lichtes abhängig. Ultraviolettes Licht ruft die schnellsten Photoelektronen hervor, rotes die langsamsten. Die

Röntgenstrahlen bewirken einen höheren Grad photoelektrischer Aktivität als das ultraviolette Licht. Im photoelektrischen Effekt haben wir die Transformation von Wellenstrahlung in Korpuskularstrahlung vor uns.

Die Röntgenstrahlen sind eine Art strahlender Energie. Die einzige physikalische Differenz zwischen Röntgenstrahlen und dem gewöhnlichen Licht ist die, daß Röntgenstrahlen elektromagnetische Schwingungen sind, deren Wellenlänge den 5000. Teil der Wellenlänge des gewöhnlichen Lichtes beträgt.

Zufolge der modernsten Theorie entsteht eine elektromagnetische Welle, wenn ein Kathodenstrahl eine Änderung seiner Geschwindigkeit erfährt. Die Frequenz der Welle ist proportional der vom Elektron übertragenen Bewegungsenergie. Wenn die gesamte Energie übertragen ist, wird die Frequenz hoch sein. Die Energie der Röntgenstrahlung wird unter geeigneten Bedingungen teilweise oder völlig an ein Atom oder ein Elektron übertragen, dem sie begegnet.

Durch Dispersion vermindert die Strahlung bei vergrößerter Distanz ihre Intensität, infolge der fortschreitenden Zerteilung der Bündel.

Von Planck und Einstein wurde angenommen, daß der Energieaustausch zwischen strahlender Energie und Materie nicht kontinuierlich stattfindet, sondern in bestimmten, kleinen Einheiten, „Bündeln", „Brocken", die als Quanten bekannt sind. Wenn ein Körper Strahlung irgend einer beliebigen Art verausgabt, so geschieht dies nicht kontinuierlich, sondern in diskreten Beträgen, deren jeder ein Energiequantum bildet. Und auch umgekehrt: wenn strahlende Energie durch irgend ein System aufgenommen wird, so muß dieses entweder mindestens ein Quant oder gar keines von der auftreffenden Strahlung absorbieren. Das System kann aber unter geeigneten Bedingungen zwei oder mehrere Quanten absorbieren. Diese Quanten können als Atome der Energie angesehen werden. Die Größe des Quants variiert kontinuierlich mit der Frequenz der Strahlung. Bezeichnen wir die Frequenz mit dem Buchstaben v, dann ist die Energie, die ein Quant beträgt, für diese Frequenz gegeben durch das Produkt $h\,v$, wobei h als Plancksche Universalkonstante bekannt ist. Diese Formulierung beinhaltet das Gesetz der strahlenden Energie. Die Konstante hat den Wert 6,57. 10^{-27} Erg.

Die Intensität der Strahlen ist nur maßgebend für die Zahl der Quanten, die in der Sekunde auf die Oberfläche fallen. Aber da die Energie des absorbierenden (affizierten) Elektrons gerade der Energie des auffallenden Quantums gleichkommt, ist die Schnelligkeit des ausgelösten Elektrons unabhängig von der Intensität der Strahlen. Diese Quanten oder Energiebündel pflanzen sich, der Quantentheorie zufolge, in scharf begrenzten geraden Linien längs einer begrenzten Bahn fort und nicht in der Ausbreitungsform von Kugelwellen. Das Ganze eines Quantums kann durch ein einzelnes Elektron absorbiert werden in jeder beliebigen Distanz von dem Punkt, von wo das Quant ausgestrahlt war. Da auch in einem sogenannten homogenen Strahlenbündel, wie es in der Praxis verwendet wird, Wellenlängen höchst ungleicher Frequenz auftreten, so haben die emittierten Elektronen verschiedene Geschwindigkeiten und auch verschiedene Distanzen bis zu einem bestimmten fixierten Punkt zu durchwandern.

Auf Grund der gewöhnlichen mechanischen und elektrodynamischen Theorien ist es schwer, die scharf ausgesprochenen Eigentümlichkeiten zu erklären, die den verschiedenen Elementen anhaften, ja sogar die Tatsache ihres permanenten Bestandes. Um mit dieser Theorie in Einklang zu bleiben, müßte man auf der einen Seite natürlich annehmen, daß die Partikeln des Atoms in einem Stadium des stabilen Gleichgewichtes nicht in Ruhe sein können, während auf der anderen Seite jede Bewegung (eines solchen Elektrons) Anlaß zu einer elektromagnetischen Strahlung geben müßte. Das Atom würde überhaupt nicht scharfe Spektrallinien emittieren, sondern würde eine kontinuierliche Strahlung abgeben, die so lange andauern würde, bis die gesamte Energie des Systems emittiert ist und alle Elektronen in den Kern gefallen sind: die Vernichtung der Atome. Das Studium der Spektren der einzelnen Elemente hat gezeigt, daß das Atom eine Art von Stabilität besitzt, die für das jeweilige Element charakteristisch ist.

Eine mögliche Erklärung dieser Schwierigkeiten hat sich in der Anwendung von Ideen gefunden, die der Quantentheorie angehören; in der Form, in der diese auf die Probleme der Atomstruktur angewendet wurde, beruht dieselbe auf zwei Postulaten, die in direkter Beziehung zu den erwähnten Schwierigkeiten stehen. Die beiden Postulate seien im folgenden genannt: der ersten Annahme zufolge gibt es bestimmte Zustände, in denen das Atom bestehen kann, ohne Strahlung zu emittieren, obwohl die Partikeln, wie man annehmen muß, gegen einander eine beschleunigte Bewegung haben. Ferner wird von diesen stationären Zuständen angenommen, daß sie eine charakteristische Art von Stabilität besitzen, so daß es unmöglich ist, Energie dem Atom zuzuführen, unmöglich, auch ihm solche zu nehmen, es sei denn durch einen Prozeß, der in einem Übergang des Atoms in einen anderen der erwähnten Zustände besteht. Dem zweiten Postulat zufolge, führt jede Strahlung des Atoms, die bei einem solchen Übergang statthat, zu einem Zug harmonischer Wellen. Die Frequenz dieser Wellen hängt nicht direkt von der Bewegung des Atoms ab, sondern ist durch eine Frequenzbeziehung bestimmt, derzufolge die Frequenz, multipliziert mit der Planckschen Strahlungskonstante, gleich ist der totalen Energie, die während des Prozesses emittiert wird. Für einen Übergang zwischen zwei stationären Zuständen, für die die Energiewerte des Atoms vor und nach der Strahlungsemission E' und E'' sind, haben wir daher die Beziehung $h\nu = E' - E''$, wobei h die Plancksche Konstante bedeutet und ν die Frequenz der emittierten Strahlung. Die Strahlung, die bei einem solchen Übergang emittiert wird, ist ähnlich einer solchen, wie sie durch einen vibrierenden Oszillator mit konstanter Frequenz nach der klassischen Theorie emittiert würde. Die Bewegungen innerhalb des Atoms können berechnet werden durch eine Formel, die Ausdrücke enthält, in denen die Plancksche Konstante h, die Frequenz der Strahlung ν, die Differenz zwischen den Energien der beiden stationären Zustände vorkommen. Ein äußeres Elektron rotiert also ohne die Emission oder Absorption von Energie, wenn es eine gleichförmige Bewegung auf seiner Bahn beschreibt, ein Bewegungszustand, der eine Gleichgewichtsbedingung darstellt, soweit man die Energieverhältnisse im Auge hat; aber ein Elektron kann seine Bahn wechseln und dann begleitet Emission oder Absorption von Energie diesen Übergang von einem Gleichgewichtszustand in einen anderen. Strahlung einer bestimmten Frequenz wird emittiert während des Sprunges von einer Bahn mit größerem zu einer solchen mit kleinerem Radius.

Bis zum heutigen Tage war es nicht möglich, eine befriedigende Erklärung, die auf Anwendung der Quantentheorie auf den Atomkern basieren würde, für die letzten Ursachen zu finden, die der Stabilität von bestimmten Anordnungen von Elektronen zugrunde liegen müssen.

Die Möglichkeit eines solchen Überganges, wie es die Bewegung eines Elektrons auf eine innere Bahn des Atoms darstellt, unter der Begleiterscheinung einer Strahlung, muß in erster Linie als eng verbunden mit dem Charakter der Wechselwirkung zwischen Elektronen der verschiedenen Gruppen angesehen werden. Genau so wie ein neues Elektron nicht unter der Aussendung von Strahlung in einer Gruppe aufgenommen werden kann, die vorher ausgefüllt war, genau so wird es auch nicht für ein neues Elektron möglich sein, zu einer solchen Gruppe hinzuzukommen, wenn der Zustand des Atoms durch Absorption von· Strahlung geändert wird. Das bedeutet, daß ein Elektron, das zu einer der inneren Gruppen des Atoms gehört, infolge des Absorptionsprozesses (abgesehen von dem Fall, wo es das Atom völlig verläßt) nur übergehen kann entweder zu einer unausgefüllten Gruppe oder zu einer Bahn, wo das Elektron während des größten Teiles seines Umlaufes sich in einer Distanz vom Kern bewegt, die groß ist im Vergleich zur Distanz der anderen Elektronen (B o h r).

Röntgenstrahlen entstehen beim Auftreten der Kathodenstrahlen an der Anode des Vakuumrohres.

Wenn Kathodenstrahlen auf die Anode der Röhre auftreffen, so geben sie Anlaß zu zwei Typen von Strahlung; der eine Typus wird als Impulsstrahlen bezeichnet; er stellt ein heterogenes Spektrum von Röntgenstrahlen dar und entsteht durch Abbremsung der Kathodenstrahlen; das andere Spektrum wird emittiert durch die Erregung der charakteristischen Atomschwingungen, — ein Anteil, der als Eigenstrahlung oder als charakteristische Strahlung des Metalls bezeichnet wird; er ist homogen.

Wenn Röntgenstrahlen auf Materie auffallen, so geben sie ihrerseits Anlaß zu dreierlei Arten sekundärer Strahlungen: a) Zur sekundären charakteristischen oder Fluoreszenzstrahlung, die einzig und allein derjenigen Substanz eigen ist, in der sie erregt wird; b) zur sekundären β-Strahlung, welche eine Korpuskularstrahlung ist, leicht absorbierbar in wenigen Millimetern Gewebe. Es ist wahrscheinlich, daß der biologische Effekt sowohl der Radium- wie der Röntgenstrahlen letzten Endes einer solchen korpuskularen, sekundären β-Strahlung zuzuschreiben ist. Die Schnelligkeit der sekundären Elektronen der Korpuskularstrahlung ist identisch mit derjenigen der primären Elektronen, die die Röntgenstrahlen hervorgerufen haben, unabhängig von der Intensität der Röntgenstrahlen, dem Abstand des Brennfleckes oder der Natur der Materie, in der die Streuung und die Erzeugung von sekundären Elektronen Platz greift. Auf diese Weise wird die Energie durch die Röntgenstrahlen von einem Elektron auf das andere übertragen. wobei die Aufnahme der Strahlungsquanten, die den Raum durcheilen, ohne Änderung der Form oder des Inhaltes erfolgt. c) Zur wichtigsten Art der sekundären Strahlen vom Standpunkt der Tiefendosierung, zur sogenannten Streustrahlung; sie besitzt dieselbe Wellenlänge und die anderen physikalischen Eigenschaften wie die primäre, erregende Strahlung. Neuere Forschungen von C o m p t e n haben allerdings gezeigt, daß die Behauptung von der Gleichheit der Frequenz der Streustrahlung mit der primären Strahlung eine Einschränkung dahin erfährt, daß in Abhängigkeit vom Winkel (des gestreuten Strahles mit dem primären) eine geringe Erweichung der Strahlung eintritt. Quantentheoretisch wäre dieses Phänomen dahin zu erklären, daß das eingestrahlte Quantum seine Energie zu einem Teile einbüßt (dadurch tritt eben Vergrößerung der Wellenlänge ein), indem die losen Elektronen der Atomperipherie einen Rückstoß erleiden (Rückstoßelektronen).

Da eine Analogie zur Zerstreuung der Lichtstrahlen in halbdurchsichtigen Medien (Milch) besteht, so ist es klar, daß mit zunehmend größerem Einfallsfeld die Wirkung der Streustrahlung zunimmt.

Die Strahlen, die von radioaktiven Substanzen ausgehen, sind von dreierlei Art und werden mit den Symbolen α, β und γ bezeichnet. Alle drei Typen besitzen mit den Röntgenstrahlen die gemeinsamen Eigenschaften, daß sie ein Gas in einen Leiter verwandeln, auf die photographische Platte wirken und Luminiszenzerscheinungen auf einem Leuchtschirm hervorrufen. In anderer Hinsicht aber unterscheiden sie sich sehr wesentlich in ihren Eigentümlichkeiten.

Die α-Strahlen sind positiv geladen und bestehen aus Heliumatomen, welche zwei Elektronen verloren haben, woher denn ihre positive Ladung stammt. Sie werden sehr leicht in der Materie absorbiert, sind durch $1/10$ mm Aluminium oder einige Zentimeter Luft vollständig aufgehalten. Sie rufen eine sehr intensive Ionisierung hervor. Ihre Geschwindigkeit hängt ab von der Substanz, von der sie ausgeschleudert sind.

Die β-Strahlen tragen eine negative Ladung. Sie können eine viel größere Schicht von Materie durchdringen als die α-Strahlen. Dennoch ist die Ionisation, die sie hervorbringen, sehr klein im Vergleich zu der der α-Strahlen. Sie sind praktisch identisch mit den Kathodenstrahlen, bestehen also aus Elektronen, tragen daher auch die Ladung der Elektronen und unterscheiden sich von den Kathodenstrahlen nur in der Geschwindigkeit. Während es schwierig ist, Kathodenstrahlen zu erhalten, die eine größere Geschwindigkeit besitzen als $1/10$ der Lichtgeschwindigkeit, haben die β-Strahlen des Radiums noch wesentlich größere Geschwindigkeiten.

Die γ-Strahlen sind besonders durchdringend. Ihre Energie wird durch die Gasmenge überhaupt nicht wesentlich geschwächt. Ihre Absorption ist äußerst gering, ihre Ionisierungskraft klein. Sie bestehen, wie die Röntgenstrahlen, in kurzen Wellenlängen des Äthers, nur daß ihre Wellenlängen noch kürzer sind als die der Röntgenstrahlen.

Die Röntgenstrahlen bestehen aus Wellen, die durch den Raum eilen. Der Abstand vom Gipfel einer Welle bis zum nächstfolgenden Gipfel oder auch der entsprechende Abstand zwischen zwei sonstigen homologen Punkten wird Wellenlänge genannt und mit dem griechischen Buchstaben λ bezeichnet. Die Maßeinheit der Wellenlänge ist die Ångström-Einheit; sie beträgt ein Hundertmillionstel eines Zentimeters; $1\,AE = 10^{-8}$ cm. Siegbahn hat eine neue Einheit vorgeschlagen, nämlich 1×10^{-11} cm. Die Wellenlänge der Röntgenstrahlen wird dann in x Einheiten angegeben; z. B. liegt die Kd-Linie des Kalziums bei $\lambda = 3351.86$ x Einheiten. In diesem Werk wird die Ångström-Einheit benützt. Wenn für alle Wellen eines speziellen Bündels die Wellenlänge die gleiche ist, dann sprechen wir von einer homogenen oder monochromatischen Strahlung, während im Falle verschiedener Wellenlängen die Strahlung heterogen genannt wird.

Tabelle 8. Die Strahlungen, angeordnet nach der Länge der Wellen

Strahlung	Wellenlänge		
Hertzsche Strahlen	1,000.000 cm	zu	0,2
Sichtbare Strahlen.............................	7.200 AE	zu	4,000
Ultraviolette Strahlen	4.000		200
Röntgenstrahlen	500		0,06
γ-Strahlen	1,4		0,01

Eine Wellenlänge ist die Distanz zwischen aufeinanderfolgenden Partikeln, deren Elongation und Geschwindigkeit im Verhältnis zu ihrer Ruhelage dieselbe ist oder, um den technischen Ausdruck zu gebrauchen, zwischen zwei Partikeln, die sich in derselben Phase befinden. Im Falle von Wasserwellen ist eine Wellenlänge der Abstand von Gipfel zu Gipfel oder von Tal zu Tal. An jedem einzelnen Punkt kehrt jedes Teilchen in gleichmäßigen Zeitabständen in dieselbe Stellung zurück. Dieses Zeitintervall wird die Periode genannt; gibt man die Frequenz an, so ist diese die Zahl vollständiger Hin- und Herschwingungen pro Sekunde. Die Wellenlänge ist gerade die Distanz, welche von der periodischen Störung durcheilt wird während der Zeit eines vollen Hin- und Herganges eines Partikels. Man denke auch an die Ätherschwingungen, die man vor Augen hat, wenn man, der modernen Auffassung entsprechend, das Licht als elektromagnetische Wellen ansieht.

Es ist für den Leser, der etwas tiefer eindringen will, von großer Wichtigkeit, sich die Beziehungen zwischen λ (Wellenlänge), ν (Frequenz) und Periodendauer vor Augen zu halten; es bestehen hiefür drei Gleichungen:

$$1.\ \lambda = c \cdot t \qquad 2.\ \lambda = \frac{c}{\nu} \qquad 3.\ \nu\lambda = c$$

In allen drei Gleichungen ist c identisch mit der Lichtgeschwindigkeit und beträgt $3,10^{10}$ cm/sek.

Weißes Licht ist zusammengesetzt aus Wellen ganz verschiedener Längen, die durch ein Prisma getrennt und so in ein kontinuierliches Spektrum zerlegt werden können, wobei jede Farbe einer bestimmten Wellenlänge entspricht. Es kann aber auch ein Licht erregt werden, dessen Komponenten nur eine sehr schmale Skala von Wellenlängen umfassen. Ein solcher Typus eines diskontinuierlichen Spektrums wird unter günstigen Bedingungen durch Dämpfe oder Gase emittiert. Wenn ein Körper erhitzt wird und Verdampfung eintritt, dann kann die Überlagerung der Spektren beider Typen, des kontinuierlichen und des diskontinuierlichen, erhalten werden. Auf diese Weise wird ein leuchtender Hintergrund gewonnen, auf dem sich bestimmte Spektrallinien abheben.

Wenn das Licht von einer weißglühenden Lampe durch ein Prisma in Verbindung mit einem geeigneten optischen System tritt, so erhält man ein Spektrum, das sich von tiefem Rot über Gelb, Grün und Blau bis zum äußersten Violett erstreckt. Mit Hilfe eines Beugungsgitters wird es möglich, festzustellen, daß die Wellenlänge von extremem Rot von der Größenordnung 0,00007 cm ist, und von dem extremen Violett 0,00004 cm ist. Das Charakteristische eines solchen Spektrums hängt nicht von der Natur des Körpers ab, der das Licht aussendet. Ein Kohlenfaden gibt bei einer gegebenen Temperatur fast dasselbe kontinuierliche Spektrum, wie ein Wolframfaden bei derselben Temperatur. Solche Spektren sind im allgemeinen den glühenden festen Körpern gemeinsam. Wenn aber, im Gegensatz hiezu, das

Licht einer Quecksilberlampe durch ein ähnliches optisches System tritt, dann wird es zu einem Linienspektrum, welches z. B. aus zwei sehr benachbarten gelben Linien, einer sehr hellen grünen Linie, einer feinen grünen Linie, einer hellen blauen Linie und zwei benachbarten violetten Linien besteht: das charakteristische Spektrum des Quecksilbers. Ein vollständig verschiedenes Spektrum, das ersichtlicherweise keine irgendwie geartete Beziehung zum Quecksilberspektrum zeigt, würde erhalten werden, wenn das Licht eines Kadmiumlichtbogens in sein Spektrum zerlegt wird. Jedes Element hat sein eigenes charakteristisches Linienspektrum und im allgemeinen scheint keine Beziehung zwischen dem Linienspektrum der einen Substanz und dem einer anderen zu bestehen.

Ein Bündel von Röntgenstrahlen besteht aus Strahlen von sehr verschiedenen Wellenlängen. Dieses Bündel kann mit Hilfe eines Kristalls in seine verschiedenen Wellenlängen zerlegt werden, mit anderen Worten, in ein kontinuierliches Spektrum. Die Energie des Bündels verteilt sich auf die verschiedensten Wellenlängen des kontinuierlichen Spektrums, von der kürzesten bis zur längsten Wellenlänge. Das Spektrum der Röntgenstrahlen besteht also immer aus einem kontinuierlichen weißen Spektrum, das gegen die kürzeste Wellenlänge hin begrenzt ist (diese Grenze läßt sich ausdehnen durch Steigerung der Spannung) und aus einem überlagerten Spektrum, das aus diskontinuierlichen Spektrallinien besteht, welche charakteristisch sind für das jeweilige Metall, aus dem der Spiegel der Antikathode besteht. Ein anderes Metall weist Linien von anderer Wellenlänge auf. Die Wellenlängen dieses diskontinuierlichen Spektrums — Spektrallinien (Linienspektrum oder charakteristisches Spektrum) — sind unabhängig von der Spannung, soferne nur die Spannung hoch genug ist, die charakteristische Eigenstrahlung überhaupt zu erregen (s. Tabelle 9, Seite 70). Es unterscheidet sich also das charakteristische Spektrum einer Wolfram-Antikathode von einem solchen einer Platin-Antikathode oder einer Antikathode aus anderem Metall bloß hinsichtlich der Wellenlänge.

Das Studium eines Spektrogrammes zeigt, daß es aus einem Band (dem Bremsspektrum) und Linien besteht. Das Band zeigt einen plötzlichen Wechsel der Intensität an einer Kante und geht im übrigen allmählich in den Hintergrund über; diese Kante auf der photographischen Platte rührt von den Elementen der empfindlichen Schicht her. Wenn die Absorption einem Material zuzuschreiben ist, das in den Strahlengang des Bündels gestellt wird, so ensteht eine Kante, jenseits derer die Schwärzungsintensität geringer ist.

Im Spektrum des optischen Lichtes kann man sowohl die Linien der Emission wie der Absorption beobachten, aber in den Röntgenspektren treten diese Linien nur als Emissionslinien auf. In den Röntgenspektren begegnen wir den Absorptionslinien nur als sekundären Phänomenen in den „Absorptionsbandkanten".

Die erwähnten Linien kann man in Gruppen von zusammengehörigen Linien aufteilen. Jede Serie umfaßt eine Anzahl von Linien und wird bezeichnet durch die Buchstaben K, L oder M. Für die Tiefentherapie hat nur eine Gruppe von Linien Interesse, und zwar die der

K-Linien (es sind die härtesten). Jedes Element emittiert wenigstens vier Linien in seiner K-Serie, die gewöhnlich mit dem Buchstaben α_2, α_1, β und γ bezeichnet werden, obwohl einige Autoren andere Bezeich-

Tabelle 9. Kritische und optimale Spannungen für die Erregung der charakteristischen K-Strahlung in einigen Elementen (Volt)

	Spannungen	
	optimale	kritische
Wasserstoff	3	—
Kohlenstoff	410	290
Aluminium	1,200	1,500
Chrom	7,320	6,000
Eisen	9,600	7,100
Nickel	10,750	8,300
Kupfer	11,080	8,900
Zink	11,280	9,500
Selen	15,400	12,500
Molybdän	24,000	19,200
Rhodium	29,900	23,300
Palladium	30,000	24,000
Silber	33,000	25,750
Zinn	40,000	29,000
Wolfram	95,000	70,000
Platin	108,000	78,000
Blei	120,000	90,000
Uran	160,000	115,000

nungsweisen anwenden. Z. B. bezeichnet Siegbahn diese gleichen Linien bzw. mit den Buchstaben α_2, α_1, β_2 und β_1. Entsprechend der früheren Bemerkung werden die Linien nach abnehmenden Wellenlängen angegeben. Nur mit einem sehr feinen Apparat gelingt es, die α_2- und α_1-Linien zu trennen und meist erscheint auch die γ-Linie nicht, so daß, wie in Abb. 42, nur zwei Linien auftreten. Außer den K-Linien existiert auch eine Serie von L-Linien (drei Gruppen von verschiedenen Linien) und eine Serie von M-Linien. Die K-Strahlung ist mehr als 300 mal durchdringender als die M-Strahlung.

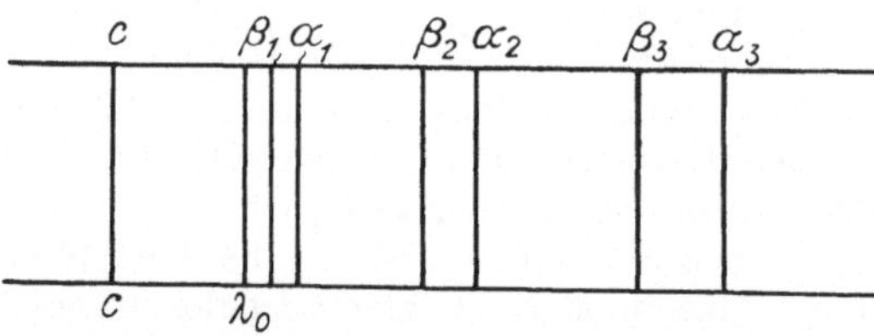

Abb. 42. Skizze eines Wolframspektrums
C ist die direkte, nicht abgelenkte Strahlung. λ_0 ist die kürzeste Wellenlänge. α_1 und β_1 sind die beiden Linien der K-Serie des Wolframs, die als $K\alpha_1$ und $K\beta_1$ und als α_2 und β_2 für das Spektrum der zweiten Ordnung bekannt sind. Die Kristallflächen, welche wie ein Beugungsgitter wirken infolge der Abstände zwischen den Atomen, spielen die Rolle der Spalten. α_3 und β_3 sind die spektralen Linien der 3. Ordnung. Nach der 3. Ordnung werden die Intensitäten so schwach, daß sie auf der Platte nicht mehr erscheinen.

Die L-Strahlung und M-Strahlung ist nicht von praktischem Interesse, da beide durch das gewöhnliche Glas der Röhre und das Filter absorbiert werden. Es scheint, daß die Spektren aller Elemente die gleiche Anzahl von Linien aufweisen. Die einzige Differenz von einem Element zum andern besteht darin, daß mit steigender Atomnummer des Elementes die Wellenlänge seiner charakteristischen Linien kürzer wird.

Am kurzwelligen Ende bricht das Spektrum plötzlich ab. Die kürzeste Wellenlänge, die auch Grenzwellenlänge genannt wird, läßt auf den Scheitelwert der Röhrenspannung schließen. Wir werden hierauf zurückkommen und zu zeigen haben, inwiefern die Kenntnis der Grenzwellenlängen die Kenntnis der Röhrenspannung nach sich zieht; die Bestimmung der kürzesten Wellenlänge ist eine Spannungsbestimmung.

Das Spektrum wird nicht beeinflußt, weder durch chemische noch durch physikalische Veränderungen. So enthält beispielsweise das Spektrum des Messings einfach die Linien von Kupfer und Zink.

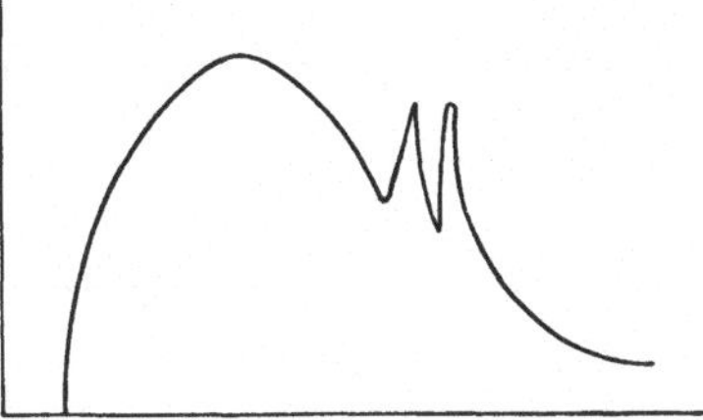

Abb. 43. Die obige Kurve zeigt die Verteilung der Intensitäten auf die verschiedenen Wellenlängen. Die Wellenlängen sind als Abszissen aufgetragen, die Intensitäten als Ordinaten. Das kurzwellige Ende des Spektrums liegt auf der linken Seite. Über die kontinuierliche Kurve ist das sogenannte Linienspektrum des Antikathodenmateriales überlagert. Man beachte die Lage der beiden charakteristischen Spitzenwerte, die gegen das langwellige Ende zu liegen und ihre Intensität, die der des Maximums nahe kommt. Wo immer das kurzwellige Ende der kontinuierlichen Kurve liegen mag, ihre Form und die Lage der charakteristischen Linien bleibt beim selben Antikathodenmaterial stets dieselbe.

Es besteht eine einfache Beziehung zwischen der Frequenz der Strahlung und der Atomnummer des Elementes, das die betreffende Strahlung aussendet. Die Atomnummer des Elementes ist seine Nummer in der Serie der Elemente, die mit wenigen Ausnahmen nach steigenden Atomgewichten angeordnet sind. Unter Atomnummer versteht man die Anzahl der Elektronen im Atom, die gleich ist der Zahl des ebenso vielfach geladenen Kernes im Atom (Kernladungszahl). Das charakteristische Spektrum eines Elementes ist dann bestimmt durch seine Atomnummer.

Wenn die Spannung, die notwendig ist, um eine Reihe von charakteristischen Linien eines Elementes zu produzieren, bekannt ist, dann kann mit Hilfe des Gesetzes von Moseley die Spannung leicht gefunden werden, die nötig ist, die Linien eines anderen Elementes zu erregen[1]). Dieses gibt die Relation an zwischen den Atomnummern und der Frequenz der K-Strahlungen. Die Wellenlänge der Strahlung ist umgekehrt proportional, die Frequenz daher proportional $(N - a)^2$, wobei N die Atomnummer bedeutet und a eine Konstante ist.

---

[1]) Für jede charakteristische Strahlung gibt es eine kritische Geschwindigkeit der Kathodenstrahlung. Diese ist proportional der Atomnummer der Antikathode. Die Potentialdifferenz E und die Geschwindigkeit der Kathodenstrahlung v sind miteinander durch folgende Gleichung verbunden. $^1/_2 \, m \, v^2 = E \cdot e$, wobei e die Ladung bedeutet, m die Masse der Kathodenstrahlen.

Durch geeignete Meßanordnungen, bei denen der Kristall in verschiedene Winkelstellungen gebracht werden kann (und die Ionisationskammer in entsprechende Winkel), kann der Ionisationsstrom in jeder Winkelstellung gemessen werden und auf diese Weise die Daten erhalten werden, aus denen sich die Kurven der Röntgenspektrogramme ergeben. Da alle Strahlen den Kristall passieren, bevor sie die Ionisationskammer erreichen, so muß die Absorption durch den Kristall hinzugefügt werden zur Filterung der Strahlen, angegeben in Äquivalenz zu Aluminium.

Tabelle 10

Atom-nummern	Elemente	Die emittierten Wellenlängen der K-Serien in AE			L-Serien in AE		
		α_1	β_1	γ	α_1	β_1	γ_1
6	Kohlenstoff	43,6			375		
8	Sauerstoff	23,8			248		
11	Natrium	11,8836	11,591				
12	Magnesium	9,8675	9,5345				
13	Aluminium	8,3194	8,253				
14	Silizium	7,10917	6,73933				
20	Kalzium	3,35186	3,08297	3,0674			
24	Chrom	2,28517	2,08144	2,069			
25	Mangan	2,093	1,902	1,892			
26	Eisen	1,93239	1,75397	1,736			
27	Kobalt	1,78524	1,61715	1,606			
28	Nickel	1,65467	1,49669	1,48403			
29[1])	Kupfer	1,53736	1,38887	1,382			
30	Zink	1,433	1,294	1,281	12,346		
33	Arsen	1,170	1,052	1,038	9,701	9,449	
37	Rubidium	0,922	0,825	0,813	7,335	7,091	
43	Molybdän	0,70783	0,6311	0,6197	5,403	5,175	
46	Palladium	0,586	0,521		4,358	4,137	3,716
47	Silber	0,562	0,501	0,491	4,145	3,926	3,514
50	Zinn	0,487	0,432		3,591	3,377	2,994
51	Antimon	0,468	0,416	0,408	3,431	3,218	2,845
74[2])	Wolfram	0,2086	0,1842	0,17901	1,473	1,279	1,095
78[3])	Platin..........	0,1850	0,1634	0,1574	1,313	1,120	0,958
79	Gold				1,271	1,080	0,922
82[4])	Blei	0,169			1,175	0,983	0,842
92	Uran	0,154	0,154		0,911	0,720	0,615

Vier Arten von Wellenlängen (und Frequenzen) sind mit jeder Serie von charakteristischen Strahlen verbunden:

---

[1]) Die K-Strahlung des Kupfers hat eine Wellenlänge, die so weich ist, daß sie durch 1 mm Aluminium vollständig unterdrückt wird, während die K-Strahlung des Aluminiums sogar so weich ist, daß sie in wenigen Zentimetern Luft zur Absorption gelangt. Daher der Gebrauch des Aluminiums, um die sekundäre Kupferstrahlung zu unterdrücken (das Aluminium muß gegen den Patienten gekehrt sein).

a) die kritischen Wellenlängen der Ionisation,

b) die kritischen Wellenlängen der Absorption,

c) die Wellenlängen der Emissionslinien der Serien,

d) die Grenzwellenlängen, die in die Einsteinsche Gleichung eingehen, geben die Spannung an, die notwendig ist, um die Serien der Strahlung hervorzurufen. Diese Grenzwellenlängen fallen mit den entsprechenden Wellenlängen der kritischen Absorption zusammen.

Die sekundäre charakteristische Strahlung einer bestimmten Wellenlänge wird nur durch eine kürzere Wellenlänge ausgelöst. So werden beispielsweise die charakteristischen Strahlungen des Wolframs nur angeregt, wenn das Wolfram von einer Strahlung, deren Wellenlänge kleiner als 0,178 ist, getroffen wird. Die charakteristische Zinkstrahlung entsteht nur, wenn eine Strahlung, kürzer als 1,445, auf das Zink auftrifft.

---

[2]) Die Wellenlängen der charakteristischen K-Strahlungen des Wolframs werden bei der Auswertung des Spektrums verwendet. Ihre Werte sind die folgenden:

	Siegbahn	Duane
α_2 =	0,2135 AE	0,2134
α_1 =	0,2089 AE	0,2086
β_1 =	0,1844 AE	0,1842
γ =	0,1794 AE	0,1790

Die charakteristische Strahlung des Urans ist härter als die des Wolframs.

$$\alpha_1 = 0,15 \text{ AE}$$
$$\beta_1 = 0,10 \text{ AE}$$

Daher tendiert die charakteristische Strahlung des Wolframs dahin, die langwelligen Komponenten der Strahlung zu verstärken, während die Strahlung des Urans dahin führt, die Intensitäten auf der kurzwelligen Seite des Spektrums zu stärken. Es wurde die Meinung ausgesprochen, daß durch Ersatz des Wolframs durch Uran es möglich werden könnte, das charakteristische Spektrum gegen das kurzwellige Ende zu auszudehnen, denn die K-Strahlung des Urans hat Wellenlängen von 0,072 AE, die sehr nahe den Längen der γ-Strahlen des Radiums liegen und durch eine kritische Spannung von 115 KV erregt werden.

[3]) Die Werte der K-Strahlung des Platins sind die folgenden:

	Ledoux Lebard und Dauvillier	Zeeman und Lilienfeld	de Broglie
α_2 =	0,186	0,197	0,1898
α_1 =	0,180	0,185	0,1850
β_2 =	0,158	0,164	0,1634
β_1 =	0,154	0,159	0,1574

[4]) Sowohl die sekundäre K-Strahlung als auch die L-Strahlung des Bleies genügen, um biologische Veränderungen in der Haut hervorzurufen, wenn das Blei für Zwecke des Strahlenschutzes verwendet wird.

Tabelle 11[1]). Die Tabelle zeigt die Anordnung der Wellenlängen im Röntgenspektrum (Dessauer)

Wellenlängenskala (links): 10^{-8} cm — Werte: 10, 9, 8, 7, 6, 5, 4, 3, 2, 1,8, 1,6, 1,4, 1,2, 1, 9, 8, 7, 6, 5, 4, 3, 2, 1,8, 1,6, 1,4, 1,2, 1, 0,9, 0,8, 0,7, 0,6, 0,5, 0,4, 0,3; 10^{-9} cm.

Strahlung	Charakterisierung
Charakteristische K-Strahlung des Magnesiums	
Charakteristische K-Strahlung des Aluminiums ($\mu\,\mathrm{Al} = 1400$)	wird von sehr dünner Luftschichte absorbiert
Charakteristische K-Strahlung des Schwefels	
Charakteristische L-Strahlung des Silbers	
Charakteristische L-Strahlung des Zinns	
Charakteristische L-Strahlung des Bariums	
Charakteristische K-Strahlung des Eisens ($\mu\,\mathrm{Al} = 239$) Halbwertschicht zirka $^1/_{30}$ mm Al	
Charakteristische K-Strahlung des Nickels	
Charakteristische K-Strahlung des Kupfers, charakteristische L-Strahlung des Wolframs und Tantals	
Charakteristische K-Strahlung des Zinks ($\mu\,\mathrm{Al} = 106$) Halbwertschicht zirka $^1/_{15}$ mm Al	
Charakteristische L-Strahlung des Platins	
Weiche L-Strahlung des Bleies ($\mu\,\mathrm{Al} = 54$) Halbwertschicht zirka 0,13 Al	
Weiche Komponenten der Strahlung des Radiums B ($\mu\,\mathrm{Al} \infty 21,6$)	
Weiche Strahlung der Röntgenröhre	weiche Strahlung
Charakteristische K-Strahlung des Silbers ($\mu\,\mathrm{Al} = 6,75$) Halbwertschicht 1 mm Al	mittelweiche Strahlung / mittelharte Strahlung
Diagnostische / Therapeutische } Strahlung	harte Strahlung
Charakteristische K-Strahlung des Wolframs	
sehr harte Strahlung (Tiefentherapie)	
Harte Strahlung des Radiums C (wirksamste Strahlenkomponenten der Radiumpräparate)	
Härteste Strahlung	

Neuntes Kapitel

Die Messung der Qualität

Die Durchdringungskraft oder die Härte der Röntgenstrahlen hängt ab: 1. von der Geschwindigkeit der auftretenden Kathodenstrahlen, 2. von der Natur der Antikathode der Röhre (nur hinsichtlich des Einflusses der charakteristischen Linienspektren auf die spektrale Verteilung. Die Durchdringungskraft der Gesamtstrahlung ist die gleiche für alle Antikathodenmaterialien). Mit einem bestimmten Metall als Antikathode hängt die Durchdringungskraft der Röntgenstrahlen daher ab von der angelegten Röhrenspannung.

Die Qualität der Röntgenstrahlen kann gemessen werden: 1. durch Messung der Höchstspannung an der Röhre, da ja die Schnelligkeit der Kathodenstrahlen bestimmt ist durch die Potentialdifferenz zwischen den Elektroden der Röhre, 2. durch Messung der Wellenlänge der Röntgenstrahlen, 3. durch Messung der Durchdringungskraft der Strahlen.

Man pflegt die Durchdringungskraft eines Röntgenstrahlenbündels durch einen Koeffizienten μ anzugeben, dessen Zahlenwert umgekehrt proportional der Durchdringungskraft ist. Ein großer Wert dieses Koeffizienten entspricht also einer leicht absorbierbaren Strahlung und ein kleiner Wert einer sehr durchdringenden Strahlung (großer Härte). Der Wert von μ variiert natürlich auch mit der Natur des Absorbens.

Die Distanz, auf die die Strahlung vermöge ihrer Durchdringungskraft wirken kann, hängt nicht nur von dem Charakter der Strahlung ab, sondern auch von der Natur des Mediums. Der Absorptionskoeffizient μ wächst mit wachsendem Atomgewicht des durchstrahlten Mediums.

Der Absorptionskoeffizient kann auf folgende Art bestimmt werden: a) durch vergleichende Messung der Absorption unter gleichen Lagen von bestimmten Medien, wie Aluminium, Silber oder Kupfer; b) Messung der sogenannten Halbwertschicht.

Die Methoden der Spannungsmessungen sind im sechsten Kapitel beschrieben worden.

Wellenlängenmessungen

Wellenlänge und Spannung

Viele Eigentümlichkeiten der Röntgenstrahlen hängen von ihrer Spannung ab; so wächst z. B. die Durchdringungskraft der Röntgenstrahlen durch Materie im allgemeinen mit abnehmender Wellenlänge. Wenn die Definition der Durchdringungskraft dahin gegeben wird, daß diese dargestellt ist durch die Distanz, die die Strahlung durcheilen muß, ehe sie auf die Hälfte des Wertes durch Absorption oder Streuung herabgesetzt ist, so besteht zwischen dieser Distanz (D), die man Halbwertschicht nennt, und der Wellenlänge ungefähr folgende Beziehung:

$$D = \frac{0{,}693}{a\,\lambda^3 + b},$$

wobei a und b Konstanten bedeuten, die von der Natur der Substanzen abhängen, durch die die Strahlung geht. Es geht aus dieser Gleichung klar hervor, daß mit zunehmender Wellenlänge eine Steigerung der Durchdringungskraft eintreten muß.

Die kürzeste Wellenlänge wird gewöhnlich bezeichnet mit dem Buchstaben λ_0, z. B. würde $\lambda_0 = 0,12$ AE bedeuten, daß die kürzeste Wellenlänge einer bestimmten Strahlung zwölf Hundertstel Ångström-Einheiten beträgt. Die Wellenlänge reicht in den praktischen Arbeiten der Radiologie von 0,30 bis 0,05 AE, $\lambda_0 = 0,30$ AE bis $\lambda_0 = 0,05$ AE.

Von der Grenzwellenlänge λ_0 mit ihrer geringen Intensität steigt die Intensität der folgenden längeren Wellenlängen zunächst schnell bis zu einem Maximum und sinkt dann allmählich ab bis zum langwelligen Ende. Die relative Energieverteilung im Spektrum ist dieselbe für alle Antikathodenmetalle. Die kürzeste Wellenlänge charakterisiert die gesamte Strahlung, die von der Spannung gleicher Form herrührt, also bei ein und derselben Apparattype. Die Intensität der Strahlung der kürzesten Wellenlänge ist im allgemeinen sehr gering; sie trägt zur nützlichen Strahlung einen Anteil bei, den man vernachlässigen kann. Dies ist der Grund, warum die Messung der d u r c h s c h n i t t l i c h e n Strahlenqualität von Bedeutung für die Praxis ist.

Es werden auch die Ausdrücke „durchschnittliche Wellenlänge" oder „effektive Wellenlänge" gebraucht. Die „effektive Wellenlänge" einer speziellen Strahlung ist diejenige Wellenlänge der monochromatischen Strahlung, die in einem gegebenen Falle die gleiche Absorption erleidet wie das gesamte Bündel. Sie wird bezeichnet mit dem Buchstaben λ_{eff}. Der Begriff der effektiven Wellenlänge ist dem Begriff der effektiven Spannung bei Wechselstrom nachgebildet; wie letzterem Begriff die Fiktion zugrunde liegt, es werde die Wechselspannung durch eine Gleichspannung ersetzt, die den gleichen Effekt (Arbeitsleistung) aufweist, so wird hier die komplexe Strahlung durch eine monochromatische Strahlung von gleicher Absorption ersetzt. Man kann sich die Strahlenintensität in dieser Wellenlänge (als der Schwerpunktslinie des von der Spektralkurve umschlossenen Flächeninhaltes) vereinigt denken.

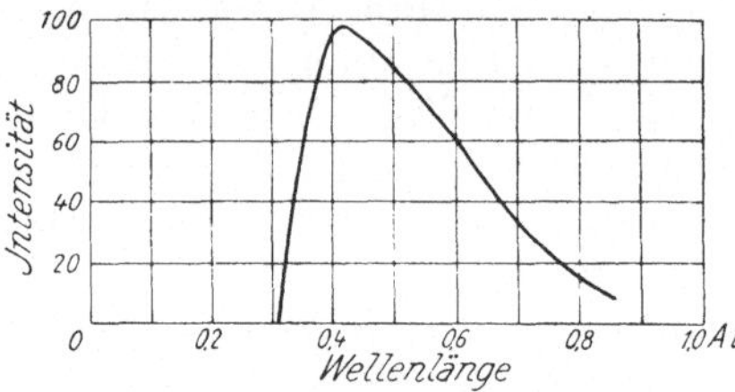

Abb. 44.
Intensitätsverteilung im Bremsspektrum des Wolframs bei einer Spannung von 40 KV.
Abb. 44 zeigt das Bremsspektrum, das bei einer Spannung von 40 KV vom Wolframspiegel ausgeht. Charakteristisch für diese Kurve ist die Lage der kürzesten Wellenlänge, der sogenannten Grenzwellenlänge. Sie steht in einer eindeutigen Beziehung zur maximalen Röhrenspannung. Die maximale Röhrenspannung ist der Grenzwellenlänge umgekehrt proportional. Bei der angegebenen Spannung gestattet die Kurve eine Analyse der Energieverteilung der Strahlung. Die Wellenlängen sind als Abszissen, die Intensitäten als Ordinaten aufgetragen. Man sieht aus der Abbildung, daß Wellenlängen, kürzer als 0,31 nicht auftreten; kürzere Wellenlängen sind also in der Strahlung nicht vorhanden. Man sieht auch, daß die Intensität der Strahlung ihr Maximum bei 0,40 AE erreicht.

Es würde eine Vereinfachung für die Radiotherapie bedeuten, wenn die verwendeten Strahlungen in effektiven Wellenlängen gemessen würden und z. B. geschrieben als Strahlung

$\lambda_{\text{eff}} = 0{,}20$ AE. Es wäre von großem Wert, eine Beziehung zwischen der kürzesten Wellenlänge und der effektiven Wellenlänge der Strahlung aufzustellen.

Das heterogene Bündel einer Röntgenstrahlung, das aus verschiedenen Wellenlängen, die mit ungleicher Intensität vertreten sind, zusammengesetzt ist, hängt von dem Antikathodenmaterial und der angelegten Röhrenspannung ab. Da in Praxis aber meistens Röhren mit Wolframspiegel verwendet werden, so ist es nur notwendig, auf die Änderung der Zusammensetzung zu achten, die durch Änderung in der Spannung entstehen. Eine Vermehrung der Spannung hat zur Folge, daß die Intensität aller Wellenlängen etwas vermehrt wird, verhältnismäßig mehr aber die der kurzen Wellen und derjenigen Wellen, die

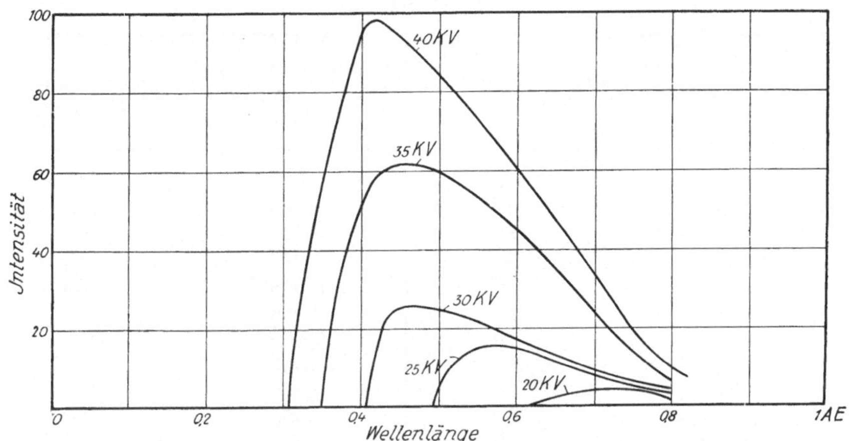

Abb. 45. Intensitätsverteilung im Bremsspektrum des Wolframs bei verschiedenen Spannungen und konstantem Röhrenstrom.
Abb. 45 zeigt den Einfluß der Veränderung der Spannung auf die Ausbeute an Röntgenstrahlen. Der Röhrenstrom wird konstant gehalten. Der Flächeninhalt der von den Kurven umschlossenen Flächen wächst ungefähr proportional mit dem Quadrat der Spannung. Mit Vermehrung der Spannung tritt eine Verdrängung der Wellenlänge der maximalen Intensität gegen die kurzwellige Seite zu ein.

charakteristisch sind für das Antikathodenmaterial, letzteres unter der Voraussetzung, daß die Spannung überhaupt groß genug ist, um diese charakteristische Eigenstrahlung zu erregen.

Das kurzwellige Ende

Die Lage der Grenze jedes Röntgenstrahlenspektrums an seiner kurzwelligen Seite (die Lage der Grenzwellenlänge) ist abhängig von der Höchstspannung, die an der Röhre liegt. Die Relation zwischen Grenzwellenlänge und Spannung ist gegeben durch die Planck-Einsteinsche Gleichung:

$$V \cdot e = h\nu,$$

wobei V die maximale Röhrenspannung bedeutet, ν die Frequenz der kürzesten Wellenlänge, e die Ladung des Elektrons ($4{,}774 \times 10^{-10}$ e. s.)

und h die universelle Plancksche Konstante, deren Wert $6{,}57 \times 10^{-27}$ erg. mal Sekunde beträgt.

e hat einen Wert von $1{,}59 \cdot 10^{-19}$ Coulomb. Die Frequenz der kürzesten Welle (ν) hat die folgende Beziehung zur Wellenlänge: $V = \dfrac{c}{\lambda}$, wobei c die Lichtgeschwindigkeit bedeutet und einen Wert von $3 \cdot 10^{-10}$ cm pro Sekunde hat.

Auf diese Weise kann die Formel geschrieben werden

$$V e = \frac{h \cdot c}{\lambda_0} \quad \text{oder} \quad V \cdot \lambda_0 = \frac{h \cdot c}{e} = 12{,}354 \times 10^{-8},$$

wobei λ gemessen wird in Zentimetern und V in Volt.

Tabelle 12

Kürzeste Wellenlänge Ångström-Einheiten	Scheitelspannung Kilovolt	Kürzeste Wellenlänge Ångström-Einheiten	Scheitelspannung Kilovolt
1,24	10	0,089	140
0,62	20	0,083	150
0,414	30	0,078	160
0,310	40	0,073	170
0,248	50	0,069	180
0,207	60	0,065	190
0,177	70	0,062	200
0,155	80	0,059	210
0,138	90	0,056	220
0,124	100	0,054	230
0,113	110	0,052	240
0,103	120	0,050	250
0,095	130		

Wenn die Wellenlänge gemessen wird in 10^{-8} cm, dann lautet die Formel für die kürzeste Wellenlänge $V \lambda_0 = 12{,}354$ oder in Worten: Die maximale Spannung erhält man, wenn man die Zahl 12,354 dividiert durch die kürzeste Wellenlänge, letztere ausgedrückt in Ångström-Einheiten.

Diese einfache Beziehung liefert eine nützliche Anordnung der Strahlenqualitäten. Durch die obige Beziehung kann die kürzeste Wellenlänge einer Strahlung aus einer gegebenen Spannung ermittelt werden oder es kann auch umgekehrt die zur Erzielung einer gewünschten Strahlung notwendige Spannung gefunden werden. So beträgt die kürzeste Wellenlänge für 200 KV (Scheitelwert) 0,06177 AE ($\lambda = \dfrac{12{,}354}{200} = 0{,}06177$), während zur Erzeugung einer kürzesten Wellenlänge 0,12 eine Spannung von ca. 120 KV notwendig ist ($V = \dfrac{12{,}354}{0{,}12} = 102{,}950$).

Beugung der Röntgenstrahlen

Die Wellenlängen der Röntgenstrahlen können bestimmt werden, indem das Bündel mit Hilfe von Kristallen gebeugt wird, da die Strahlen von den Gitterflächen der Kristalle in regulärer Weise zurückgeworfen werden. Wenn ein Bündel von Licht, $S\,O$, Abb. 49, auf einen Spiegel senkrecht einfällt, dann wird es direkt in seine eigene Bahn zurückgeworfen. Aber wenn man den Spiegel um den Winkel x dreht, dann wird der reflektierte Strahl die Richtung $O\,P$ einnehmen, wobei der Winkel der Reflexion y gleich ist dem Winkel des Einfalls. Durch die Bewegung des Spiegels um einen Winkel x wird also das reflektierte Bündel gedreht um einen Winkel $x + y = 2\,x$.

Bei den Röntgenstrahlen findet eine Serie von Reflexionen an den aufeinanderfolgenden Atomebenen statt. In der Abb. 50 repräsentieren die Reihen $A\,B$, $C\,D$, $E\,F$ eine einfache Anordnung von Atomen in aufeinanderfolgenden parallelen Ebenen. Wenn ein Bündel von Röntgenstrahlen auf diese Ebenen fällt, dann werden Strahlen von den aufeinanderfolgenden parallelen Ebenen $A\,B$, $C\,D$, $E\,F$ reflektiert. Diese Strahlen vereinen sich in einem einzigen intensiven Bündel. So ist das Prinzip der Interferenz die Basis für die Messung der Wellenlängen. Wenn in den Punkten A und B der Abb. 51 zwei Zentren von Störungen

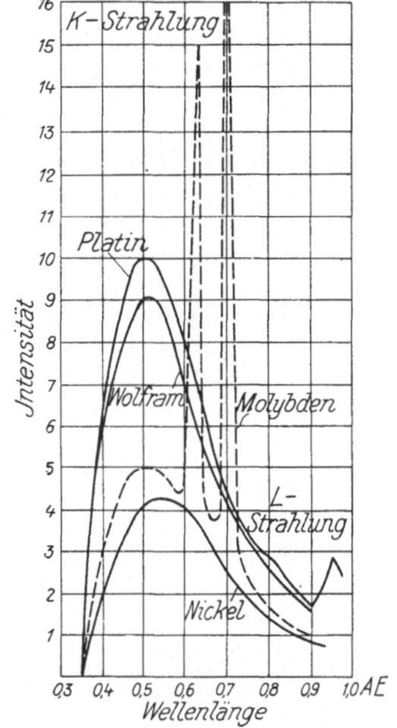

Abb. 46

Abb. 46 zeigt bei festgehaltener Spannung und konstantem Röhrenstrom die Ausbeute für verschiedene Antikathodenmaterialien. Die Flächeninhalte, die von den Kurven umschlossen werden, sind angenähert den Atomnummern der Metalle proportional.

vorhanden sind, die sich in Kugelwellen ausbreiten, so überlagern sie einander. Die stark ausgezogenen Linien stellen die Berge der Wellen dar, die punktierten Linien die Täler. In allen Punkten, die mit ○ bezeichnet sind, besteht ein Berg, der von A herrührt, gleichzeitig mit einem Tal, dessen Ursprung in B liegt, und daher bleiben solche Punkte in Ruhestellung. In anderen Punkten, den Schnittpunkten der strichlierten Linien wird ein Berg (oder ein Wellental) der einen Erregungsquelle immer erreicht von einem Berg (oder einem Tal) der anderen, mit dem Ergebnis, daß an diesen Punkten eine starke Bewegung herrscht. Mit anderen Worten, an einigen Punkten wird der Effekt des einen Wellenzuges den Effekt des anderen vernichten, während an anderen Punkten die beiden Wellenzüge einander verstärken. In einem Bündel von homogenen Röntgenstrahlen haben die Wellen, die von den tieferen Schichten reflektiert werden, einen längeren Weg zurückzulegen, als diejenigen, die von den oberen Schichten reflektiert sind. Wenn diese

Wegdifferenz („Gangdifferenz") genau eine Wellenlänge beträgt, dann werden die Gipfel eines reflektierten Strahles die Gipfel eines anderen treffen und alle diese Strahlen werden einander verstärken, mit dem Ergebnis, daß die Intensität des reflektierten Bündels sehr groß ist. Im allgemeinen aber wird die Gangdifferenz nicht gerade eine ganze Wellenlänge betragen und in diesen Fällen ist die Intensität des reflektierten Bündels sehr gering. Die Wichtigkeit dieser Tatsache besteht darin, daß ein reflektiertes Bündel von merklicher Intensität im Falle der Inzidenz eines homogenen Röntgenstrahlenbündels auf die Kristalloberfläche nur zu Stande kommt, wenn die Gangdifferenz zwischen den Strahlen, die von zwei aufeinanderfolgenden Ebenen reflektiert werden, gerade ein ganzzahliges Vielfaches einer Wellenlänge beträgt.

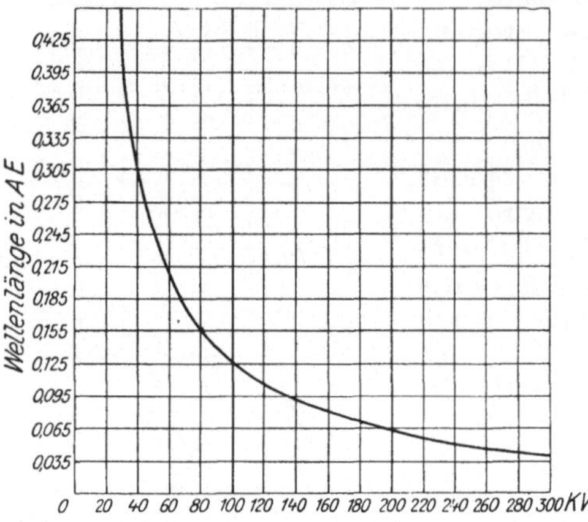

Abb. 47. Die obige Kurve zeigt die Abnahme der Grenzwellenlänge mit zunehmender Spannung. Die Grenzwellenlänge kann durch ein portables Spektroskop von March, Staunig und Fritz direkt abgelesen werden oder mit Hilfe eines Spektrographen, wie der Seemannsche einen solchen darstellt, ermittelt werden. Diese Spektrometer stellen also eine Art Hochspannungsvoltmeter dar, indem sie die Berechnung der wahren Röhrenspannung gestatten.

Sollte ein heterogenes Bündel auf die Kristalloberfläche in irgend einem gegebenen Winkel auffallen, dann wird ein intensives Bündel in der gewöhnlichen Reflexionsrichtung (Einfallswinkel = Reflexionswinkel) nur für diejenige Komponente des gemischtwelligen Bündels auftreten, für die die Gangdifferenz gerade eine Wellenlänge beträgt. Der Wert dieser Gangdifferenz hängt ab von dem Winkel, den das Bündel mit der Kristalloberfläche bildet, und von der Distanz zwischen aufeinanderfolgenden Gitterebenen; die Gangdifferenz beträgt nämlich $2\,d\sin\alpha$, wobei d die sogenannte Gitterkonstante bedeutet, d. h. den Abstand je zweier mit Atomen besetzter Punkte, und α den Winkel des Einfallsbündels mit dem Einfallslot (Einfallswinkel oder Glanzwinkel).

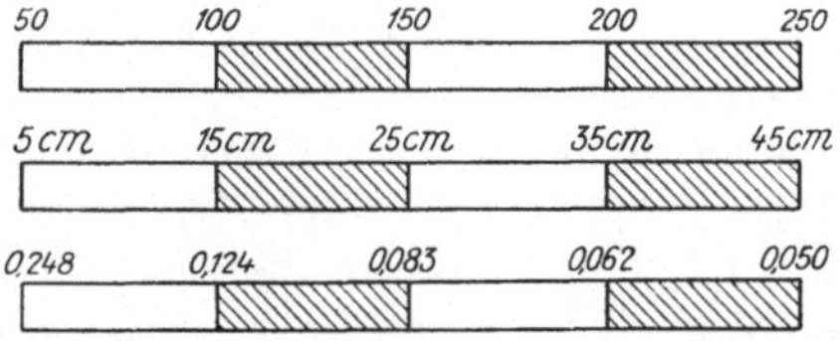

Abb. 48. Beziehung zwischen KV, Funkenstrecke, λ_0, Frequenz, Benoist

Für jeden gegeben Kristall ist der Abstand zwischen aufeinanderfolgenden Ebenen eine feststehende Größe; wenn daher ein Röntgenstrahlenbündel auf die Kristalloberfläche sukzessive unter verschiedenen Winkeln auffällt, so hat die Gangdifferenz einen charakteristischen Wert für jeden

Winkel. Wenn das Bündel mehrere verschiedene Wellenlängen enthält, so wird jede Komponente in merklichem Ausmaß nur in einer bestimmten Richtung reflektiert, die ein Charakteristikum der betreffenden Wellenlänge ist und nicht die Richtung für andere Wellenlängen darstellt. Dieses Prinzip liegt der Konstruktion und dem Gebrauche von fast allen Instrumenten zugrunde, die der Messung von Wellenlängen der Röntgenstrahlen dienen (Spektrometrie). So ist jedem Winkel eine Wellenlänge eindeutig zugeordnet.

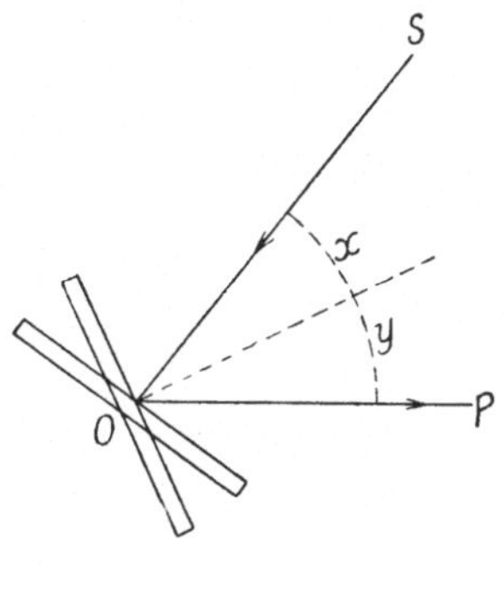

Abb. 49

Wenn lange Zeit hindurch ein Spektrum der Röntgenstrahlen nicht erhalten werden konnte, so lag es an der großen Schwierigkeit, ein Gitter herzustellen, fein genug, um ihre Beugung zu bewirken. Im Jahre 1911 schlug Laue den Gebrauch eines Kristalles vor, da dieser ein natürliches Gitter infolge der Anordnung seiner Atome darstelle. Im Jahre 1912 setzten Friedrich und Knipping diese Idee in die Praxis um, indem sie einen dünnen Streifen von Zinkblende in den Strahlengang stellten, so daß das Mineral als Gitter wirkte. Bragg wandte den Kristall als Reflexionsgitter an.

Die Gedankengänge von Laue basieren auf dem physikalischen Prinzip der Interferenz; dieses wandte er an zur Bestimmung der Natur der Wellenstrahlung. Wenn also ein Bündel parallelen Lichtes auf ein Beugungsgitter fällt, dann werden die Wellenlängen in bestimmten Winkeln zurückgeworfen, wobei diese Winkel von der Wellenlänge des Lichtes und dem Abstand zwischen den Linien des Gitters (Gitterkonstante) abhängen. Je

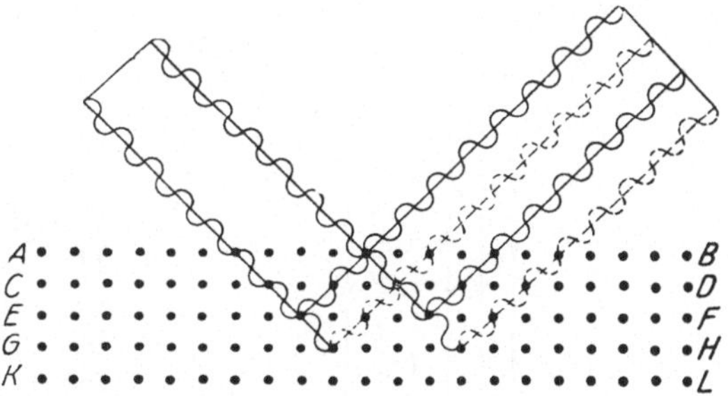

Abb. 50. Reflexion der Röntgenstrahlen an den Ebenen eines mehratomigen Kristalles

kürzer die Wellenlänge des Lichtes, um so kleiner der Reflexionswinkel und um so näher der Auftreffstelle der direkten, primären Strahlen ($\lambda = 0$).

Natriumlicht, das eine Wellenlänge von 5890 Ångström-Einheiten besitzt, wird um ungefähr 24° abgebeugt durch ein ebenes Beugungsgitter, welches 7000 Linien pro Zentimeter enthält und somit einen Linienabstand von 1430 Ångström-Einheiten aufweist. Ein solches Gitter besteht aus einer Anordnung paralleler gerader Linien, in gleicher Entfernung voneinander auf einer Glas- oder Metalloberfläche aufgetragen, wobei der Linienabstand von derselben Größenordnung ist wie die zu messenden Wellenlängen. Ein Beugungsgitter, das für die Messung von Röntgenstrahlen brauchbar wäre, müßte ungefähr 10.000 mal kleinere Linienabstände besitzen; die feinsten Beugungsgitter haben ungefähr 1000 Linien pro Millimeter. Es ergibt sich so, daß für die Analyse der Wellenlängen der Röntgenstrahlen ein feineres Beugungsgitter notwendig ist. Dieses ist in dem Kristall gegeben. Die Abstände der Atome im Kristall sind für diesen Zweck von der geeigneten Größenordnung. Das Kristallgitter ist dreidimensional und der Kristall wird von der Strahlung durchdrungen. Wenn das Röntgenstrahlenbündel einen Kristall

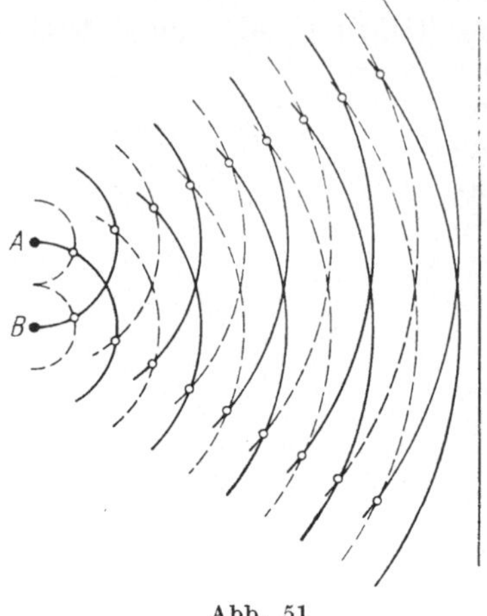

Abb. 51

durchsetzt, dann findet Beugung statt, wodurch auf der photographischen Platte ein regelmäßiges „Muster" entsteht, indem an der Auftreffstelle der primären Strahlung ein schwarzer Fleck entsteht, um den als Zentrum viele andere Flecken sich gruppieren, angeordnet in typischer Gruppierung um den zentralen Fleck; diese Flecken stellen die Punkte der Ankunft der gebeugten Strahlen dar, wobei ihre geometrische Zusammenstellung von der mehr oder minder großen Regelmäßigkeit der Kristallstruktur abhängt. Die Atome sind im Kristall in regelmäßiger Weise angeordnet. Sie bilden so ein Gitter, das nicht aus Linien, sondern aus Punkten besteht, die in einem regelmäßigen Raumgitter aufgebaut sind. So liegen im Steinsalz die Chlor- und Natriumatome in den Ecken von Würfeln, deren Seiten bestimmt werden können. Durch den Winkel, in dem die Röntgenstrahlen reflektiert werden, und durch den Abstand der Atome kann die Wellenlänge des einfallenden Lichtes bestimmt werden.

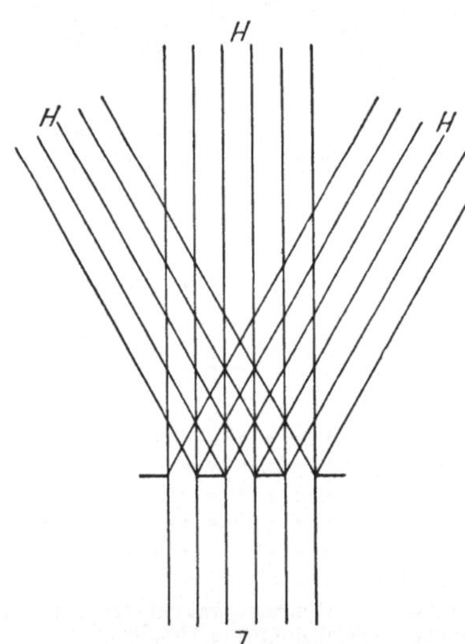

Abb. 52. Die Skizze zeigt uns die Wirkung eines Beugungsgitters bei parallelem Licht. In Abhängigkeit von der Wellenlänge des Lichtes und der Breite der einzelnen Spalten zeigen sich die Stellen größter Helligkeit in bestimmten Winkeln. Ist die Weite der Spalten bekannt, so ergibt die Messung des Reflexionswinkels die Wellenlänge des einfallenden Lichtes.

Reflexion der Röntgenstrahlen

Die Reflexion der Röntgenstrahlen findet nur statt für Wellenkomponenten einer ganz bestimmten Wellenlänge, nämlich für diese, für welche die Beziehung von Bragg erfüllt ist:

$$n.\lambda = 2\,d \sin \alpha.$$

In dieser Gleichung bedeutet α den Winkel zwischen dem Röntgenstrahlenbündel und der Oberfläche (Glanzwinkel der Inzidenz), d die Distanz zweier benachbarter Gitterebenen, die sogenannte Gitterkonstante des Kristalls, und n irgend eine ganze Zahl. Ein Kristall reflektiert nur diejenigen Wellenlängen, die die obengenannte Relation zur Gitterkonstante und zum Glanzwinkel erfüllen. Daher kann nur eine Wellenlänge in jeder Stellung des Kristalls reflektiert werden. Die Anordnung der schwarzen Flecken im Laue-Diagramm zeigt, daß die verschiedenen Wellenlängen im Kristall reflektiert werden und daß es ein kontinuierliches „weißes" Spektrum der Röntgenstrahlen gibt — ebenso, wie es ein kontinuierliches weißes Spektrum des Lichtes gibt. Um die Grenzen dieses Spektrums und die Verteilung der Intensitäten von verschiedenen Wellenlängen im Spektrum messen zu können, ist es notwendig, die Strahlung durch eine andere Anordnung reflektieren zu lassen, durch die das kontinuierliche Linienspektrum studiert werden kann — Methode von Bragg.

In der Laueschen Methode variiert die Wellenlänge von Fleck zu Fleck und muß als eine Unbekannte betrachtet werden in der Interpretation des Interferenzbildes.

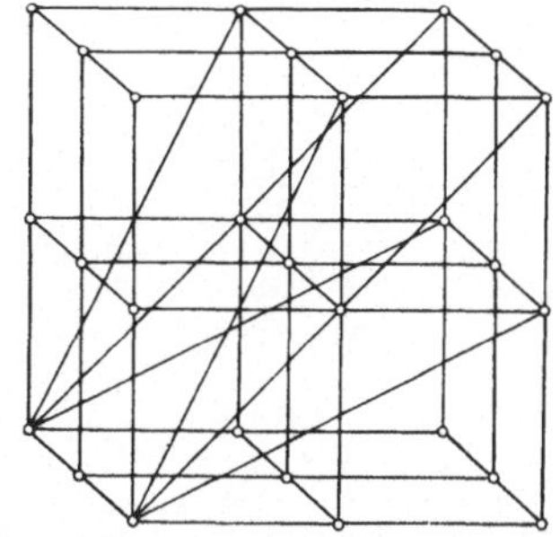

Abb. 53. Die obige Abbildung zeigt die kubische Struktur eines Steinsalzkristalles. Die Atome sind in den Ecken der Würfel verteilt. Chlor- und Natriumatome alternieren miteinander. Aus der Avogadroschen Zahl und der Festigkeit des Steinsalzes kann die Distanz zweier benachbarter Atome bestimmt werden, die sogenannte Gitterkonstante. Wenn nun ein Strahl auf den Kristall auffällt, so wird er auf seinem Wege durch das feine Gitterwerk des Kristalles nach allen Richtungen zerstreut, da jedes Atom, das von einem Strahl getroffen wird, zum Ausgangspunkt einer neuen Welle wird, die sich nach allen Richtungen verbreitet und in den Kristallatomen unzählige neue Wellen hervorruft. Da die elementaren Wellen, die von den regulär angeordneten Atomen ausgehen, in bestimmten Richtungen einander durch Interferenz vernichten, in anderen Richtungen einander verstärken, so entsteht eine symmetrische Ordnung der Schwärzung auf einer photographischen Platte, die senkrecht zur primären Strahlung steht. Wie die Richtung der Interferenz zeigt, kann der Prozeß so angesehen werden, als wenn der primäre Strahl regulär an den Kristallebenen reflektiert würde. Nicht nur die kubischen Ebenen sind hierunter gemeint, sondern alle diagonalen Ebenen, von denen einige eingezeichnet sind.

Diese Erschwerung wird beim Linienspektrum vermieden und daher rührt der Vorteil und die Einfachheit der Methode von Bragg. Das Braggsche Spektrometer ist die ideale Methode, um das Röntgenspektrum zu analysieren. Der Kristall ist nicht fixiert. Durch die kontinuierliche Drehung des Kristalls entstehen verschiedene Winkelstellungen, deren jede einer bestimmten Wellenlänge entspricht, und so werden die verschiedenen Komponenten aus dem Bündel ausgesondert. Auf diese Weise können alle Wellenlängen, die im

Gemisch enthalten sind, reflektiert werden und die Grenzen des Spektrums sowie die Verteilung der Intensitäten kann durch eine Ionisationskammer bestimmt werden, die in der Weise mechanisch verbunden ist, daß die Kammer den doppelten Winkel beschreibt wie der Kristall. Um den doppelten Winkel wie der Kristall muß die Kammer geschwenkt werden, da der reflektierte Strahl stets das Doppelte des Einfallswinkels beschreibt. Durch die Braggsche Methode haben Moseley und Darwin außer dem kontinuierlichen weißen Spektrum das sogenannte charakteristische Linienspektrum bestimmt, das im Gegensatz zum kontinuierlichen Spektrum nicht polychromatisch, sondern monochromatisch ist, das heißt, es besteht nur aus Wellen einer einzigen Wellenlänge. Die Wellenlängen des charakteristischen Spektrums hängen von der Natur des Antikathodenmetalles ab und sind um so kürzer, je höher die Stellung des Metalls, aus dem der Antikathodenspiegel besteht, in der Atomnummernanordnung des periodischen Systems ist. Die Natur des Linienspektrums kann jedoch aus der Analyse des kontinuierlichen Spektrums gewonnen

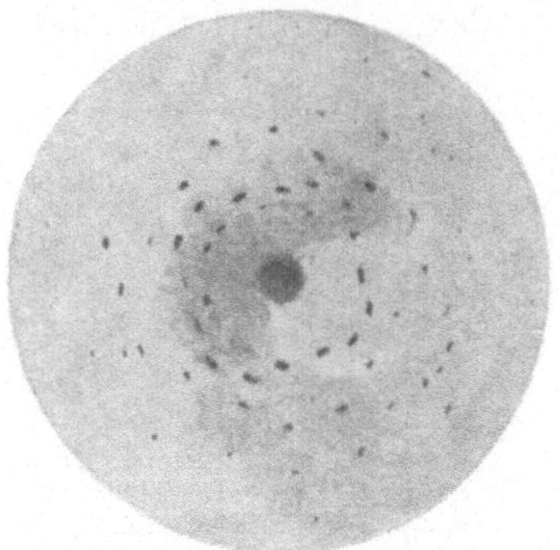

Abb. 54. Die Verteilung der Laueschen Interferenzflecken, dargestellt durch einen Zinkblendekristall (Laue und Knipping)

Mit Hilfe eines perforierten Bleischirmes wird ein dünnes Röntgenstrahlenbündel, das auf den Kristall fällt, ausgeblendet. Wenn das einfallende Bündel den Kristall durchsetzt, so werden sekundäre abgebeugte Strahlen austreten, die durch Beugung an den Atomzwischenräumen in dem Kristall zustandekommen. Diese interferierenden Strahlen treten aus dem Kristall als ein weit divergierendes Bündel verschiedener Wellenlänge aus und fallen auf eine photographische Platte einige Zentimeter hinter dem Kristall. Auf der Platte zeichnen sich daher die Spuren der interferierenden Strahlen in der Umgebung des primären Strahles ab.

werden, wenn die Antikathode bekannt ist.

De Broglie war der erste, der das kontinuierliche Spektrum photo-

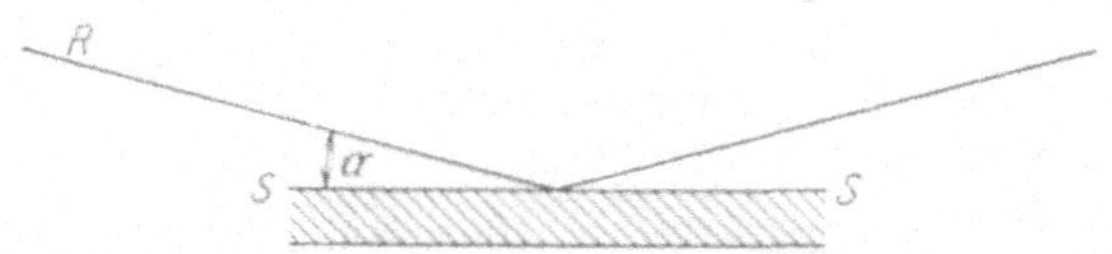

Abb. 55. Wenn eine Strahlung R einer bestimmten Wellenlänge auf einen Kristall SS fällt, dann wird die Strahlung durch den Kristall nur reflektiert, wenn der Winkel α einen bestimmten Wert hat, welch letzterer abhängt von der Wellenlänge der einfallenden Strahlung und dem Abstand zwischen den Gitterebenen des Kristalles. Wenn die Strahlung reflektiert wird, so ist der Einfallswinkel gleich dem Reflexionswinkel, wodurch sich die folgende Relation ergibt:

$$\lambda = 2\,d\,\sin\alpha \quad \text{oder} \quad 2\,\lambda = 2\,d\,\sin\alpha \quad \text{oder} \quad n\,\lambda = 2\,d\,\sin\alpha$$

d ist die Distanz zwischen benachbarten Atomebenen im Kristall. Wenn Kalzit verwendet wird als reflektierender Kristall, so hat $2\,d$ den Wert: $2\,d = 6.056 . 10^{-8}$ cm, während die Gitterkonstante für Kochsalz $d = 2814 . 10^{-8}$ cm beträgt.

Die Strahlungen, die von verschiedenen Gitterebenen im Kristall reflektiert werden, werden einen photographischen Effekt ergeben, wenn in einem bestimmten Punkt, wo der Einfallswinkel gleich dem Reflexionswinkel ist, der Winkel ein solcher ist, daß die von verschiedenen Gitterebenen reflektierten Wellen in der Phase um eine ganze Anzahl von Wellenlängen voneinander abweichen.

graphisch analysierte. Die Verteilung der Energie im Spektrum wurde bestimmt durch Ionisationsmethoden von Duane und Hunt. Diese

Forscher zeigten, daß das kontinuierliche Spektrum sich gegen die Seite der kurzen Wellenlängen scharf abgrenzt mit einer kürzesten Wellenlänge.

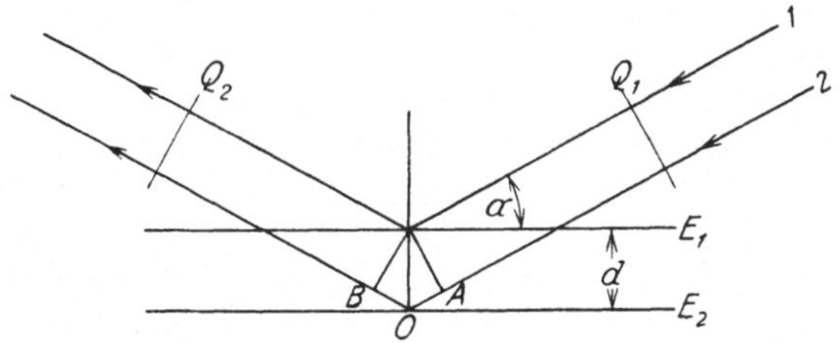

Abb. 56. Die Abbildung illustriere die Theorie der Interferenz und der Reflexion. Zwei planparallele Kristallplatten werden durch E_1 und E_2 dargestellt. Die Röntgenstrahlung tritt in die Platten ein und wird unter dem gleichen Winkel von den Platten reflektiert. Der Strahl 1 hat einen Vorsprung vor 2, da 2 zur tiefen Ebene eindringt und wegen des längeren Weges hinter 1 zurückbleibt. Die Gangdifferenz zwischen den Querschnitten Q_1 und Q_2 des Röntgenstrahlbündels beträgt $OA + OB = 2OA = 2d \sin \alpha$. Wenn die Gangdifferenz ein ganzzahliges Vielfaches der Wellenlänge ist, dann haben die beiden Strahlen die gleiche Phase und deshalb haben sie dieselbe Intensität wie in A, aber wenn die Gangdifferenz nicht ein ganzzahliges Vielfaches der Wellenlänge beträgt, dann heben die beiden Strahlen einander nach der Reflexion auf. Ein Strahl einer bestimmten Wellenlänge wird nur unter bestimmten Winkeln reflektiert, die sich aus der Gleichung:

$$\sin \alpha = \frac{\lambda}{2d} \cdot n$$

ergeben: in dieser bedeutet n eine der Zahlen 1, 2, 3 ..... Die intensivste Reflexion ist die der ersten Ordnung ($n = 1$), während die Reflexion in der höheren Ordnung schon viel geringere Intensität aufweist.

Vom Beginn des Spektrums erheben sich dann die Intensitäten der längeren Wellen ziemlich plötzlich zu einem deutlichen Maximum und nehmen dann allmählich gegen die Seite der langen Wellen ab, für die

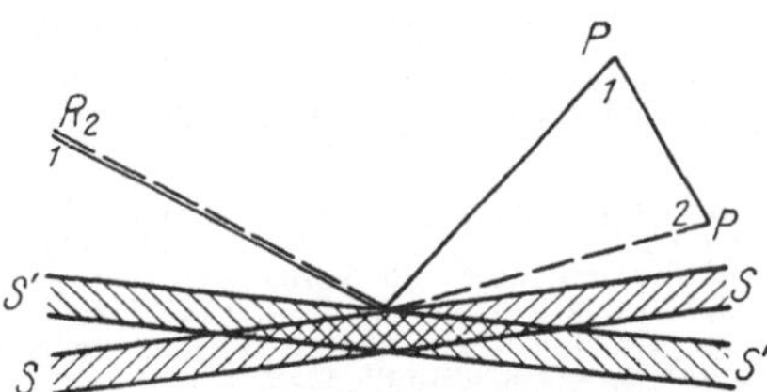

Abb. 57. Die Skizze zeigt das Konstruktionsprinzip eines Röntgenstrahlspektrographen. R ist die Strahlung einer bestimmten Wellenlänge, die unter dem Winkel α auf einen Steinsalzkristall SS fällt. Nur wenn der Winkel α einen bestimmten Wert hat, wird eine bestimmte Wellenlänge reflektiert, nämlich nur dann, wenn der Einfallswinkel gleich ist dem Reflexionswinkel. Wenn also bei einem bestimmten Einfallswinkel der Kristall um seine Achse gedreht wird, so wird die Reflexion der Wellenlängen nur in einem bestimmten Winkelbereich stattfinden. Wenn also R aus den Wellenlängen 1 und 2 besteht, so wird nur reflektiert werden, wenn sich der Kristall in der Stellung SS befindet, während 2 nur reflektiert wird, wenn der Kristall in der Stellung $S'S'$ steht. Im Gegensatz zur Reflexion des gewöhnlichen Lichtes handelt es sich also hier um eine Reflexion einer und nur einer Wellenlänge, deren Maßzahl von der jeweiligen Winkelstellung abhängt. So entstehen auf der photographischen Platte zwei unterschiedliche Schwärzungsstreifen, die den Wellenlängen, die im ursprünglichen Bündel vorhanden sind, entsprechen. Die Platte befindet sich bei PP. Auf diese Weise wird das ursprüngliche Bündel, welches aus einer ganzen Skala von Wellenlängen besteht, in seine elementaren Komponenten zerlegt, wobei die einzelnen Wellenlängen sich aus der Stellung der Schwärzungsstreifen auf der photographischen Platte bestimmen lassen.

es keine scharfe Grenze gibt. Die langwellige Grenze ist von der Filterung abhängig.

Ein bestimmtes Potential entspricht der kürzesten Wellenlänge λ_0. Durch Änderung der Röhrenspannung findet eine Verschiebung der kürzesten Wellenlänge im Spektrum statt, entsprechend einem Gesetz, das den Namen „Einstein-Plancksches Gesetz der Verschiebung" trägt. Je höher die Röhrenspannung, um so mehr verschiebt sich die Grenzwellenlänge gegen die kurzen Wellenlängen. Das Produkt aus der kürzesten Wellenlänge und der Röhrenspannung ist eine Konstante K, deren Wert 12,354 beträgt; das heißt, wenn die Röhrenspannung bekannt ist, so ist auch die kürzeste Wellenlänge der Strahlung gegeben — und umgekehrt; wenn die kürzeste Wellenlänge bekannt ist, dann ist die Spannung gegeben, durch die die Strahlung entstanden ist.

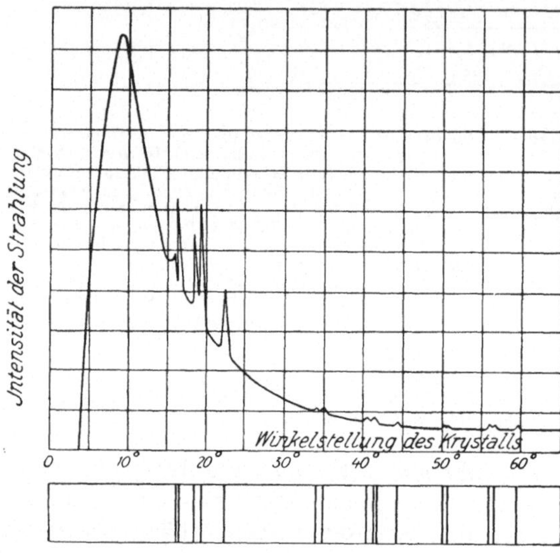

Abb. 58. Das Röntgenspektrum einer Wolfram-Antikathode. Diese Kurve zeigt die Variation in den Ionisationswerten einer Ionenkammer, die mit einem Spektrometer in der Weise verbunden ist, daß die Kammer sich so bewegt, daß die reflektierte Strahlung unter den verschiedenen Winkeln eintritt; mit anderen Worten: die Kurve zeigt die Verteilung der Intensitäten auf verschiedene Wellenlängen des heterogenen Bündels.
Eine graphische Aufschreibung markiert die Veränderung des Ionisationsstromes in Abhängigkeit vom Einfallswinkel. Aus dieser Kurve können die konstituierenden Wellenlängen eines komplexen Bündels bestimmt werden.
Die Abszissen bedeuten die Winkelstellungen des analysierenden Kristalls und sind infolgedessen bestimmte Funktionen der Wellenlänge. Die Ordinaten bedeuten die Intensität der Strahlung. Die Zacken in der kontinuierlichen Kurve bedeuten die Linien intensivster Schwärzung (des Linienspektrums oder diskontinuierlichen Spektrums), die der charakteristischen Strahlung des Wolframs entsprechen.

Wenn ein Elektron zusammenstößt mit den Elektronen und den positiven Kernen des Antikathodenmetalls, dann verwandelt sich seine Energie E in eine Strahlung von einer solchen Schwingungszahl, daß die Planck-Einsteinsche Gleichung gilt: $E = h\nu$; das bedeutet: Je größer die Energie, die das Elektron in einem einzigen Zusammenstoß verliert, um so kürzer die Wellenlänge, um so höher die Frequenz der ausgesandten Strahlung. Sollte ein Elektron durch einen einzigen Zusammenstoß abgebremst werden und daher sein Energieverlust der größtmögliche sein, dann ist diejenige Wellenlänge, durch die das Spektrum scharf begrenzt ist, die kürzeste. Sie ist eine Funktion der Scheitelspannung. Aber wenn das Elektron mehrere Zusammenstöße erfahren muß, ehe es völlig abgebremst ist, dann verliert es seine Energie E allmählich, bei jedem Zusammenstoß einen Anteil, und so der Reihe nach E_1, E_2, E_3 usw. Diese Teilenergien werden in Strahlungen entsprechender Frequenz verwandelt — nach der Einsteinschen Gleichung. Daher bestehen die Beziehungen $E_1 = h\,\nu_1$, $E_2 = h\,\nu_2\ldots$ Diese Wellenlängen haben alle kleinere Frequenzen — die Wellenlängen sind daher größer — als die Grenzwellenlänge. Daher gibt es nur eine kürzeste Wellenlänge oder, anders ausgedrückt: verschiedene Wellen, die länger sind als die Grenzwellenlänge, die von den beim ersten Stoß gebremsten Elektronen herrührt. Nicht nur die Grenzwellenlänge, sondern auch die Verteilung der Energie im Spektrum kann aus der angelegten Röhrenspannung erschlossen werden. Die kürzeste Wellenlänge einer Strahlung gibt gleichzeitig ihre Qualität, wenn das Metall der Antikathode dasselbe ist, da Strahlungen der gleichen Grenzwellenlänge qualitativ einander gleich sind. Wenigstens gilt dies angenähert für Apparattypen der gleichen Spannungsform.

Zehntes Kapitel

Spektrometrie — Spektrographie — Röntgenspektren — Magnetische Spektren

Das Röntgenspektrometer von March, Staunig und Fritz

Die physikalische Anordnung basiert auf der Reflexion eines Röntgenstrahlenbündels von den inneren Ebenen eines Kristalles. Der Kristall ist drehbar um eine Achse, die senkrecht zum Röntgenstrahlenbündel steht; in jeder Stellung des Kristalls gibt es eine dieser Stellung zugeordnete Wellenlänge, die, als von den Kristallebenen reflektiert, ausgesondert wird. Die reflektierten Wellenlängen des kontinuierlichen Spektrums können auf einem empfindlichen Schirm durch die Fluoreszenz wahrgenommen werden. Die Vorteile, die diese Methode für sich in Anspruch nehmen darf, sind die folgenden:

1. Direkte Einsicht in das Spektrum.

2. Alle Teile des Spektrums können durch einen beliebig langen Zeitraum hindurch geprüft werden.

3. Die Prüfung der verschiedenen Strahlungen kann wiederholt und die Strahlung eines Röntgenapparates kann unmittelbar bestimmt werden.

4. Durch einen besonders einfachen Mechanismus kann die Lage der kürzesten Wellenlänge bestimmt und auf einer Skala direkt in Ångström-Einheiten abgelesen werden. Die kürzeste Wellenlänge wird bestimmt durch die Distanz der kürzesten Wellenlängen der zwei symmetrischen Spektren.

Die Prinzipien, nach denen diese Spektrometer arbeiten, sind die folgenden: In Abb. 59 bedeutet AK die Antikathode der Röhre, D_1 und D_2 sind zwei Bleidiaphragmen, durch welche ein schmales Röntgenstrahlenbündel auf den Kristall K fällt. Dieses Bündel trifft die Oberfläche des Kristalls in einem Winkel und wird reflektiert. Wenn die Strahlung die Wellenlängen enthält, die diesem Winkel entsprechen, dann wird sie den Schirm oder den Film im Punkte 2 treffen.

Wenn die Wellenlänge, die dem Reflexionswinkel des Kristalls entspricht, in der Strahlung nicht vorkommt, dann wird kein Effekt auf dem Film statthaben können. Sobald der Kristall um seine Achse gedreht wird, werden auf dem Film die verschiedenen Wellenlängen auftauchen, die in der Strahlung enthalten sind und eine ablaufende Reihe bilden. Auf diese Weise wird ein Bild erhalten, dessen Intensitätsverteilung übereinstimmt mit der spektralen Zusammensetzung der Strahlung. Die kürzesten Wellenlängen, die in der Stellung des kleinsten Winkels vom Kristall reflektiert werden, treffen den Film nahe vom Punkt P. Die Strahlen, welche längeren Wellenlängen entsprechen, werden der Reihe nach die Filmfläche in einer zunehmend größeren Entfernung von P treffen.

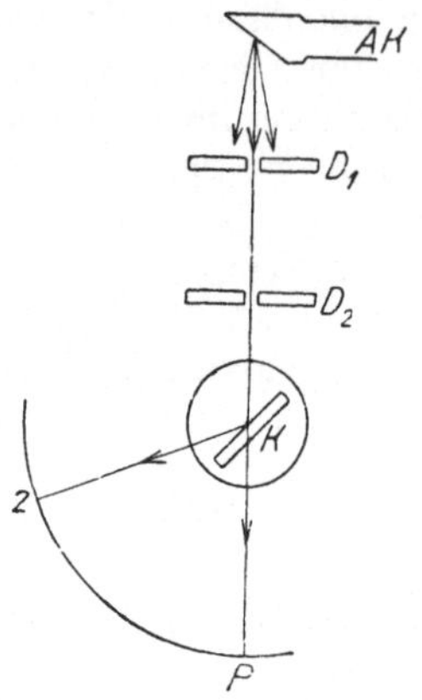

Auf fluoroskopischem Wege kann die Intensität der verschiedenen Wellenlängen an der Helligkeit der aufeinanderfolgenden leuchtenden Streifen erkannt werden. Sobald der Kristall bewegt wird, bewegt sich ein leuchtendes Band von variierender Helligkeit längs des Schirmes und die Länge der aufeinanderfolgenden Wellen, gemessen in Ångström-Einheiten, ist an einer phosphoreszierenden Skala abzulesen.

Abb. 59. Konstruktion des Spektroskopes

D_1 und D_2 sind Schlitze in einer dicken Bleiplatte. K ist ein Kristall, der gedreht werden kann. Wenn der Kristall gedreht wird, so wird ein Punkt erreicht, wo die reflektierte Strahlung plötzlich auf dem Fluoreszenzschirm ein Aufleuchten hervorbringt. Ein ähnlicher Punkt kann durch Drehung des Kristalles auf der anderen Seite des zentralen, nicht abgebeugten Strahles gefunden werden. Diese symmetrischen Stellen, die in der Abbildung nur in „2“ wiedergegeben sind, sind sehr scharf begrenzt. Es ist eine Skala angebracht, auf der die Wellenlänge der Strahlung direkt in Ångström-Einheiten abgelesen werden kann.

I. Konstruktion des Instrumentes

Das Instrument besteht aus folgenden Teilen:

1. Dem Kristall, bestehend aus einer dünnen Platte von Steinsalz oder Kalzit, der im Zentrum des Instrumentes montiert ist. Er kann um eine vertikale Achse gedreht werden mittels einer kleinen Stellschraube, an welcher der Kristall befestigt ist. Der Kristall kann aus dem Röntgenstrahlenweg herausgenommen werden, so daß es möglich ist, durch das Instrument auf den Brennfleck zu visieren, was die Einstellung erleichtert.

Wenn es nötig werden sollte, den Kristall zu entfernen, um ihn auszutauschen, so kann das leicht geschehen, indem die den Kristall haltenden Schrauben gelockert werden.

2. Zwei Bleidiaphragmen, welche einem dünnen Röntgenstrahlenbündel den Durchtritt gestatten und in dem zylindrischen Teil des Instrumentes montiert sind.

3. Dem Leuchtschirm, auf welchem die Röntgenstrahlen erscheinen. Unter den Leuchtschirmen sind zwei Phosphoreszenzmarken angebracht.

Vor dem Gebrauch des Instrumentes sollen diese leuchtenden Zeiger für eine Minute dem Licht ausgesetzt werden.

4. Aus einem kleinen Bleiklötzchen, welches hinter dem Schirm montiert ist und dazu dient, das direkte Strahlenbündel abzublenden, das durch den Kristall nicht abgelenkt wird. Diese Anordnung wird durch einen Handgriff an der rechten Seite bedient.

5. Aus einer Platte aus Bleiglas, die das Ende des Instrumentes abschließt, das zum Beobachter gekehrt ist.

Ein Reservekristall ist dem Instrument beigegeben und ebenso ein kleiner Schraubenzieher zur Lockerung der Fassung. Für einen Draht, der das Instrument erdet, ist vorgesorgt.

II. Erste Adjustierung im erleuchteten Zimmer

Bei der Adjustierung dieses Instrumentes ist es vor allem notwendig, daß der Beobachter selbst sich vor den Röntgenstrahlen schütze. Wenn die Spannungen hoch sind, dann ist es für den Beobachter absolut notwendig, das Instrument hinter einer Bleiwand aufzustellen, in die ein kleines Loch zum Durchtritt der Strahlung gebohrt ist. Die Distanz zwischen der Antikathode der Röntgenröhre und dem

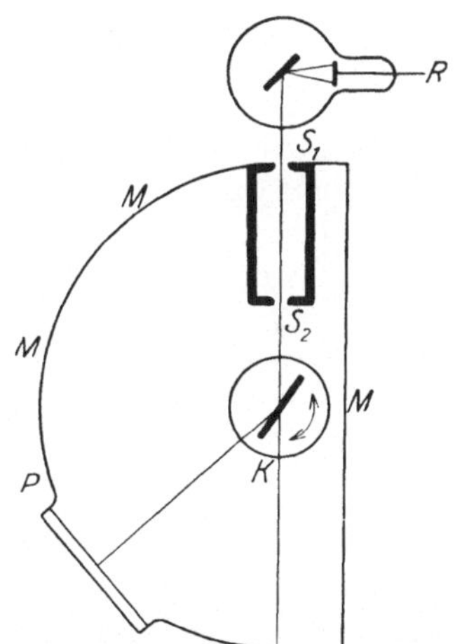

Abb. 60. Die Abbildung zeigt die Konstruktion des Spektrographen. R = Röntgenröhre, S_1 und S_2 sind Schlitze in dicken Bleiplatten, K = Kristall. Der Kristall wird mechanisch in der Richtung des doppelten Pfeiles gedreht. Die photographische Platte befindet sich bei P. Die gesamte Apparatur ist von einem Bleimantel M umhüllt.

Kristall des Spektrometers soll 50 cm nicht überschreiten für Spannungen bis zu 120 KV. Für Spannungen bis zu 150 KV soll diese Distanz auf 75 cm erhöht werden. Bevor das Instrument adjustiert ist, ist der Kristall herausgehoben und das Bleiklötzchen umgelegt, um die direkte Strahlung durchzulassen. Nun ist es möglich, durch das Spektrometer zu blicken, welches so lange gedreht wird, bis man die Antikathode erblickt. Das vervollständigt die vorläufige Adjustierung und darauf kann der Kristall wieder eingesenkt werden. Das Instrument soll an der Erdungsschraube mit der Gas- oder Wasserleitung verbunden werden.

III. Endgültige Adjustierung des Instrumentes

Das Zimmer wird nun vollständig abgedunkelt. Aber vor dem Beginn der Messungen muß der Beobachter seine Augen an die Dunkelheit adaptieren. Das dauert 5 bis 10 Minuten. Der Beobachter soll ein schwarzes Tuch über den Kopf nehmen, um alles Licht abzuhalten, das von der Röntgenröhre ausgeht. Der Strom wird nunmehr eingeschaltet. Eine vertikale Linie von Licht wird auf dem Leuchtschirm sichtbar. Das ist

das direkte Strahlenbündel, das durch die Achse des Instrumentes eintritt. Die Stellung des Instrumentes wird nun vorsichtig etwas verändert,
bis diese lichte Linie ihre größte Intensität erreicht. Wenn die Lichtlinie nicht sichtbar wird über der ganzen Höhe des Leuchtschirmes,

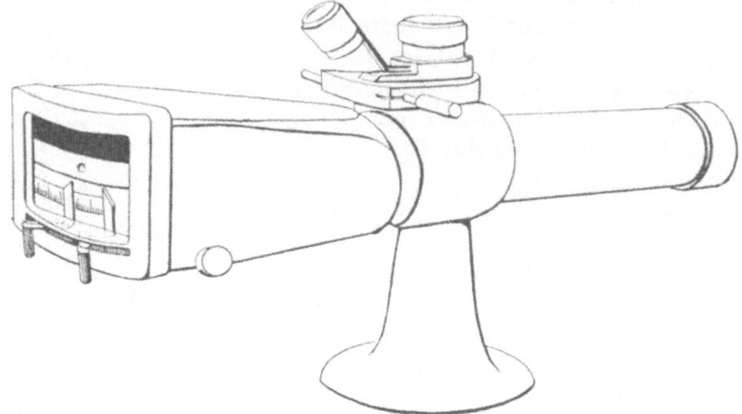

Abb. 61. Das Instrument ist vollkommen in Blei eingehüllt, dessen Dicke an der Stirnseite 8 mm, an den Seiten 5 mm beträgt. Der Fluoreszenzschirm selbst ist bedeckt mit
Bleiglas von 8 mm Dicke. Das Spektrometer muß hinter einer Schutzwand verwendet
werden, die mit 3 mm Blei beschlagen ist und in der ein kleines Loch gerade dem notwendigen
Bündel den Eintritt in das erste Diaphragma gestattet.

dann steht die Röhre entweder zu hoch oder zu tief. Nachdem diese
Adjustierung beendet ist, wird der primäre Strahl abgeblendet, indem
das Bleiklötzchen den Röntgenstrahlen des direkten Lichtes den Weg
sperrt.

IV. Auflösung des Bündels in sein Spektrum

Sobald der Kristall durch die kleine Stellschraube bewegt wird,
wird eine dünne Linie zur Rechten oder zur Linken erscheinen und diese
Linie wird schwächer und schwächer, wo sie weiter vom Durchstoßpunkt
des direkten Bündels entfernt ist. Für jede Stellung des Kristalles gibt
es eine bestimmte Wellenlänge, die auf dem Schirm als abgelenkt erscheint. Sobald der Kristall gedreht wird, werden alle verschiedenen
Wellenlängen, die im Spektrum vertreten sind, sichtbar, eine nach der
andern. Der Röntgenstrahl erscheint daher in sein Spektrum zerlegt,
welches sich vom gewöhnlichen optischen Spektrum dadurch unterscheidet, daß letzteres alle Wellenlängen zugleich zeigt, während das
erstere eine nach der andern erscheinen läßt.

Die Helligkeit des Fluoreszenzlichtes ist für die verschiedenen
Wellenlängen verschieden; sie hängt ab von der Intensität der gerade
erscheinenden Wellenlänge. Sobald die Linie des Fluoreszenzlichtes
sich von der Nullstellung wegbewegt, d. h. in der Richtung auf die längeren
Wellen zu, nimmt ihre Helligkeit schnell zu. Sobald die erwähnte Linie
von der Stellung maximaler Intensität gegen das langwellige Ende zu
sich bewegt, nimmt die Intensität langsam ab. Diese Tatsache ist von

größter Bedeutung, da sie zeigt, daß das Spektrum auf der Seite der kurzen Wellenlängen scharf begrenzt ist. Sobald die Linie sich gegen die Nullstellung zu bewegt, bemerkt man, daß sie an einem bestimmten Punkt plötzlich verschwindet. Nun ist dieser Punkt von Bedeutung, da er die kürzeste Wellenlänge repräsentiert. Diese Wellenlänge wird kürzer, wenn die Röhrenspannung erhöht wird.

V. Spektrometrische Härtemessung

Daß die spektrale Zerlegung des Strahlengemisches die einzige exakte Art der Härtemessung darstellt, war seit der Laueschen Entdeckung unmittelbar klar und wenn trotzdem die Methode bisher in die Praxis nicht allgemein Eingang gefunden hat, so lag der Grund in der Kompliziertheit der Spektralapparate, deren Handhabung ein bedeutendes Maß von Fertigkeiten und einen großen Zeitaufwand erforderte.

In dem hier angekündigten Instrument ist es durch eine Vereinfachung der Braggschen Versuchsanordnung gelungen, diese Schwierigkeiten zu überwinden und eine Konstruktion zu finden, deren Gebrauch auch für einen in physikalischen Messungen ganz Ungeübten mit keinerlei Schwierigkeiten verbunden ist. Das Spektrometer läßt das Röntgenspektrum direkt auf einem Leuchtschirm beobachten und ausmessen. Die Ausmessung erfolgt durch die Feststellung der kürzesten im Strahlengemisch enthaltenen Wellenlänge λ_0, durch die, wie Erfahrung und Theorie ergeben haben, die Zusammensetzung der Strahlung weitgehend festgelegt ist, so daß zwei Strahlungen, deren Spektren mit derselben Grenzwellenlänge beginnen, in der spektralen Zusammensetzung, also auch in der Härte bei gleicher Filterung miteinander identisch sind. Die Messung der Grenzwellenlänge geschieht in einfachster Weise dadurch, daß durch Drehen des Kristalls mit Hilfe eines Rades auf dem Schirm das Spektrum der Strahlung erzeugt wird. Dreht man den Kristall, so wandert eine in der Helligkeit wechselnde Linie entlang des Schirms. Die Linie entspricht in jeder Stellung einer anderen in der Strahlung enthaltenen Wellenlänge, die umso größer ist, je weiter die Linie vom Nullpunkt absteht. Man verfolgt die Linie bis zu ihrem Verschwinden am kurzwelligen Ende des Spektrums und stellt auf den Ort des Verschwindens eine der beiden Zeigermarken ein. Wiederholt man denselben Vorgang auf der anderen Seite des Nullpunktes, so gibt der an einer Teilung abgelesene Abstand der beiden Zeigermarken direkt die Grenzwellenlänge in Ångström-Einheiten an (1 AE $= 0{,}1\mu\mu$). Die Genauigkeit der Ablesung: 0,01 AE $= 0{,}001\mu\mu$. Mit Hilfe einer photographischen Zusatzeinrichtung kann die Genauigkeit auf 0,002 AE $= 0{,}0002\mu\mu$ gesteigert werden.

Der praktische Nutzen der spektrometrischen Härtemessung liegt darin, daß sie, wie aus dem Folgenden hervorgeht, eine exakte Methode der Tiefendosierung und der Radiographie ermöglicht.

Das neueste Modell gestattet, die Grenzwellenlänge auch auf photographischem Wege festzustellen. Zu diesem Zwecke ist eine Einrichtung vorgesehen, die es ermöglicht, dem Kristall eine solche Stellung zu geben, daß er irgend eine bestimmte Wellenlänge nebst den unmittelbar anschließenden Wellenlängen reflektiert. Wird beispielsweise die Grenzwellenlänge zu 0,10 AE gemessen, aber das Vorhandensein noch kürzerer Wellenlängen vermutet, so gibt man dem Kristall mit Hilfe einer Mikrometerschraube jene (an einer feinen Teilung ablesbare) Stellung, daß er die zwischen 0,09 und 0,10 AE liegenden Wellenlängen reflektiert. Sind Wellenlängen dieses Bereiches in der Strahlung vertreten, so genügt eine Exposition von etwa zwei bis drei Minuten, um auf einem hinter dem Leuchtschirmstreifen einschiebbaren Film eine deutliche Schwärzung hervorzurufen. Die Genauigkeit der Grenzwellenlängenbestimmung beträgt etwa 0,002 AE.

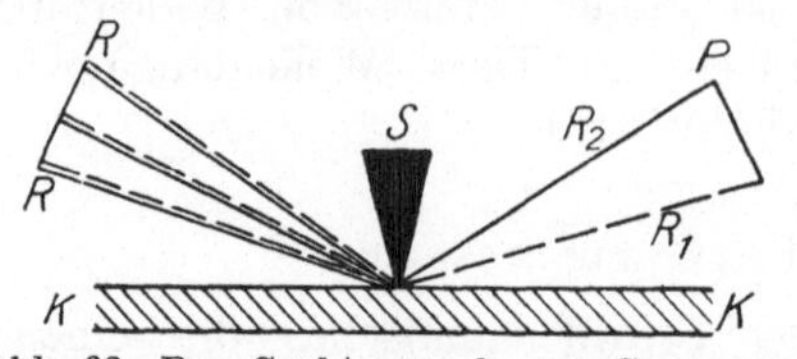

Abb. 62. Der Spektrograph von Seemann beruht auf den folgenden Prinzipien: Ein Keil aus Blei ruht mit seiner Kante auf dem Kristall $K K$, ein Röntgenstrahlenbündel passiert den engen Spalt zwischen dem Kristall und dem Keil, wird reflektiert ($R_1 R_2$) und die reflektierte Strahlung trifft die photographische Platte P; der Zwischenraum zwischen dem Kristall und dem Keil ist verstellbar und zur Erzielung scharfer Spektren muß der Spalt sehr eng sein. Durch eine mechanisch aufgedrückte uniforme Bewegung schwenkt das Instrument einen bestimmten Winkelraum ab, so daß die Röntgenstrahlung den Kristall in allen Winkeln trifft und jede Wellenlänge ihren optimalen Reflexionswinkel vorfindet. In der Gegend des streifenden Einfalles entsteht eine tiefe Schwärzung auf der photographischen Platte, nahe von dem Punkte des Eintretens der direkten Strahlung. Dies ist der Nullpunkt der Winkelskala des Kristalles.

Spektrograph von Seemann

Mittels des Apparates von Seemann kann man photographische Aufnahmen des gesamten Spektrums ausführen.

Der Spektrograph besteht aus einem Kopfteil E (Abb. 63), in welchen die Strahlung eintritt. In diesem Kopfteil befindet sich der beugende Kristall. Die Strahlen werden innerhalb der atomistischen Kristallstruktur in verschiedenen Winkeln abgebeugt, entsprechend ihrem Einfallswinkel und ihrer Wellenlänge. Hinter dem Kristall befindet sich ein Spalt mit einer Weite von ungefähr 0,5 mm. Jede individuelle Wellenlänge des ursprünglichen Strahles wird innerhalb des Kristalles nur in einem bestimmten Einfallswinkel abgebeugt und passiert das Diaphragma nur in einem bestimmten Winkel. Wenn daher der Kristall (Abb. 62) oszilliert, dann kann nur ein Strahl einer bestimmten Wellenlänge für jeden Einfallswinkel den Schlitz passieren. Diese Strahlen fallen auf verschiedene Stellen der photographischen Platte in der Kassette, die sich in der hinteren Kammer unter dem Visier V befindet, und erzeugen in der empfindlichen Emulsion die Spektren.

Die oszillierende Bewegung wird durch einen Uhrwerkmechanismus in C bewirkt.

Zwei Visierschlitze, von denen in der Figur nur der senkrechte, V, sichtbar ist, ein horizontaler und ein vertikaler, gestatten eine sorgfältige Adjustierung des Instrumentes mit Hilfe von Adjustierungsschrauben auf den Brennfleck der Antikathode der Röhre.

Die Kassette mit der photographischen Platte ist in der Kammer eingefügt, wobei die Plattenschicht gegen die Röhre schaut. Ein Verstärkungsschirm kann auf die Platte gelegt werden, um die Expositionszeit zu verkürzen. Jedes Spezialfilter, dessen Einfluß auf das Strahlengemisch erforscht werden soll, kann in den Gang der Strahlen gebracht werden.

Damit alle Ebenen des Kristalles durch die verschiedenen Stellungen der Reflexion gebracht werden, so daß reflektierte Strahlen von jedem Einfallswinkel den Schlitz passieren, befindet sich das ganze Instrument samt dem Kristall in einer oszillierenden Bewegung um das Zentrum des Diaphragmas oberhalb von D.

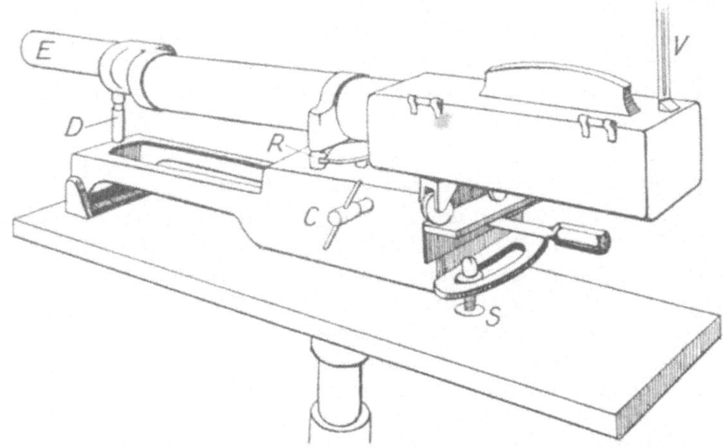

Abb. 63. Spektrograph von Seemann

E	Bleiglashülle, die den Kristall und den Spalt umgibt	D	Zapfen
V	Senkrechter Sucher	R	Bewegungsmechanismus
C	Uhrwerkgehäuse	S	Adjustierschraube

Die Röntgenstrahlen treten bei E ein, fallen auf den Kristall auf, werden reflektiert und passieren den Schlitz und die Röhre, fallen auf verschiedene Punkte der photographischen Platte in der Kammer entsprechend ihren Wellenlängen.

Handhabung

Der zusammengestellte Apparat ist in der Abb. 63 gezeigt. Der Spektrograph ist auf einem Dreifuß angebracht. Eine Röntgenröhre wird in ihrem Röhrenhalter aufgestellt und in der gewohnten Art mit der Maschine verbunden, die den Strom liefert. Der Kopfteil des Spektrographen E, der den Kristall enthält, wird nahe der Glaskugel der Röhre aufgestellt, aber im Falle von hohen Spannungen weit genug weg, um Funkenüberschläge zu verhindern.

Auf der Stirnseite des Spektrographen befinden sich zwei Grinsel (wie bei einem Gewehr), ein vertikales und ein horizontales, welche mit den beiden Visieren an dem rückwärtigen Ende des Spektrographen korrespondieren. Der Spektrograph, der zunächst vor die Röhre in ungefährer Zentrierung aufgestellt ist, wobei das Uhrwerk in Ruhe bleibt, wird dann sehr genau auf das Zentrum des Brennfleckes des Röhrenspiegels zentriert; für diese Adjustierung ist eine Stellschraube am rückwärtigen Ende des Spektrographen angebracht. Der Spektrograph soll nicht schief stehen, damit die oszillatorische Bewegung eine möglichst gleichmäßige sei. Die Plattenkassette ist in dem hinteren Teil aufgestellt, wobei die Plattenschichte dem Kristallende zugekehrt liegt. Die Platte oder der Film können mit einem Verstärkungsschirm gebraucht werden, wie in der Radiographie, um die Expositionszeit abzukürzen.

Die Expositionszeit ist abhängig von der Intensität der Strahlung der Röhre und von der Distanz des Spektrographen vom Brennfleck. Mit den Intensitäten, die man gewöhnlich in der Tiefentherapie anwendet, erfordert die Exposition eine Zeit von 20 bis 60 Minuten.

Dem Apparat sind zwei Diaphragmen beigegeben. Diese können in den Einschnitt vor die Kassette gebracht werden. Metallfilter oder anderes Material können in das Diaphragma eingelegt und die Absorption auf diese Weise studiert und verglichen werden. Das Diaphragma mit der Halbteilung kann gebraucht werden, um zwei Spektren, die von verschiedenen Strahlungsquellen herrühren, auf die Platte zu bringen, zum Zweck des Vergleiches verschiedener Röhren bei derselben Spannung oder gleicher Röhren bei verschiedenen Spannungen. Ein Aufnahmsgefäß für Flüssigkeiten oder auch feste Körper kann in den Gang der Strahlen gebracht werden, indem es in die Kammer vor die Kassette gestellt wird, und die Absorption von verschiedenen Wellenlängen studiert werden. In ähnlicher Weise kann die Empfindlichkeit von Röntgenstrahlenplatten, der Effekt von Verstärkungsschirmen auf die Wellen von verschiedenen Längen studiert werden.

Da der Kristall, der bei dieser Anordnung verwendet wird, ein kubisches Atomgitter haben muß, so müssen die vom Kristall abgelenkten Strahlen, nachdem sie das Diaphragma passiert haben, parallel sein, sobald sie auf die photographische Platte fallen. Spektrale Banden und Linien werden auf der Platte hervortreten und wenn die physikalischen Konstanten des Instrumentes bekannt sind, so kann die Lage jeder Wellenlänge leicht gefunden werden. Unter den physikalischen Konstanten, die vor allem die Gitterkonstante des Kristalls und der Abstand Kristall-Platte sind, ist der Abstand so gewählt, daß $1/_{100}$ AE einem Millimeter auf der Platte entspricht.

Die Reihenfolge der Wellenlängen, die von dem Instrument registriert werden, reicht bis zu den Strahlen, die von den modernsten Apparaten der Tiefentherapietechnik erzeugt werden. Es wird ein beugender Kristall verwendet, der die größte Dispersion des Spektrums für diese sehr harten Strahlen hat[1]). Die Ermittlung der kürzesten Wellenlänge im Spektrum ist die einzige richtige Messung der angelegten Röhrenspannung. Bei den Coolidgeröhren ist die Wellenlänge bloß abhängig vom Röhrenpotential. Durch die spektrographische Registrierung kann die Minimumwellenlänge bestimmt werden, wenn die Konstanten des Instrumentes bekannt sind. Eine genaue Skala, die entsprechend den Konstanten des jeweiligen Spektrographen angefertigt ist, wird mitgeliefert, an welcher die Wellenlänge direkt in Ångström-Einheiten abgelesen werden kann. Um die Wellenlänge zu bestimmen, wird das Spektrogramm auf die in AE fein geeichte Skala gelegt; die Wellenlänge kann dann leicht von der Skala abgelesen und daher die Spannung und die Strahlung, die Maschine und Röhre liefern, genau bestimmt werden. Die Reihe der Spannungen, die durch das Instrument bestimmt werden können, geht von 50 bis über 300 KV Scheitelspannung. Die Manipulation ist sehr einfach und erfordert keine mathematische Berechnung.

Die Schwärzung des Films hängt vom Betrag der absorbierten Energie ab, der seinerseits von der Intensität der Strahlungen von verschiedenen Wellenlängen abhängt. Die Stelle, wo die direkte Strahlung den Film trifft, ist eine dichte schwarze Linie, eine Zusammensetzung aller Komponenten der Strahlung. Diese ist der Nullpunkt. Die Grenze des Spektrums an der kurzwelligen Seite tritt scharf hervor. Diese kürzeste Wellenlänge schließt den Zwischenraum zwischen der Nullmarke und der Intensität der kürzesten Wellenlänge. Letztere zeigt nur eine schwache Intensität auf dem Film im Vergleich mit der stärksten Schwärzung, die sich z. B. im charakteristischen Linienspektrum, das vom grauen Hintergrund des kontinuierlichen Spektrums hervorragt, abhebt; der Ton des kontinuierlichen Spektrums verblaßt allmählich, so daß die Grenze an der langwelligen Seite, auf welche sich außerdem das Spektrum zweiter Ordnung lagert, unbestimmbar bleibt. Es gibt zwei Punkte in allen Spektrogrammen, in denen der Absorptionskoeffizient einen plötzlichen Wechsel erfährt, was

Abb. 64. Obiges Spektrogramm zeigt das gesamte Bremsspektrum; das linksseitige Ende ist die Grenzkomponente, die als kurze Komponente der Planck-Einsteinschen Gleichung entsprechend von der Scheitelspannung abhängt; das rechtsseitige Ende stellt die weichste Komponente dar. Die Aufnahme erfolgte ohne Röhrenfilter, es wurde kein Verstärkerschirm verwendet. Die beiden Liniengruppen hervorstechender Intensität entsprechen der Eigenstrahlung des Antikathodenmetalles, wobei die linksseitige Gruppe das Spektrum erster Ordnung, die schwächere rechtsseitige Gruppe das Spektrum zweiter Ordnung darstellt.

---

[1]) Ein Beugungskristall von Kochsalz wird deshalb gewäblt, weil seine Auflösungskraft größer ist als diejenige von beispielsweise Kalzit oder Gips und so ist das Spektrogramm mehr in die Länge gezogen. Die Wirksamkeit der Reflexion hängt von einer Zahl von Faktoren ab, von dem Betrag der Beugung an jedem Atom, von der Größe des Glanzwinkels, der Absorption der Strahlen im Kristall und der Wärmebewegung der Atome.

sich durch eine deutliche Änderung in der Dichte auf der photographischen Schicht zeigt. Diese Punkte liegen bei 0,485 und 0,918 Ångström-Einheiten. Sie stammen von der selektiven Absorption des Silbers und des Broms in der Emulsion.

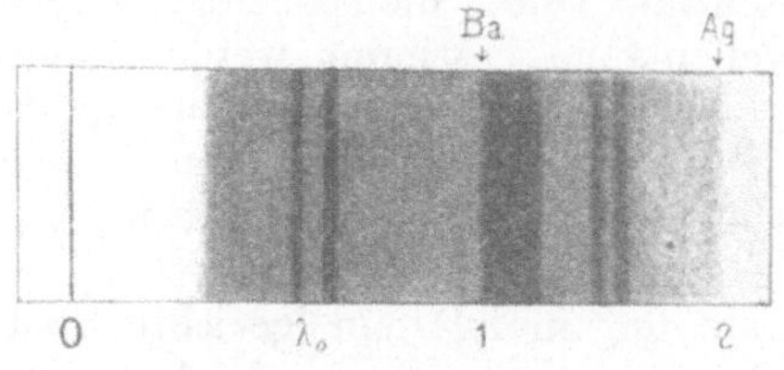

Abb. 65. Obige Abbildung zeigt abermals das Bremsspektrum, an dem wir aber weitere Eigentümlichkeiten bemerken. Zunächst fallen wieder die beiden Eigenspektren erster und zweiter Ordnung auf, die vom Antikathodenmaterial herrühren. Ferner sehen wir auf der langwelligen Seite einen Sprung in der Intensität, der von der unstetigen Zunahme der Silberabsorption in der Emulsion der Platte abhängt; dieser Absorptionssprung liegt bei $\lambda = 0,490$ Ångström-Einheiten und macht sich dadurch bemerkbar, daß mit kürzer werdender Wellenlänge die Schwärzung intensiver wird, da das Bromsilber dann in erhöhtem Maße absorbiert.
Ferner sehen wir eine zweite Kante, deren Charakteristik darin liegt, daß im Gegensatz zur ersten die Schwärzung rechts von dieser Kante größer, links von ihr kleiner ist, so daß die kurzwelligen Strahlen hier als weniger wirksam zutage treten als die langwelligen; diese anomale Filterung rührt von dem Durchgang der Röntgenstrahlung durch bariumhältiges Glas der Röntgenröhre her.

Die Bestimmung der Spannung aus dem Spektrogramm

In den Abb. 64 bis 70 bedeutet die linksseitige Grenze das kurzwellige Ende. Außerdem sehen wir auf allen Abbildungen die charakteristischen Linien der Röntgen-Strahlung, die letztere aus je 2 Linien bestehend (α- und β-Dubletten verschwimmen ineinander). Zunächst messe man die Distanz zwischen den Dubletten (als einzelne Linien bezeichnet) der ersten Ordnung und bezeichne sie mit d_1. Nun messe man die Distanz zwischen dem kurzwelligen Ende des Spektrums und der Grenze des distalen Dubletts, nenne sie d_2. Nun ist es bekannt, daß die Wellenlänge des distalen Dubletts von Wolfram 0,21 und des proximalen Dubletts ungefähr 0,18 beträgt. Die Differenz beträgt 0,03 und entspricht einer bestimmten Distanz, daher beträgt die Differenz zwischen der Wellenlänge des distalen K-Dubletts und der kürzesten Wellenlänge d_2/d_1, multipliziert mit 0,03, und die kürzeste Wellenlänge selbst hat die Länge

$$0,21 - 0,03 \times \frac{d_2}{d_1}.$$

So können diese spektroskopischen Messungen für die Bestimmung der maximalen Spannung verwendet werden, durch die die jeweilige Strahlung erhalten wurde.

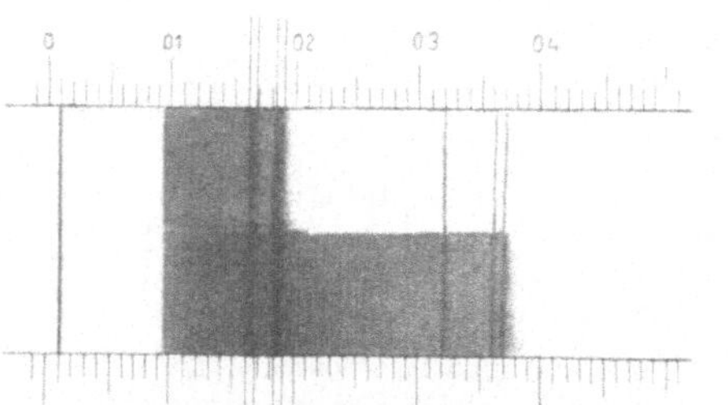

Abb. 66. Obige Abbildung zeigt den Vergleich zweier Spektrogramme, deren jedes von der gleichen Spannung (das ist gerade die Anregungsspannung des K-Scrien-Dubletts) erregt wird, deren Filterung sich aber in dem Sinne unterscheidet, daß das obere Spektrum stärker (1,2 mm Cu) gefiltert ist als das untere (0,6 mm Cu).

Der Planck-Einsteinschen Relation zufolge gilt also für diese Spannung:

$$V = \frac{12{,}400}{\text{kürzeste Wellenlänge in AE}}, \qquad V = \frac{12{,}400}{0{,}21 - 0{,}03\,\dfrac{d_2}{d_1}}.$$

Die Abb. 64 bis 70 sind Beispiele von Spektrogrammen, die mit dem Seemann-Spektrographen aufgenommen sind.

Magnetische Spektren

De Broglie und Whiddington haben die Eigentümlichkeiten der Elektronen studiert, die beim Einfall von Röntgenstrahlung auf Metallatome abgeschleudert werden. Wenn ein Bündel charakteristischer Röntgenstrahlung von bekannter Frequenz, z. B. von einer Wolfram-Antikathode, auf eine präparierte Metalloberfläche, z. B. von Silber fällt, so haben die Elektronen, die infolgedessen aus dem Silber abgeschleudert werden, nicht alle die gleichen Beträge von Energie, wie Barkla zuerst festgestellt hat. Sie haben verschiedene Geschwindigkeiten und durch Anlegung eines geeigneten magnetischen Feldes kann das ursprüngliche Bündel von Elektronen in verschiedener Weise abgelenkt und so in ein magnetisches Spektrum ausgebreitet werden. Ein fokusierender Apparat kommt in Anwendung, durch den alle Elektronen derselben Geschwindigkeit auf denselben Teil der photographischen Platte konzentriert werden, so daß jede Linie im Spektrum einer Gruppe von Elektronen entspricht, die eine bestimmte Geschwindigkeit besitzen. Die Deutung dieser Spektren zeigt, daß das Phänomen dem allgemeinen Gesetz der photoelektrischen Effekte gehorcht, indem die Geschwindigkeit und daher auch die Energie der abgeschleuderten Elektronen nur von der Frequenz abhängt und nicht von der Intensität der erregenden Röntgenstrahlung. Es zeigt sich auch, daß Strahlung von der Frequenz v, die eines der Elektronen trifft (die den Atomkern umgeben und in einer gewissen Zahl von Schalen verteilt sind, jede charakterisiert durch die Arbeit, die notwendig ist, um es loszulösen und an die äußere Hülle des Atoms zu bringen), einen Energiebetrag in der Größe von $h\,v$ mitteilt, um das Elektron vom Atom herauszu-

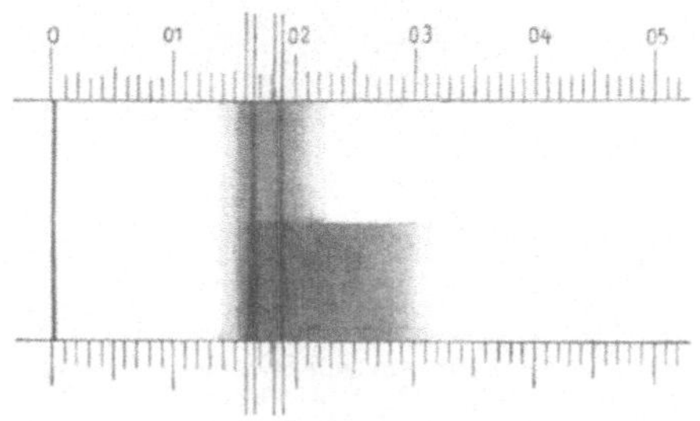

Abb. 67. Ein Vergleich der Abb. 67 mit der Abb. 66 zeigt, daß hier die Spannung eine größere ist, wodurch nicht nur die Intensität des Eigenspektrums erhöht ist, sondern vor allem die des gesamten Bremsspektrums. Die Filterungen sind dieselben wie in Abb. 59. Die Intensität der unteren Strahlung dieser Abbildung ist etwa zehnmal so groß als die der oberen in Abb. 66.

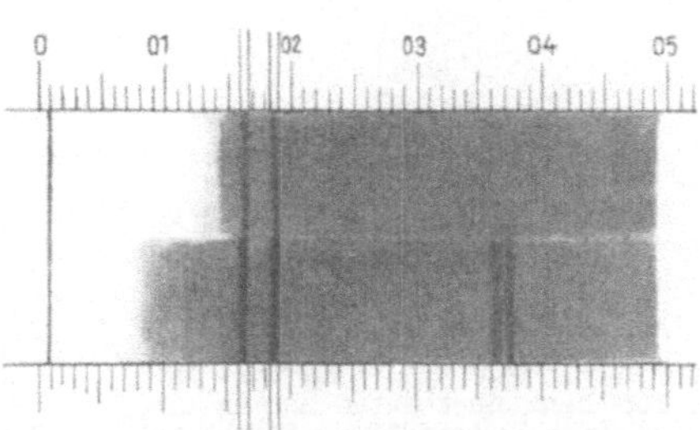

Abb. 68. Obige Abbildung zeigt zwei Aufnahmen, von denen die obere bei einer Spannung von 88 KV Scheitelwert, die untere bei einer solchen von 137 KV aufgenommen wurde. Die Filterung ist die gleiche. Man beachte besonders, wie eben schon allein die Steigerung der Spannung zu einer bedeutenden Vermehrung der gesamten Intensität und der des Eigenspektrums führt.

ziehen. Es ist klar, daß das Korpuskel, einmal gelöst vom Atomverband, eine resultierende Energie im Betrage $h\nu - Wk$ besitzen wird, wobei die Energie der Loslösungsarbeit aus einem bestimmten Niveau mit den Buchstaben Wk bezeichnet wird.

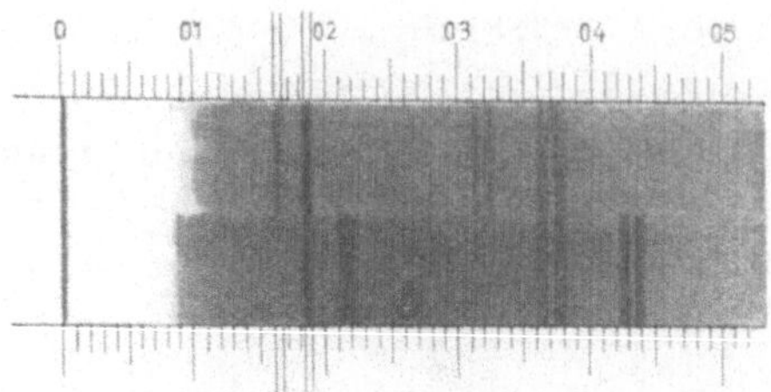

Abb. 69. Obige Abbildung zeigt neben dem schon beachteten Unterschied der Wirkung verschiedener Spannungen den Unterschied in der Strahlung verschiedener Antikathodenmaterialien. Er zeigt sich in der verschiedenen Lage der Eigenspektren im Spektralband. Die Eigenstrahlung des Platins ist kürzer, als die des Tantals.
Außerdem ist beim Tantal die Anregungsgrenze einerseits durch die weichere Eigenstrahlung des Tantals, anderseits durch die Erhöhung der Spannung stärker überschritten (die Anregungswellenlänge unterschritten), so daß, wie namentlich aus dem Spektrum zweiter Ordnung ersichtlich, die Eigenstrahlung des Tantals erheblich stärker erscheint.

Hierin bedeutet natürlich h die Plancksche Konstante, und die endliche Energie eines Elektrons ist diejenige, die man experimentell durch die magnetische Ablenkung feststellt. Wenn nicht $h\nu$ größer ist als W (die Loslösungsarbeit), dann ist die Strahlung nicht imstande, Elektronen aus der in Betracht kommenden Region des Atoms loszulösen. Wenn nicht eine Antikathode verwendet wird, für die die Frequenz der charakteristischen Strahlung groß genug ist

im Verhältnis zu wenigstens einigen Energiebeträgen, erforderlich zur Abspaltung von Elektronen aus dem bestrahlten Metall, so erscheint kein magnetisches Spektrum. Mit einer Coolidgeröhre, als der Quelle von Röntgenstrahlen, war es nicht möglich, $h\nu$ groß genug zu machen, um die tiefer sitzenden Elektronen im Metallatome von hohem Atomgewicht loszulösen; aber die Anwendung von Gamma-Strahlen mit ihrer viel größeren Frequenz hat Ellis in die Lage versetzt, den Prozeß auf diese Regionen auszudehnen und auch in diesem Falle die Gültigkeit der allgemeinen Relation zu beweisen.

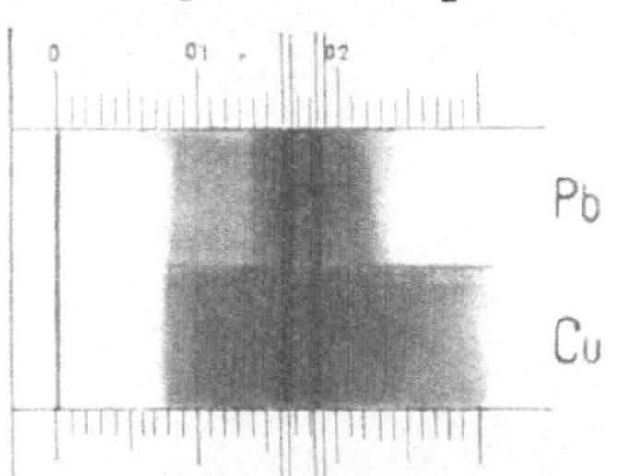

Abb. 70. Obige Abbildung zeigt den Unterschied einer durch Kupfer und einer durch Blei gefilterten Strahlung. Was das Bleiglasfilter betrifft, so ist besonders hervorzuheben, daß seine Schädlichkeit für therapeutische Zwecke dadurch in Erscheinung tritt, daß es offensichtlich die harten Strahlen, die kurzwelliger sind als die Anregungsgrenze des Bleies, stärker filtert als die weichen Strahlen. Somit wirkt es als abnormales Filter, weshalb vor seinem Gebrauch gewarnt werden muß. Das Kupferfilter ist so bemessen, daß es rechts von der K-Strahlung des Antikathoden materials die gleiche Absorption hat wie das Bleifilter.

Die Linien in den magnetischen Spektren sind gewöhnlich zusammengesetzt. Das rührt von der Tatsache her, daß die verwendeten Röntgenstrahlen selten monochromatische sind, da die charakteristische Strahlung der Antikathode verschiedene Komponenten aufweist.

Die Methode dient zur Messung der Frequenz und der Wellenlänge der Röntgenstrahlung ohne Zuhilfenahme eines Kristalls. Auf diese Weise ist ein Mittel gegeben, die Kristallgitterkonstanten zu bestimmen, die die Basis für die Röntgenstrahlenanalyse abgeben.

Zusammenfassung

Es wurde die Bestimmung der Wellenlänge der Röntgenstrahlung ihrer großen Wichtigkeit halber in der theoretischen und praktischen Betrachtung der Röntgentherapie sehr betont. Sie stellt eine direkte, einfache, wohldefinierte Messung der Qualität dar und ist jeder indirekten Messung überlegen.

Elftes Kapitel

Absorption

Die Energie der Strahlung setzt sich in der Materie in andere Energieformen um. Eine dieser Verwandlungsformen, die Erregung von charakteristischer Strahlung des Atoms, ist schon betrachtet worden. Die andere Form der Energieverwandlung soll nun unter dem Gesichtspunkt der Absorption betrachtet werden.

Ein Teil der Röntgenstrahlenenergie wird beim Durchgang durch Materie absorbiert und ein Teil zerstreut oder von seiner ursprünglichen Richtung abgelenkt.

Es gibt zwei Arten der Schwächung:

a) die Schwächung, die von der Streuung herrührt,

b) die wahre Absorption.

Zusammen bilden sie die totale Schwächung.

Der Betrag der Absorption hängt ab vom Charakter der absorbierenden Substanz, seiner Dichte und der Wellenlänge der Röntgenstrahlen. Die Qualität der Strahlen kann somit durch ihre Absorption in einer Substanz von definierter Dicke gemessen werden. Aluminium ist ein Element, das gewöhnlich für diesen Zweck gebraucht wird. Eine monochromatische Strahlung kann charakterisiert werden durch ihren Absorptionskoeffizienten. Bei einer heterogenen Strahlung kann nur ein durchschnittlicher Schwächungskoeffizient angegeben werden[1].

Der relative Wert von μ ist groß für weiche Strahlen und gering für sehr harte Strahlung und variiert mit dem absorbierenden Material.

Die Absorption einer monochromatischen Strahlung ist proportional der vierten Potenz der Atomnummer und der dritten Potenz der Wellenlänge, und kann daher folgendermaßen ausgedrückt werden:

$$\mu = k\,\lambda^3\,N^4,$$

---

[1] Man unterscheidet zwei Absorptionskoeffizienten, den linearen und den Massenkoeffizienten. Der letztere ist ein Maß der Absorption in der Masseneinheit des Materials: er wächst mit dem Atomgewicht des absorbierenden Materials.

7*

wobei k eine Konstante bedeutet[1]). Wenn daher z. B. die Wellenlänge zweier Strahlungen 0,3 und 0,6 sind, so verhalten sich ihre Absorptionen wie 1 : 8.

Absorptionskoeffizient

Eine Strahlung kann auch charakterisiert werden durch ihr Durchdringungsvermögen durch eine gegebene Dicke von Substanz unter fixierten Bedingungen, ausgedrückt in Prozenten der einfallenden Strahlung. Wenn daher beispielsweise die Intensität an der Oberfläche 100 beträgt, festgesetzte Bedingungen angenommen, und wenn die Intensität unter 10 cm Wasser

Tabelle 13. Absorptionskoeffizienten der Röntgenstrahlen in verschiedenen Metallen weicher Strahlung gegenüber (Pohl)

Metall	Atomgewicht	μ
Aluminium	27,1	2,52
Eisen	55,9	57,75
Kupfer	63,6	72,09
Zink	65,4	60,48
Silber	107,9	185,85
Zinn	119,0	129,21
Platin	195,2	473,0
Gold	197,2	540,4
Quecksilber	200,0	316,8
Blei	207,1	249,7

25 beträgt, so ist das Durchdringungsvermögen der betreffenden Strahlung mit 25% anzusetzen. Bei einer weniger durchdringenden Strahlung würde unter den gleichen Bedingungen die Dosis in der Tiefe weniger als 25% betragen. Die sogenannte prozentuelle Tiefendosis charakterisiert daher die Qualität der Strahlung.

---

[1]) Wenn Röntgenstrahlung eine homogene Strahlung wäre, so würde die Absorption in einem Medium dem Exponentialgesetz folgen:

$R/100 = e^{-\mu d}$. Hiebei bedeutet R den prozentuellen Anteil der einfallenden Strahlung, die durch das Medium absorbiert wird; μ den Absorptionskoeffizienten; d die Dicke des durchstrahlten Mediums; e ($= 2{,}72$) ist die Basis des Systems der natürlichen Logarithmen. Nun aber existiert eine solche Homogenität nicht. Die Röntgenstrahlung besteht vielmehr aus einem kontinuierlichen Spektrum, dessen Intensität stellenweise durch das charakteristische Linienspektrum der Antikathode erhöht ist, und kein so wohldefiniertes Gesetz kann hier in Anwendung kommen. Im allgemeinen wächst der Wert von μ, der Absorptionskoeffizient, mit dem Atomgewicht des Mediums.

Für eine homogene Strahlung beträgt das Verhältnis der durchgelassenen zur gesamten Strahlung beim Durchgang durch eine Lage der Dicke $d : e^{-\mu d}$. Beim wahren Absorptionskoeffizienten μ ist der Verlust, der dem Streukoeffizienten zuzuschreiben ist, abgezogen. Der Streukoeffizient, dividiert durch die Atomnummer, gibt den Streukoeffizienten für das Atomgewicht (in gr.).

Tabelle 14. Absorptionskoeffizienten harter Röntgenstrahlen im Wasser und Aluminium

Sekundär-spannung in KV	Röhren-strom in MA	Filterdicke in mm	μ des Wassers	μ des Alumi-niums	Äquivalente Aluminiumstärke	
					für 5 cm H_2O	für 10 cm H_2O
152,1	2	0,5 Cu + 1 Al	0,177	0,507	1,75	3,5
162,3	2	0,5 Cu + 1 Al	0,166	0,474	1,73	3,5
179,5	2	0,8 Cu + 1 Al	0,150	0,429	1,76	3,5
202,1	2	1,3 Cu + 1 Al	0,141	0,403	1,75	3,5

(Lorenz und Rayewsky)

Die Absorption der Röntgenstrahlung, sei es im Filter oder im Gewebe des menschlichen Körpers, kann auf Grund der Tabellen 17, 18, 19 berechnet werden.

Man gehe nun auf folgende Weise vor:

Man multipliziere die vierte Potenz der Atomnummer (Tab. 15) derjenigen Substanz, deren Absorption man zu errechnen wünscht, mit dem Kubus der Wellenlänge, dann multipliziere man dieses Produkt mit der Zahl 0,00658. Zu diesem Produkt addiere man die Zahl 0,14. Dann multipliziere man diese Summe mit der Dichte der Substanz, angegeben in Gramm pro Kubikzentimeter, und das resultierende Produkt wird eine Zahl sein, die die Intensitätsabnahme der betreffenden Strahlung pro Zentimeter Dicke des betrachteten Materials angibt, somit der Absorptionskoeffizient (Abb. 16).

Um diese Zahl gebrauchen zu können, multipliziere man sie mit der in Zentimetern angegebenen Dicke des Filters oder des Gewebes. Die resultierende Zahl suche man in der Kolonne, die mit der Aufschrift $\mu\,d$ bezeichnet ist. Nicht jede Zahl wird sich in dieser Kolonne finden. Nehmen wir an, daß dieses endliche Produkt oder der Koeffizient gefunden wurde als 2,56. Man gehe die Kolonne herunter, bis 2,5 gefunden ist; dann folge man in gleicher Höhe einer Linie, bis man eine Kolonne erreicht, die den Kopf trägt 0,06. Dort findet man die Zahl 0,0773, die die Intensität der Reststrahlung anzeigt, die nach dem Durchgang durch die betreffende Materie übrig bleibt. Diese Zahlen sind natürlich Brüche.

Beim oben gebrachten Beispiel zeigt sich, daß ungefähr $7\frac{3}{4}\%$ der ursprünglichen Strahlung übrig bleiben oder, anders ausgedrückt, daß $92\frac{1}{4}\%$ beim Durchgang durch das Filter oder durch die betreffende Gewebedicke absorbiert wurden.

Wenn es beispielsweise aus Vergleichsgründen erwünscht sein sollte, die Absorption allein zu betrachten und die Streuung der Strahlung

Tabelle 15. Die Elemente, nach Atomnummern geordnet. Internationale Atomgewichte von 1918, O = 16. Die internationalen Atomgewichte werden jährlich von einem internationalen Komitee von Chemikern festgesetzt

Atomnummern	Atomgewichte $O = 16$	Elemente	Symbol	Atomnummern	Atomgewichte $O = 16$	Elemente	Symbol
1	1,008	Wasserstoff	H	44	101,7	Ruthenium	Ru
2	4,00	Helium	He	45	102,9	Rhodium	Rh
3	6,94	Lithium	Li	46	106,7	Palladium	Pd
4	9,1	Beryllium	Be	47	107,88	Silber	Ag
5	10,9	Boron	B	48	112,40	Kadmium	Cd
6	12,005	Kohlenstoff	C	49	114,8	Indium	In
7	14,08	Stickstoff	N	50	118,7	Zinn	Sn
8	16,0	Sauerstoff	O	51	120,2	Antimon	Sb
9	19,0	Fluor	F	52	127,5	Tellur	Te
10	20,2	Neon	Ne	53	126,92	Jod	J
11	23,0	Natrium	Na	54	130,2	Xenon	Xe
12	24,32	Magnesium	Mg	55	132,81	Caesium	Cs
13	27,1	Aluminium	Al	56	137,37	Barium	Ba
14	28,3	Silizium	Si	57	139,0	Lanthan	La
15	31,04	Phosphor	P	58	140,25	Cer	Ce
16	32,06	Schwefel	S	59	140,9	Praseodymium	Pr
17	35,46	Chlor	Cl	60	144,3	Neodymium	Nd
18	39,88	Argon	A	62	150,4	Samarium	Sa
19	39,10	Kalium	K	63	152,0	Europium	Eu
20	40,07	Kalzium	Ca	64	157,3	Gadolinium	Gd
21	45,1	Scandium	Sc	65	159,2	Terbium	Tb
22	48,1	Titan	Ti	66	162,5	Dysprosium	Dy
23	51,0	Vanadium	V	67	163,5	Holm	Ho
24	52,0	Chrom	Cr	68	167,7	Erbium	Er
25	54,93	Mangan	Mn	69	168,5	Thulium	Tm
26	55,84	Eisen	Fe	70	173,5	Ytterbium (Neo.)	Yb
27	58,97	Kobalt	Co	71	175,0	Lutecium	Lu
28	58,68	Nickel	Ni	73	181,5	Tantal	Ta
29	63,57	Kupfer	Cu	74	184,0	Wolfram	W
30	65,37	Zink	Zn	76	190,9	Osmium	Os
31	69,9	Gallium	Ga	77	193,1	Iridium	Ir
32	72,5	Germanium	Ge	78	195,2	Platin	Pt
33	74,96	Arsen	As	79	197,2	Gold	Au
34	79,2	Selen	Se	80	200,6	Quecksilber	Hg
35	79,92	Brom	Br	81	204,0	Thallium	Tl
36	82,92	Krypton	Kr	82	207,20	Blei	Pb
37	85,45	Rubidium	Rb	83	208,0	Wismut	Bi
38	87,63	Strontium	Sr	86	222	Radium Eman. (Niton)	Nt
39	89,33	Yttrium	Y				
40	90,6	Zirkonium	Zr	88	226,0	Radium	Ra
41	93,1	Niobium	Nb	90	232,15	Thorium	Th
42	96,0	Molybdän	Mo	92	238,2	Uran	U

Tabelle 16. Atomgewichte und Dichten der Elemente

Element	Atomgewicht	Dichte Gramm pro cm³	Element	Atomgewicht	Dichte Gramm per cm³	Element	Atomgewicht	Dichte Gramm pro cm³
Al	27	2,70	He	4	0,08987[1]	Rb	85	1,532
Sb	120	6,62	H	1	0,1781[1]	Ru	102	12,3
A	40	1,78[1]	In	115	7,12	Sa	150	7,8
As	75	5,73	I	127	4,95	Sc	44	—
Ba	137	3,75	Ir	193	22,41	Se	79	4,5
Be	9	1,93	Fe	56	7,86	Si	28	2,3
Bi	208	9,80	Kr	83	3,708[1]	Ag	108	10,5
B	11	2,50	La	139	6,12	Na	23	0,971
Br	80	3,10	Pb	207	11,37	Sr	88	2,54
Cd	112	8,64	Li	7	0,534	S	32	2,07
Cs	133	1,87	Lu	175	—	Ta	181	16,6
Ca	40	1,55	Mg	24	1,74	Tc	127	6,25
C			Mn	55	7,39	Tb	159	—
Diamant	12	3,52	Hg	201	13,56	Ti	204	11,9
Graphit		2,3	Mo	96	10,0	Th	232	11,3
Gaskarbon		1,9	Nd	144	6,96	Tm	168	—
Ce	140	6,92	Ne	20	0,900[1]	Sn	119	7,29
Cl	35	3,23[1]	Ni	59	8,9	Ti	48	4,50
Cr	52	6,50	Nb	93	12,75	W	184	18,8
Co	59	8,6	N	14	1,2507[1]	U	238	18,7
Cu	64	8,93	Os	191	22,5	V	51	5,5
Dy	162	—	O	16	1,429[1]	Xe	130	5,351[1]
Er	168	4,77	Pd	107	11,4	Yb	174	—
Eu	152	—	P	31	2,2	Y	89	3,8
F	19	1,69[1]	Pt	195	21,5	Zn	65	7,1
Gd	157	—	K	39	0,862	Zr	91	4,15
Ga	70	5,95	Pr	141	6,48			
Ge	72	5,47	Ra	226	—	Papier	—	1,0
Au	197	19,32	Rh	103	12,44			

[1] Gramm pro Liter bei 0° Celsius und 760 mm

zu vernachlässigen, so gehe man ebenso wie eben beschrieben vor, mit der Ausnahme, daß man in der Rechnung die Zahl 0,14 nicht hinzufügt, nachdem die Multiplikation der Kuben der Atomnummer und der Wellenlänge und der Zahl 0,00658 ausgeführt ist.

Die Berechnungen in der Tabelle 19 sind bis zu einem Punkt ausgeführt, wo die Intensität der restlichen Strahlung nur mehr $^1/_{100}$ Prozent der ursprünglichen Strahlung beträgt. Quantitäten, die kleiner sind als dieses Hundertstel, können offenbar bereits vernachlässigt werden.

Eine eigene Rechnung muß für jede Wellenlänge und jede Substanz angestellt werden. Die gegebene Regel gilt nur, wenn die Wellenlänge kürzer ist als die Wellenlängen der charakteristischen Strahlung der absorbierenden Substanz. Jedes Element hat mehr als eine charakteristische Strahlung und die Ausnahme gilt für die K-Strahlung. Wenn

ein Wolframfilter als absorbierende Substanz verwendet wird, so gilt
die Regel für solche Wellenlängen der Strahlung, die kürzer sind
als 0,18 AE. Bei Kupfer gilt die Regel für jede Wellenlänge, die kürzer
ist als 1,3 AE. Es ist daher klar, daß das Filter eine Substanz mit
langwelliger Eigenstrahlung sein muß, soll der Geltungsbereich des
Gesetzes erhalten bleiben.

Messung durch selektive Absorption

Eine Anzahl von Skalen wurde konstruiert, die auf der selektiven
Absorption der Strahlen verschiedener Wellenlänge durch Metalle basieren.
Silber und andere Metalle, deren Atomgewicht bei 100 liegt, absorbieren die
Strahlen von langen Wellenlängen nicht wesentlich stärker als die der kurzen
Wellenlängen. Silber absorbiert die härteren Strahlen, für welche
$\lambda < 0{,}485$ AE. selektiv, und absorbiert nur die weicheren Strahlen regulär,
während die Absorptionskraft des Aluminiums mit der Qualität der Strahlung
so variiert, daß die weichen Strahlen stärker absorbiert werden als die mittleren oder harten. (Die K-Strahlung des Aluminiums hat eine so lange Wellenlänge, daß sie praktisch in das Problem nicht eingeht.)
So wurde durch den Vergleich der Absorption einiger Lagen Aluminium
mit derjenigen einer bestimmten Silberdicke eine willkürlich definierte
Skala hergestellt; verglichen werden die Intensitäten der Fluoreszenz der
austretenden Strahlung oder die photographischen Schwärzungen. Röntgen
selbst war der erste, der dieses Prinzip der Konstruktion einer Skala an-
wandte. Er verwendete Aluminium und Platin. Der Härtemesser von
Benoist besteht aus einer dünnen Silberscheibe (0,11 mm dick), die von
zwölf numerierten Aluminiumsektoren (Dicke 1 bis 12 mm) umgeben ist,
angeordnet in arithmetischer Progression. Walter modifizierte die Skala
von Benoist, indem er sechs Aluminiumsektoren an Stelle von zwölf verwendete. Die Dicke der Aluminiumstufen in den sechs Feldern beträgt 2, 2,4,
3,2, 4,4, 6,0 und 8 mm. Der Wehneltmesser ist in seinem Konstruktionsprinzip
ähnlich der Benoistskala; nur ist bei letzterem ein Aluminiumkeil an Stelle
von abgestuften Sektoren verwendet und das Silber ist als Streifen geformt.

Tabelle 17. Für Werte von μd von 0.0000 bis 0.0999

$I = I_0\,e^{-\mu d}$. Die Tabelle gibt den Zusammenhang zwischen I/I_0 und μd.
Z. B.: Wenn $\mu d = 0.693$ so ist $I/I_0 = 0{,}5$. e $= 2{,}71828$

μd	0	0,001	0,002	0,003	0,004	0,005	0,006	0,007	0,008	0,009
0,00	1,000	0,9990	0,9980	0,9970	0,9960	0,9950	0,9940	0,9930	0,9920	0,9910
0,01	0,9900	0,9891	0,9881	0,9871	0,9861	0,9851	0,9831	0,9841	0,9822	0,9812
0,02	0,9802	0,9792	0,9782	0,9773	0,9763	0,9753	0,9743	0,9734	0,9724	0,9714
0,03	0,9704	0,9695	0,9685	0,9675	0,9666	0'9656	0,9646	0,9637	0,9627	0,9618
0,04	0,9608	0,9598	0,9589	0,9579	0,9570	0,9560	0,9550	0,9531	0,9531	0,9522
0,05	0,9512	0,9502	0,9493	0,9484	0,9474	0,9465	0,9455	0,9446	0,9436	0,9427
0,06	0,9418	0,9408	0,9399	0,9389	0,9371	0,9371	0,9361	0,9352	0,9343	0,9333
0,07	0,9324	0,9315	0,9305	0,9296	0,9287	0,9277	0,9268	0,9259	0,9250	0,9240
0,08	0,9231	0,9222	0,9213	0,9204	0,9194	0,9185	0,9176	0,9167	0,9158	0,9148
0,09	0,9139	0,9130	0,9121	0,9112	0,9103	0,9094	0,9085	0,9076	0,9066	0,9057

Tabelle 18. Für Werte von μd von 0,100 bis 2,999

μ d	0	0,01	0,02	0,03	0,04	0,05	0,06	0,07	0,08	0,09
0,1	0,9048	0,8958	0,8869	0,8781	0,8694	0,8607	0,8521	0,8437	0,8353	0,8270
0,2	0,8187	0,8106	0,8025	0,7945	0,7866	0,7788	0,7711	0,7634	0,7558	0,7483
0,3	0,7408	0,7334	0,7261	0,7189	0,7118	0,7047	0,6977	0,6907	0,6839	0,6771
0,4	0,6703	0,6637	0,6570	0,6505	0,6440	0,6376	0,6313	0,6250	0,6188	0,6126
0,5	0,6505	0,6005	0,5945	0,5886	0,5827	0,5769	0,5712	0,5655	0,5599	0,5543
0,6	0,5488	0,5434	0,5379	0,5326	0,5273	0,5220	0,5169	0,5117	0,5066	0,5016
0,7	0,4966	0,4916	0,4868	0,4819	0,4771	0,4724	0,4677	0,4630	0,4584	0,4538
0,8	0,4493	0,4449	0,4404	0,4360	0,4317	0,4274	0,4232	0,4190	0,4148	0,4107
0,9	0,4066	0,4025	0,3985	0,3946	0,3906	0,3867	0,3829	0,3791	0,3753	0,3716
1,0	0,3679	0,3642	0,3606	0,3570	0,3535	0,3499	0,3465	0,3430	0,3396	0,3362
1,1	0,3329	0,3296	0,3263	0,3230	0,3198	0,3166	0,3135	0,3104	0,3073	0,3042
1,2	0,3012	0,2982	0,2952	0,2923	0,2894	0,2865	0,2837	0,2808	0,2780	0,2753
1,3	0,2725	0,2698	0,2671	0,2645	0,2618	0,2592	0,2567	0,2541	0,2516	0,2491
1,4	0,2466	0,2441	0,2417	0,2393	0,2369	0,2346	0,2322	0,2299	0,2276	0,2254
1,5	0,2231	0,2209	0,2187	0,2165	0,2144	0,2122	0,2101	0,2080	0,2060	0,2039
1,6	0,2019	0,1999	0,1979	0,1959	0,1940	0,1920	0,1901	0,1882	0,1864	0,1845
1,7	0,1827	0,1809	0,1791	0,1773	0,1755	0,1738	0,1720	0,1703	0,1686	0,1670
1,8	0,1653	0,1637	0,1620	0,1604	0,1588	0,1572	0,1557	0,1541	0,1526	0,1511
1,9	0,1496	0,1481	0,1466	0,1451	0,1437	0,1423	0,1409	0,1395	0,1381	0,1367
2,0	0,1353	0,1340	0,1327	0,1313	0,1300	0,1287	0,1275	0,1262	0,1249	0,1237
2,1	0,1225	0,1212	0,1200	0,1188	0,1177	0,1165	0,1153	0,1142	0,1130	0,1119
2,2	0,1108	0,1097	0,1086	0,1075	0,1065	0,1054	0,1044	0,1033	0,1023	0,1013
2,3	0,1003	0,0993	0,0983	0,0973	0,0963	0,0954	0,0944	0,0935	0,0926	0,0916
2,4	0,0907	0,0898	0,0889	0,0880	0,0872	0,0863	0,0854	0,0846	0,0837	0,0829
2,5	0,0821	0,0813	0,0805	0,0797	0,0789	0,0781	0,0773	0,0765	0,0758	0,0750
2,6	0,0743	0,0735	0,0728	0,0721	0,0714	0,0707	0,0699	0,0693	0,0686	0,0679
2,7	0,0672	0,0665	0,0659	0,0652	0,0646	0,0639	0,0633	0,0627	0,0620	0,0614
2,8	0,0608	0,0602	0,0596	0,0590	0,0584	0,0578	0,0573	0,0567	0,0561	0,0556
2,9	0,0550	0,0545	0,0539	0,0534	0,0529	0,0523	0,0518	0,0513	0,0508	0,0503

Tabelle 19. Für Werte von μd von 3,0 bis 8,9

μ d	0	0,1	0,2	0,3	0,4	0,5	0,6	0,7	0,8	0,9
3	0,0498	0,0450	0,0408	0,0368	0,0334	0,0302	0,0273	0,0247	0,0224	0,0202
5	0,0183	0,0166	0,0150	0,0136	0,0123	0,0111	0,0101	0,0091	0,0082	0,0074
4	0,0067	0,0061	0,0055	0,0050	0,0045	0,0041	0,0037	0,0033	0,0030	0,0027
7	0,0025	0,0022	0,0020	0,0018	0,0017	0,0015	0,0014	0,0012	0,0011	0,0010
9	0,0009	0,0008	0,0007	0,0007	0,0006	0,0006	0,0005	0,0005	0,0004	0,0004
8	0,0003	0,0003	0,0003	0,0002	0,0002	0,0002	0,0002	0,0002	0,0002	0,0001

I_0 ist die Intensität der einfallenden Strahlung.
I ist die Intensität der austretenden Strahlung.
d ist die Dicke des absorbierenden Mediums in Zentimetern.

Bei allen diesen Skalen bewegt sich beim Übergang von längeren zu kürzeren Wellenlängen der Punkt gleicher Helligkeit entlang der Skala in der Richtung gegen das dickere Ende des Aluminiums, da dann die Silberabsorption für einen größeren Teil des Strahlengemisches einsetzt und so die gleiche Dicke Silber einer größeren Dicke von Aluminium äquivalent wird.

Kaye gibt Relationen zwischen den Benoistzahlen und dem Absorptionskoeffizienten von Aluminium, die zur Orientierung im folgenden angeführt seien:

Benoistzahlen 2   3   4   6   8   10   12
Absorptionskoeffizient des Aluminiums . . 20   8   4   2   1,5   1   0,5

Messung durch die Halbwertschicht

Die Strahlung kann auch charakterisiert werden (Christen) durch die Dicke einer Substanz D in Zentimetern, die ihre Intensität auf den halben Wert drückt — die sogenannte Halbwertschicht. $D = \dfrac{0,693}{\mu}$ cm. Für die Wellenlänge 0,1 AE beträgt der Wert D ungefähr 64 mm Al. Für $\lambda = 0,2$ AE ist $D = 12,2$ mm Al, während für $\lambda = 0,3$ AE $D = 5,7$ mm Al beträgt. Bezüglich des Zusammenhanges I/I_0 und μD siehe Tabellen 17 bis 19.

Effektive Wellenlänge

Die Strahlung kann auch charakterisiert werden durch die Durchschnittswellenlänge oder die effektive Wellenlänge[1]).

Ein Bündel Röntgenstrahlen besteht aus einem Komplex von Wellenlängen, auch wenn die angelegte Spannung konstant ist. Um eine Schätzung des Penetrationsfaktors zu erhalten, hat man auch die Bestimmung der Strahlung durch ihre sogenannte effektive Wellenlänge angeraten. Diese ist definiert als diejenige Wellenlänge einer monochromatischen Strahlung, die in dem vorliegenden Fall dieselbe Absorption hat wie das gesamte Bündel, was so viel heißt, als daß sie in derselben Weise durch ein Filter absorbiert wird wie das gesamte Bündel. Der Absorptionskoeffizient ist daher der gleiche für die effektive Wellenlänge oder Durchschnittswellenlänge wie derjenige des gesamten heterogenen Bündels. Die ganze Skala der Wellenlängen ist auf diese Weise

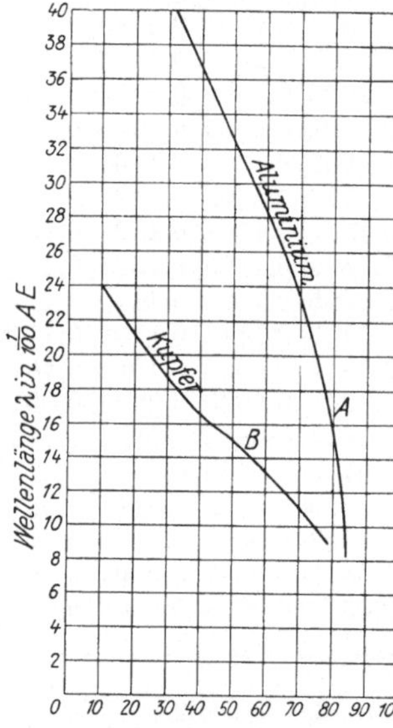

Abb. 71. Prozentueller Anteil an Röntgenstrahlen, der 1 mm Kupfer und 4 mm Aluminium passiert. Mittels der Ionisationskammer wurde der Bruchteil der Strahlung, der durch eine Cu-Platte oder eine Al-Platte tritt, gemessen; die korrespondierende Wellenlänge läßt sich aus der Abbildung ablesen.

---

[1]) In dieser Definition kann man ein Analogon der Begriffe „effektive Stromstärke" und „effektive Spannung" beim Wechselstrom erblicken. Als der effektive Wert wird bei einem Wechselstrom derjenige Wert bezeichnet, der den gleichen Betrag an Energie (Erhitzung eines Drahtes) leistet wie ein Gleichstrom eben dieses Wertes.

ausgedrückt durch eine homogene Strahlung einer definierten Wellenlänge.

Die Bestimmung der effektiven Wellenlänge besteht in der Messung des Bruchteiles der Strahlung, der durch eine gegebene Schicht von Kupfer oder Aluminium dringt, und in der Ablesung der entsprechenden Wellenlänge mit Hilfe einer Kurve, wie diese in Abb. 71 veranschaulicht ist. Zuerst wird die Intensität der gefilterten Strahlung ohne das Meßfilter von 4 mm Aluminium oder 1 mm Kupfer gemessen und diese Intensität mit 100 bezeichnet; sodann wird die Intensität mit dem eingeschalteten Meßfilter gemessen und der prozentuelle Anteil der einfallenden Strahlung, welcher durchgelassen wird, berechnet. Auf der Kurve, die den Zusammenhang zwischen effektiver Wellenlänge und dem prozentuellen Anteil der durchgelassenen Strahlung gibt, liest man die zum jeweilig gemessenen Anteil zugehörige Größe der effektiven Wellenlänge ab. Dieser Anteil wird verglichen mit den prozentuellen Anteilen der durchgelassenen Strahlung, die in der Abb. 71 als Abszissen aufgetragen sind und die zugehörige Wellenlänge wird als Ordinate abgelesen.

Die zweite Methode beruht auf einem ähnlichen Prinzip, wie die des Benoist-Härtemessers. Man kann dies leicht so ausdrücken, daß man sagt, es verschiebe sich das Äquivalenzverhältnis von Kupfer und Aluminium; der gleichen

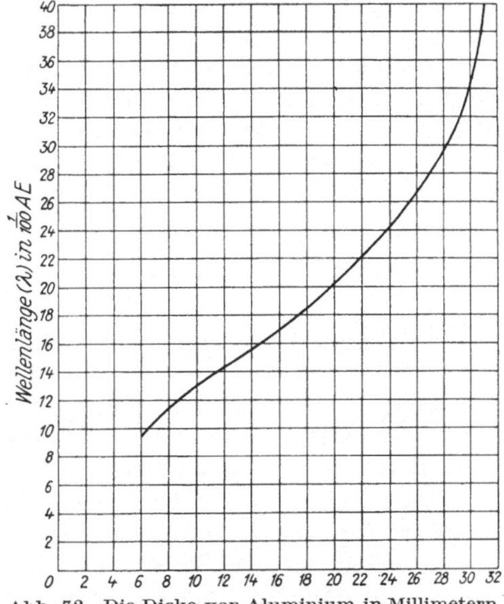

Abb. 72. Die Dicke von Aluminium in Millimetern, die einem Millimeter Kupfer äquivalent ist. Die Abbildung zeigt auf Grund iontoquantimetrischer Messungen die Schichtdicken von Al, die in ihrem Absorptionsvermögen einer gegebenen Dicke von Cu als äquivalent ermessen wurden; die korrespondierende Wellenlänge läßt sich aus der Kurve ablesen.

Kupferlage entspricht verschieden viel Aluminium, je nach Strahlenqualität. Dennoch unterscheiden sich die Grundlagen der Methoden in einigem. Der Benoist-Härtemesser beruht auf der Tatsache, daß von einer bestimmten Wellenlänge (0,485 AE) ab eine plötzliche Steigerung in der Absorption durch das Silber eintritt. Bei der Methode von Duane handelt es sich um eine kontinuierliche Veränderung in der relativen Absorption von Kupfer und Aluminium mit der Wellenlänge. Beim Benoist-Härtemesser hat diejenige Strahlung das größte Durchdringungsvermögen, für welche die stärkste Schichte von Aluminium der Absorption des Silbers gleichkommt. Bei der Methode von Duane entsprechen die kurzen Wellenlängen dünneren Schichten von Aluminium, die dem Kupfer äquivalent sind. Die zweite Methode (von Duane) beruht auf der Tatsache, daß die

Schichtdicke von Aluminium, die dieselbe Absorptionskraft wie eine vorgegebene Kupferschichte hat, von der Wellenlänge der Strahlung abhängt. Für weiche Strahlen muß die Dicke des Aluminiums groß sein und für harte Strahlen klein. Die Kurve in Abb. 72 gibt die Dicke von Aluminium an, die bezüglich ihres Absorptionsvermögens derjenigen von 1 mm Kupfer gleichkommt — für eine Wellenlängenskala von 0,095 bis 0,40. Es geht aus dieser Kurve hervor, daß für die langen Wellenlängen ungefähr 31 mm Aluminium gebraucht werden, um ebensoviel zu absorbieren wie 1 mm Kupfer, während für kurze Wellenlängen (ungefähr 0,1) beiläufig 6 mm Aluminium bereits ebensoviel an Strahlung absorbieren wie 1 mm Kupfer[1]). Wenn mittels einer Ionisationskammer, einer photographischen Platte oder eines Fluoreszenzschirmes die Dicke von Aluminium bestimmt ist, die denselben Betrag von Strahlung absorbiert wie 1 mm Kupfer, so gibt die Kurve der Abb. 72 die effektiven Wellenlängen des Strahlenbündels — d. h. diejenige Wellenlänge der monochromatischen Strahlung, die dieselbe relative Absorption erleidet, wie die komplexe Strahlung.

Effektive Wellenlängen unter verschiedenen Spannungen und verschiedenen Filtern

Man muß bemerken, daß die effektive Wellenlänge einigermaßen vom Typus der verwendeten Maschine abhängt. Eine Maschine mit konstanter Spannung gibt eine etwas kürzere effektive Wellenlänge, wenn sie unter denselben Bedingungen läuft wie ein Apparat mit sekundärer Wechselspannung.

Die effektive Wellenlänge einer Röntgenstrahlung nimmt ab, wenn sie Metall passiert. Das ist das grundlegende Prinzip der Filterung. Daher sollen bei der Berechnung der Wellenlängen nach der Methode von Duane die Meßfilter aus Aluminium und Kupfer nicht zu dick sein.

---

[1]) Duane fand, daß die effektiven Wellenlängen der Röntgenstrahlungen, die von einer Röntgenröhre bei der Röhrenspannung von 80.000 bis 100.000 Volt unter Filtern von einigen Millimetern Aluminium ausgehen, gewöhnlich das Intervall umspannen von 0,22 bis 0,28 AE. Eine konstante Spannung von 165.000 Volt oder eine Wechselspannung von 200.000 Volt (Maximalwert) führt zu einer Röntgenstrahlung, die unter einer Filterung von $^1/_2$ mm Kupfer eine effektive Wellenlänge hat, die in der Nähe von 0,16 liegt. Bei ungefähr 200.000 Volt Gleichspannung liegen die effektiven Wellenlängen in der Nähe von 0,145.

Der Bruchteil der Röntgenstrahlung, der in einem vorgegebenen Fall durch das Filter durchdringt, kann auch bestimmt werden mit Hilfe eines Fluoreszenzschirmes oder einer photographischen Exposition. Eine rohe Schätzung kann erreicht werden, indem man die Zeiten bestimmt, die erforderlich sind, um zwei Teile einer photographischen Platte bis zur selben Intensität zu schwärzen, wobei das eine Plattenfeld der direkten Röntgenstrahlung ausgesetzt ist, das andere aber der gefilterten Strahlung. Die kürzere Zeitlänge, dividiert durch die längere, gibt ungefähr den Bruchteil der Strahlung, der durch das Metall durchgetreten ist.

Tabelle 20

Scheitelspannung KV$_{max}$	Filter		λ eff. in AE
	Cu mm	Al mm	
230	1,0	1	0,14
	0,5	1	0,15
200	0,5	1	0.16
175	0,5	1	0,17
150	0,25	1	0,18
150	0,0	6	0,22
140	0,0	4	0,23
125	0,0	1—2	0,26
125	0,0	0,5—1	0,27

Im Falle von kurzen Wellenlängen soll ½ mm Kupfer genügen und die äquivalente Dicke von Aluminium bestimmt werden. Für längere Wellen (80 bis 100 KV) sollte ¼ mm Kupfer oder weniger verwendet und die äquivalente Dicke in Aluminium bestimmt werden. Auch andere Substanzen als Aluminium und Kupfer können bei der Messung verwendet werden. Übrigens ist Kupfer vorzuziehen, da Aluminium eine zusätzliche Streustrahlung liefert.

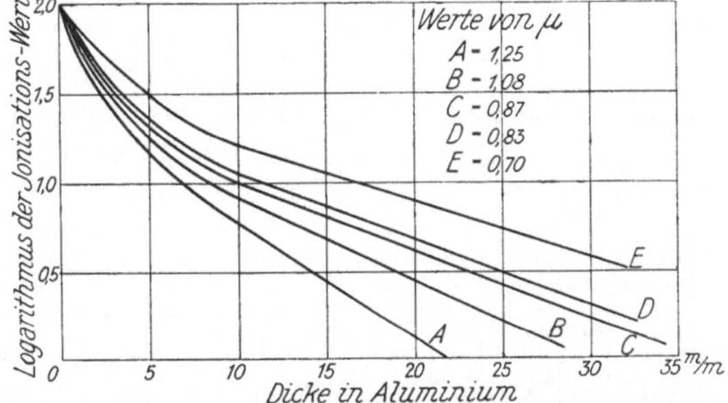

Abb. 73. Die Kurven zeigen die logarithmische Absorption bei verschiedenen Apparattypen für verschiedene Parallelfunkenstrecken.

Der Abfall der logarithmischen Absorptionskurve ist ein Maßstab für den Absorptionskoeffizienten. Es ergibt sich, daß die Strahlen, nachdem sie 1 cm Al passiert haben, ungefähr einen homogenen Charakter angenommen haben, was aus der Konstanz des Absorptionskoeffizienten hervorgeht.

Die Strahlung, die übrig bleibt, nachdem der Absorptionskoeffizient konstant geworden ist (nach der Absorption durch 1 cm Al), wird Endstrahlung genannt. Wenn die geraden Teile der Kurven nach rückwärts gegen die Achse der logarithmischen Kurve verlängert werden, so erhält man die restliche Intensität als jenen Prozentsatz (nach der Absorption der ursprünglichen Strahlung), der denselben Absorptionskoeffizienten als die Endstrahlung besitzt. Die restliche Strahlung drückt sich als prozentueller Anteil der totalen Intensität (des heterogenen Bündels) aus.

Endstrahlung

Man hat die Bestimmung der Härte der Endstrahlung als eine Messung der Strahlenqualität angeraten. Der Ausdruck Endstrahlung soll nicht verwechselt werden mit dem der kürzesten Wellenlänge. Die Endstrahlung ist diejenige Strahlung, die nach einer Filterung einen konstanten Absorptionskoeffizienten im Aluminium aufweist. Der Absorptionskoeffizient einer solchen Endstrahlung ist praktisch konstant. Wenn die anfänglichen Strahlungen von verschiedenen Röhren solcher Art sind, daß sie nach einer Filterung durch 1 cm Aluminium (welches 80 bis 95% der langwelligen

Strahlung wegnimmt) dieselbe Endstrahlung, dieselbe Wellenlänge zeigen, dann sind die Absorptionskurven für die totalen Anfangsstrahlungen dieselben, so wie es auch die spektralen Kurven sind.

Da die Methode der Intensitätsmessung mittels Pastille mit der Ionisierungsmethode übereinstimmt, würde das Verhältnis der Zeit, die erforderlich ist zur Erreichung einer Pastillendosis, unter einem Filter von 1 cm Aluminiumdicke zu einer Zeit ohne Filter ein Maß der Härte der emittierten Strahlung geben. Verschiedene Röntgenapparate geben nicht dieselbe Qualität der Endstrahlung, wenn sie auch die Bedingung der gleichen Funkenstrecken erfüllen, soferne die Wellenformen voneinander abweichen[1]).

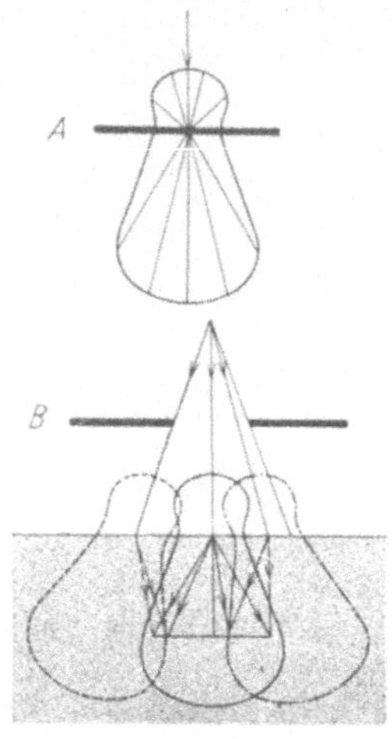

Abb. 74. *A* zeigt die Wirkung der Streustrahlung auf die Verteilung eines engen Strahlenbündels, das durch eine Platte tritt und *B* gibt einen Begriff von der Verteilung bei einem divergierenden Bündel: auf die Flächeneinheit kommt durch die Vermehrung der zusätzlichen Streustrahlung in einer bestimmten Tiefe ein größerer Strahlenanteil. Die Intensität der Strahlung auf der Seite des Mediums, von dem die primäre Energie austritt, ist größer als die Strahlung, die sich unter einem ähnlichen Winkel auf der Seite des Eintrittes ergibt. Die Intensität in der der Primärstrahlung parallelen Richtung ist fast zweimal so groß als rechtwinkelig zu dieser Richtung,

Streustrahlung

Wenn ein Röntgenstrahlenbündel auf ein Medium fällt, so wird es teils absorbiert, teilweise zerstreut. Die Streustrahlung ist in allen ihren Eigenschaften identisch mit der primären Strahlung und kann in der Tat mit Recht als eine Mischung gleich vieler primärer Strahlen angesehen werden, die nur gestreut wurden oder abgelenkt in ihrer Richtung durch die Substanz[2]). Solche Streustrahlung kann man fluoroskopisch sichtbar machen, indem man einen Körper von geringer Dichte den Röntgenstrahlen aussetzt, wobei der Schirm selbst vor der direkten Strahlung geschützt wird, oder indem man ein schmales Strahlenbündel auf eine dünne Schichte von Aluminium oder Papier fallen läßt. Ein Elektroskop, das nahe vom streuenden Körper aufgestellt ist, aber außerhalb des Zentralstrahles, wird seine Ladung verlieren, wodurch es zeigt, daß ionisierende Strahlung aus dem Körper ausgetreten ist. Der Betrag einer Streustrahlung in der Masseneinheit ist eine Konstante, die unabhängig vom chemischen Charakter der Substanz ist.

Man nimmt an, daß die Absorption herrührt von der Austreibung eines Elektrons durch die Röntgenstrahlung in einem der Ringsysteme des Atoms und von seiner sofortigen Ersetzung durch ein Elektron von einem der nächst äußeren Ringe und so fort, wobei das Resultat Schwin-

---

[1]) Eine Funkenstrecke mit einem Wasserwiderstand im Funkenstreckenkreis wurde verwendet.

[2]) Forschungen, die von Compton angestellt wurden, beweisen, daß die Streustrahlung etwas längere Wellenlängen hat als die primäre Strahlung und daß dieser Wechsel in der Wellenlänge deutlicher hervortritt in einer Richtung, die parallel zum primären Kathodenbündel liegt.

gungen der entsprechenden Ringsysteme in einer charakteristischen Frequenz und die Austreibung eines Elektrons aus dem Atomverband mit hoher Geschwindigkeit sind. Bei der Streuung schwingt das freie Elektron, das in Oszillationen versetzt wurde, nicht in seiner eigenen freien Periode, sondern in einer erzwungenen Schwingung und emittiert seine neue gewonnene Energie nach allen Seiten. Bei Stoffen von hohem Atomgewicht ist das Verhältnis der gestreuten zur absorbierten Energie bei kurzwelliger Strahlung sehr klein, während bei Körpern von geringem Atomgewicht der Betrag an gestreuter Strahlung groß ist.

Der menschliche Körper besteht hauptsächlich aus Substanzen von geringem Atomgewicht und seine Fähigkeit, Röntgenstrahlen in die umliegende Luft zu streuen, ist seit langem bekannt gewesen, aber der Betrag an Streustrahlung innerhalb des Körpers selbst ist höchst bedeutsam.

Barkla hat gezeigt, daß die Streuung der Strahlung in der Materie zum größten Teil in der Richtung der primären Strahlung erfolgt.

Bei dem Studium der Wirkung der Streustrahlung kann jedes Bündel als eine Quelle neuer Energie für das umgebende Gewebe betrachtet werden. Eine weite Strahlenpyramide kann als aus zahlreichen schmalen Bündeln zusammengesetzt angesehen werden und der Verlust durch Streuung des primären Bündels ist teilweise ausgeglichen durch die Zusätze an Streustrahlung von seiten der anliegenden Strahlen. Die maximale Intensität wird daher innerhalb der Zone der Streuung erreicht. Wenn das Bündel sehr schmal ist, so geht die gestreute Strahlung dem primären Bündel verloren. Daher der geringe Tiefenquotient bei kleinen Feldern.

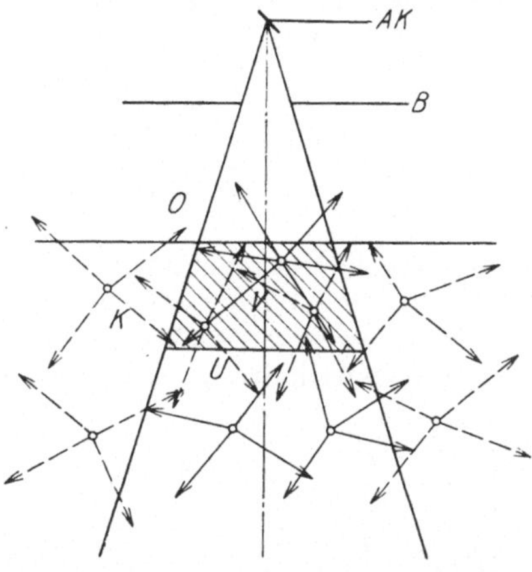

Abb. 75. AK = Antikathodenspiegel der Röhre, B = Diaphragma, O = Oberfläche, U = Unterseite des Objektes, V = im Objekt bestrahltes Volumen. Die Richtung der gestreuten Strahlung ist durch Pfeile gekennzeichnet.

Die Qualität der gestreuten Strahlung hängt von der Qualität der primären Strahlung ab, im Gegensatz zur Qualität der charakteristischen Strahlung, die nur von der chemischen Natur der getroffenen Substanz abhängt. Die Streustrahlung der Elemente von niedrigem Atomgewicht ist ziemlich dieselbe bei äquivalenten Massen und die Streustrahlung von schweren Elementen ist proportional größer. Die größere Absorption der schweren Elemente kompensiert aber die größere Streuung, so daß die durchgelassene Menge in ihrer Gesamtheit bei schwereren Elementen geringer ist.

Ein großer Teil der durchgelassenen Strahlung durch Elemente von sehr niedrigem Atomgewicht ist gestreute Strahlung. Die Betrachtung der gesamten Abschwächung schließt die des Streueffektes ein. Bei harten Strahlungen hat vor allem die Streuung den größeren Anteil an der gesamten Schwächung, während bei weichen Strahlungen die reine Absorption die dominierende Rolle spielt, besonders bei Elementen von niedrigem Atomgewicht. Der Koeffizient der Streuung ist proportional der Dichte des streuenden Mediums und ist unabhängig von der Wellenlänge der Strahlung[1]). Die eigentliche Absorption kann kleiner werden als der Streuverlust, so daß dann der letztere der maßgebende Faktor bei der Gesamtschwächung wird. Und das gilt im Speziellen von Substanzen, die aus Elementen von niederem Atomgewicht bestehen. Diese Substanzen streuen mehr als sie absorbieren (Streuzusatz).

Man glaubt, daß 40 bis 50% der biologischen Wirksamkeit sehr harter Strahlen der Streustrahlung zuzuschreiben sind. Mit anderen Worten: Berechnungen, basierend auf den Absorptionsdaten mit sehr engen Strahlenbündeln, wie sie bei der spektroskopischen Prüfung verwendet werden, geben Resultate, die infolge der Streustrahlung um viele Prozente zu klein sind im Vergleich mit den Meßergebnissen bei weiten Bündeln. (Hinsichtlich der Betrachtung der Faktoren, die im praktischen Betrieb die Streuung beeinflussen, sei auf später verwiesen.)

Zwölftes Kapitel

Filterung — Homogenität

Sogar die Röntgenstrahlen, die bei konstanter Spannung entstehen, sind keineswegs homogen, sondern enthalten Strahlen von allen Wellenlängen.

Das jeweilige Spektrum einer bestimmten Strahlung wird durch die Zwischenschaltung eines absorbierenden Mediums in den Strahlengang verändert. Unter Filterung ist die Zwischenschaltung von Substanzen zwischen die Röhre und das bestrahlte Objekt verstanden, wobei der Zweck die Änderung des Spektrums ist. Das Filter hat nicht, wie es zuweilen gesagt wird, den Zweck, die Strahlung zu schwächen. Die allen Wellenlängen angetane Schwächung ist ein notwendiges Begleitübel: das Filter soll die

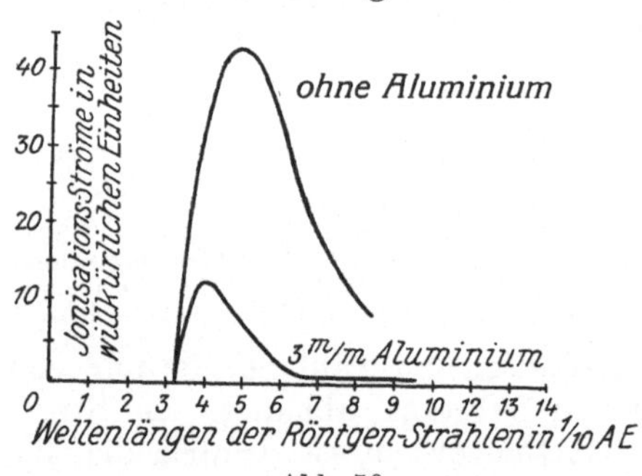

Abb. 76

weicheren Strahlen schwächen; auch die härteren verlieren an Intensität, aber dieser Verlust ist geringer und so wird die Strahlung relativ härter. Diese Härtung ist der Zweck der Filterung.

---

[1]) Der Streukoeffizient wird mit σ bezeichnet. Barkla zufolge ist er ungefähr proportional der Dichte des streuenden Mediums. Der Massenstreukoeffizient $\dfrac{\sigma}{\varrho}$ ist ungefähr konstant und unabhängig vom Medium oder der Wellenlänge.

Die Wirkung des Filters kann von zweierlei Art sein, so daß wir eine normale und eine abnormale Filterung unterscheiden. Bei der normalen Filterung reduziert die zwischengeschobene Platte die Intensität der Strahlen aller Wellenlängen auf ein gewisses Maß. Die Reduktion jedoch ist für die langen Wellen weit größer als für die kurzen. Obwohl daher das Röntgenstrahlenbündel nach dem Durchgang durch das Filter eine geminderte Gesamtintensität besitzt, enthält es einen weit größeren Anteil an kurzwelliger Strahlung als vor der Filterung. Mit anderen Worten: die durchschnittliche Wellenlänge der Röntgenstrahlung wurde gekürzt. Die Grenzwellenlänge aber bleibt genau die gleiche. Der Absorptionskoeffizient steigt mit steigenden Wellenlängen.

Bei abnormaler Filterung reduziert das Filter im allgemeinen zwar auch die Intensität der längeren Wellen mehr als die der kürzeren. Von

Tabelle 21. Wellenlängen für die kritische Absorption (K-Serien)

Element	Wellen-länge	Element	Wellen-länge	Element	Wellen-länge
	AE		AE		AE
Kupfer.........	1,3785	Indium	0,4434	Dysprosium	0,2308
Zink	1,280–	Zinn	0,4242	Wolfram	0,1780
Yttrium........	0,7255	Antimon	0,4065	Osmium........	0,1683
Zirkonium	0,6872	Tellur.........	0,3896	Platin	0,1582
Niobium	0,6503	Jod	0,3737	Gold..........	0,1534
Molybdän	0,6184	Caesium.......	0,3444	Quecksilber	0,1491
Ruthenium	0,5584	Barium	0,3307	Thallium	0,1448
Rhodium	0,5330	Cer	0,3068	Wismut	0,1373
Silber	0,4850	Neodymium	0,2861	Thorium	0,1132
Kadmium	0,4632	Terbium	0,2398	Uran	0,1075

Ein Element, das als Filter im Gang der Röntgenstrahlung liegt, weist bei einer bestimmten für das Element charakteristischen Wellenlänge eine kritische Absorption auf, die dadurch in Erscheinung tritt, daß Wellenlängen, kürzer als diese kritischen Wellenlängen, stärker (abnormal) absorbiert werden als die längeren Wellen.

einer bestimmten Wellenlänge ab besteht aber im Gegenteil eine sehr merkliche Reduktion in der Intensität derjenigen Wellenlängen, die kürzer sind als der kritische Wellenlängenwert. Anders ausgedrückt, der Absorptionskoeffizient nimmt mit der Steigerung der Wellenlänge ab. Diejenige Wellenlänge, bei der die abnormale Absorption einsetzt, hängt vom chemischen Charakter des Elementes oder der Elemente ab, aus denen das Filter besteht. Jedes chemische Element hat eine solche kritische Wellenlänge in der Absorption. Der Effekt rührt her von der Erregung der charakteristischen Strahlung (Fluoreszenzstrahlung) des Elementes. Jedes Element hat eine maximale Durchlässigkeit für die Strahlungen, die seinen Eigenstrahlungen nahekommen.

Wenn eine Röntgenstrahlenwelle von der Länge der charakteristischen Strahlung eines Atoms oder einer kürzeren Wellenlänge das Atom trifft, dann kann eines der Elektronen des Atoms durch den Röntgenstrahl losgelöst werden, wobei das Atom seine charakteristische Strahlung abgibt. Ein Röntgenstrahlenbündel, das kürzere Wellenlängen enthält als die K-Strahlung der Atome, wird die K-Strahlung auch erregen, aber niemals kann die K-Strahlung erregt werden durch eine Wellenlänge, die länger als die härteste Komponente der K-Strahlung ist. Aus dieser Tatsache geht hervor, daß Röntgenstrahlen von einer längeren Wellenlänge als die charakteristische Strahlung viel weniger

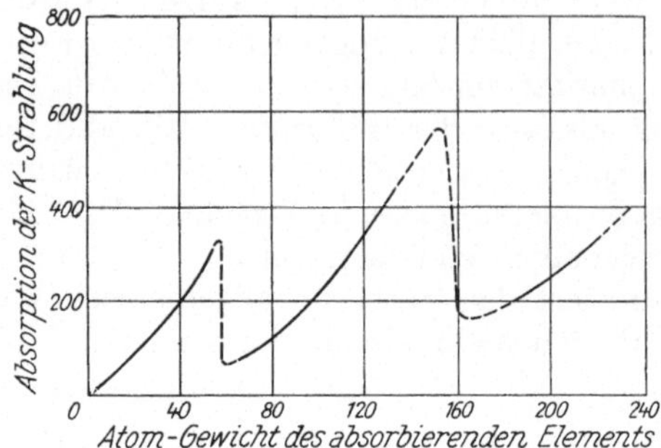

Abb. 77. Die Kurve zeigt die Abhängigkeit von Absorption und Atomgewicht des Absorbens für Strahlung einer bestimmten Wellenlänge.

absorbiert werden durch Materie als Wellenlängen, die kürzer sind als die K-Strahlung, da diese kürzeren Wellenlängen in charakteristische Wellenstrahlung des absorbierenden Elementes verwandelt werden. Mit anderen Worten: es wird ein schneller Wechsel im Wert des Absorptionskoeffizienten für solche Wellenlängen eintreten, die nahe von der kürzesten Komponente der K-Strahlung liegen. So existiert eine spezifische Durchlässigkeit der Materie für die Röntgenstrahlen in der Gegend der K-Strahlung. Das entnimmt man der Abb. 78.

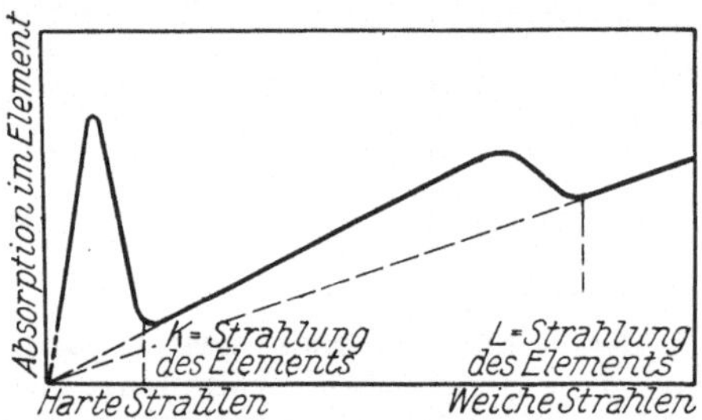

Abb. 78. Das Diagramm zeigt die Relation zwischen Absorption und Wellenlänge für ein bestimmtes Element. Man beachte, daß mit steigender Wellenlänge die Absorption plötzlich auf einen geringen Wert absinkt, wodurch sich zeigt, daß hier die weichen Strahlen weniger absorbiert werden als die harten, oder mit anderen Worten, daß hier eine spezifische Transparenz für eine spezielle Strahlung vorliegt. Diese Diskontinuität der Absorptionskurve liegt an einem Punkt, der gerade jenseits der Wellenlänge der emittierten charakteristischen Strahlung liegt.

Bei Strahlungen derselben Wellenlänge und verschiedenen absorbierenden Medien ist der Absorptionskoeffizient der Substanz der vierten Potenz des Atomgewichtes ungefähr proportional, solange die Strahlung nicht zu nahe von der charakteristischen Strahlung der absorbierenden Medien liegt. Bei bestimmten primären Wellenlängen entsteht aber ein ausgesprochener Sprung im Wert des Absorptionskoeffizienten. So wird die Strahlung von Nickel die K-Strahlung in allen Elementen von niedrigerem Atomgewicht, als es sein eigenes ist, hervorrufen und der Absorptionskoeffizient der Nickelstrahlung in diesen Substanzen wird groß sein. Aber bei Nickel selbst wird keine K-Strahlung entstehen und weniger Energie wird dem primären Bündel entzogen werden: der Absorptionskoeffizient ist herabgesetzt. Mit anderen Worten: Nickel ist für seine eigene Strahlung durchlässig. Nachdem dieser kritische Punkt in der Absorption überschritten ist, wächst diese neuerlich mit der vierten Potenz des Atomgewichtes des absorbierenden Mediums, aber mit einem kleineren Proportionalitäts-faktor. Nun wird die L-Strahlung erregt. Wenn ein Element von der Strahlung getroffen wird, in dem diese unfähig ist, die L-Strahlung zu erregen, findet neuerlich ein Abfall des Absorptionskoeffizienten statt. Von diesem Punkt an wächst die Absorption wieder mit der vierten Potenz des Atomgewichtes der absorbierenden Substanz, aber mit einem abermals reduzierten Proportionalitätsfaktor.

Die Kurve, die den Gesamtbereich der Abhängigkeit zwischen Absorption und Atomgewicht des absorbierenden Mediums für Röntgen-strahlen von definierter Wellenlänge darstellt, nimmt daher die Form an, wie sie in Abb. 77 gegeben ist. Die einzelnen Teile der Kurve ge-horchen jeder dem Gesetz der vierten Potenz, nur unter verschiedenen Proportionalitätskonstanten.

Tabelle 22

Element und Atom-nummer	Wellenlängen der charakteristischen Strahlungen					μ/ϱ (K-Serien)	
	K-Serien		L-Serien			in Al	in Cu
	$K\,\alpha_1$	$K\,\beta$	$L\,\alpha_1$	$L\,\beta_1$	$L\,\gamma_1$		
11. Na	11,88	11,59	.	.	.	.	.
12. Mg	9,87	9,53	.	.	.	.	.
13. Al	8,32	8,25	.	.	.	.	.
20. Ca	3,36	3,09	.	.	.	.	.
24. Cr	2,28	2,08	.	.	.	136	143
26. Fe	1,93	1,75	.	.	.	88,5	95,1
27. Co	1,78	1,61	.	.	.	71,6	75,3
28. Ni	1,65	1,50	.	.	.	59,1	61,8
29. Cu	1,54	1,39	.	.	.	47,7	53,0
30. Zn	1,43	1,29	12,35	.	.	39,4	55,5
33. As	1,17	1,05	9,70	.	.	22,5	176,0
42. Mo	0,71	0,63	5,40	5,17	.	4,8	40,3
47. Ag	0,56	0,50	4,15	3,93	3,51	2,5	24,3
50. Sn	0,49	0,43	3,59	3,38	2,99	1,57	.
51. Sb	0,47	0,42	3,43	3,22	2,84	1,21	.
74. W	0,20	0,18	1,47	1,28	1,10	.	.
78. Pb	.	.	1,31	1,12	0,96	.	.
82. Pb	.	.	1,17	0,98	0,84	.	.
92. U	.	.	0,91	0,72	0,61	.	.

Wenn daher Filter verwendet werden mit dem Zwecke, die Intensität der langwelligen Strahlen zu drücken, um so das durchschnittliche Durch-dringungsvermögen des Strahlenbündels zu heben, so dürfen keine

Filter verwendet werden, die chemische Elemente enthalten, deren Eigenstrahlungen im Wellenbereich des verwendeten Spektrums liegen. Sonst würde die Wirkung der Filter in das Gegenteil des gewünschten Erfolges umschlagen.

Die Tafeln 21, 22 enthalten die Werte derjenigen kritischen Wellenlängen (gemessen nach der Ionisationsmethode), die in oder nahe der Region der meist verwendeten Röntgenspektren liegen. Diese Tafeln können in folgender Weise benützt werden. Die Grenzwellenlänge, hervorgerufen durch eine angelegte Röhrenspannung von 115.000 V ist der Planck-Einsteinschen Gleichung zufolge 0,107 AE lang. Das Spektrum enthält alle Wellenlängen, die länger sind als diese. Entsprechend der Tabelle 21 liegt nun die Wellenlänge für die kritische Absorption eines Elementes, wie z. B. des Wolframs, bei 0,178 AE. Wenn daher Wolfram als Filter verwendet würde, so würde es Röntgenstrahlen von Wellenlängen, die zwischen 0,107 und 0,178 liegen, mehr drücken als Wellenlängen, die länger als 0,178 sind. Dasselbe gilt für Blei, Platin, Gold und alle anderen chemischen Elemente, die nahe von Wolfram in der Tafel stehen. Silber jedoch, dessen kritische Wellenlänge bei 0,485 und somit in einem gewissen Abstand vom hartwelligen Teil des Spektrums liegt, kann ruhig verwendet werden.

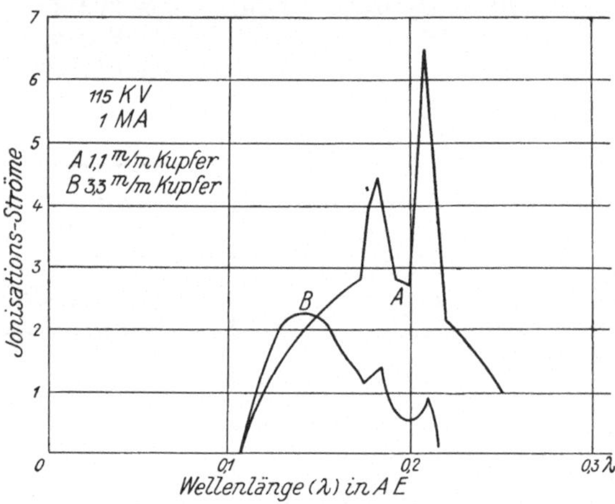

Abb. 79. Die Kurven in dieser Abbildung sind die Resultate von Experimenten bei einer Spannung von 115 KV. In diesem Fall ist die Spannung hoch genug, um die K-Serie der Strahlung anzuregen, und diese Serie zeigt sich in den Spitzenwerten der Kurve *A*. Kurve *B* repräsentiert den Effekt, der durch eine Vermehrung der Filterung von 1,1 mm auf 3,3 mm hervorgerufen wird. Es zeigt sich deutlich, daß die letzte Filterung die Spitzenwerte der Kurve, die der K-Serie des Wolframs entsprechen, fast völlig unterdrückt und daß fast alle Wellen, die durch diese schwere Filterung noch durchtreten, kürzer sind als die der K-Serie.

Die Dicke des Filters soll so bemessen sein, daß man praktische Homogenität erreicht. Eine homogene Strahlung wird einem exponentiellen Gesetz gemäß absorbiert, das sich durch die Formel:

$$J_1 = J_0 \, e^{-\mu d}$$

ausdrückt, aus welcher man wieder die Umformung erhält:

$$\mu = \frac{2,3}{d} (\log_{10} \cdot J_0 - \log_{10} \cdot J_1).$$

Hiebei bedeutet J_0 die Intensität der einfallenden Strahlen vor der Filterung,

J_1 die Intensität der durchgelassenen Strahlen nach der Filterung

e ist die Basis der natürlichen Logarithmen,

d ist die Dicke des Filters,

$1 - e^{-\mu d}$ ist der Bruchteil der Strahlung, der durch ein Filter der gegebenen Dicke absorbiert wird,

μ ist der lineare Schwächungskoeffizient, schließt somit den Koeffizienten der reinen Absorption ein, der mit dem Buchstaben $\bar{\mu}$ bezeichnet wird und ferner den Streukoeffizienten, der den Anteil der Streuung bestimmt und annähernd konstant ist.

In dieser Formel ist μ eine Konstante und daher wird μd durch eine gerade Linie repräsentiert. Wenn die Strahlung heterogen ist, so ist μ nicht länger eine Konstante, und der Verlauf von μd wird durch eine Kurve repräsentiert sein. Wenn die Dicke des Filters als Abszisse aufgetragen wird und die Logarithmen der Intensitäten als Ordinaten, so erhält man so lange eine Absorptionskurve, als μ variabel ist; ist dieses eine Konstante, so geht die Kurve in eine gerade Linie über. Der Punkt, der den Anfang der geraden Linie darstellt, kann der Punkt der praktischen Homogenität genannt werden. Die Dicke des Filters, die dem Punkt der praktischen Homogenität entspricht, ist also die minimale Dicke, die für eine korrekte Strahlentherapie erforderlich ist. Die Kurve zeigt die Tendenz, sich zu strecken, sobald das Filter dicker wird. Bei und hinter dem Punkt der praktischen Homogenität variiert

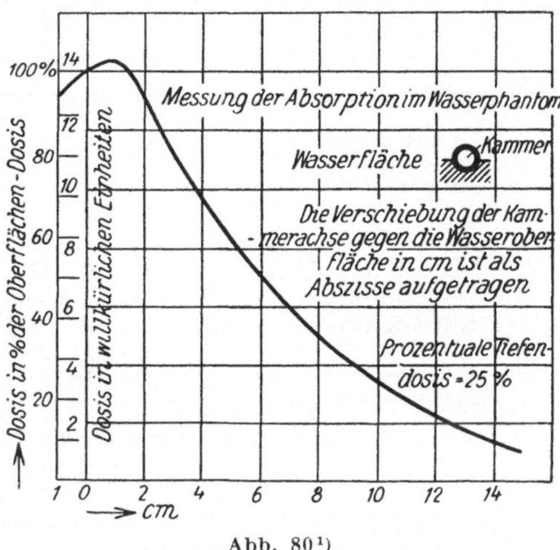

Abb. 80[1])

der Absorptionskoeffizient nur wenig mit steigender Dicke des absorbierenden Objektes. Zur Beurteilung der praktischen Homogenität ist es sehr wichtig, ausdrücklich hinzuzufügen, bei welchem Stoffe diese erreicht ist: Bei Kupfer ist sie beispielsweise nicht vorhanden, während sie bei Wasser, dank des ausgleichenden Streuzusatzes schon eintritt.

Die Abb. 80 zeigt uns den ionometrisch gemessenen Abfall der Intensität in Wasser bei einer Therapiestrahlung. In der Tiefe von 10 cm beträgt der Tiefenquotient für das angenommene Feld von 8×8 cm zirka 25%. Aus der Kurve können wir verschiedenes lernen: Wir bemerken, daß ihre Krümmung gegen die Tiefe zu mehr und mehr abnimmt, um etwa in der Tiefe von 10 cm in eine Gerade überzugehen. Vom zweiten Zentimeter ab ist die Krümmung gegen die Abszissenachse noch deutlich konvex; ein Zeichen, daß die Wasserschichte selbst noch als Filterung wirkt, was soviel heißt, als daß in den ersten Zentimetern noch weiche Strahlung zurückgehalten wird. Ferner bemerken wir, daß die Intensität in den ersten zwei Zentimetern nicht nur nicht abnimmt, sondern infolge des bedeutenden Streuzusatzes sogar etwas zunimmt.

---

[1]) Nach Messungen von Siemens.

Der Streuzusatz ist also so groß, daß er einen kleinen Absorptionsverlust
überkompensiert. Die Homogenität einer Strahlung kann also einerseits
(geometrisch formal) dahin definiert werden, daß die gezeichnete Kurve
von dem sogenannten Homogenitätspunkt an, dessen Lage allerdings
nicht nur für die Strahlung, sondern auch für den durchstrahlten Körper
charakteristisch ist, in eine Exponentialkurve übergeht. Anderseits kann
diese Homogenität auch dahin definiert werden, daß wir sagen, dem durchstrahlten Körper werde durch die genügende Vorfilterung die Funktion
der Filterung entzogen, falls wir unter Filterung eine stärkere Abnahme
auf Seite der weichen Komponenten als der harten verstehen.

Die Absorptionskurve für die heterogenen Strahlen ist nicht exponentiell, nur die der monochromatischen Strahlung. Die Heterogenität
ist, wie erwähnt, genau definiert durch die spektrale Zusammensetzung

Tabelle 23. Daten für Filter

Substanz	110	140	170	200	220
Imm. Cu	70,0	24,8	15,5	9,8	8,7
1 mm Cu + 1 mm Al.....	80,0	28,0	17,5	10,0	9,5
Imm. Aluminium	6,2	3,2	2,5	2,1	2,0
5 mm Aluminium	14,0	7,3	5,0	3,3	3,3

Man beachte: Die Zahlen in der ersten Reihe sind die Scheitelspannungen
in Kilovolt. Die anderen Zahlen sind die in Sekunden angegebenen Ablauf-
zeiten eines Elektroskops.

der Strahlung. Bachem betont, daß eine praktischere und zweckmäßigere
Definition durch das Verhältnis der ersten beiden Halbwertschichten
gegeben ist. Bei einer homogenen Strahlung bleibt die Größe der Halbwertschicht erhalten. Die Intensität der harten Strahlung möge von der
oberflächlichen Intensität der 100% auf eine Intensität von 50% abfallen
längs einer Tiefe von 6 cm und in den nächsten 6 cm von 50% auf 25%.
Auf diese Weise ist das Verhältnis der ersten beiden Halbwertschichten
die Einheit. Für die heterogene Strahlung aber kann z. B. die erste Halbwertschicht 3,5 cm betragen, die zweite 7 cm, wodurch ein Quotient

$$7 : 3,5 = 2,0$$

entsteht. Dieser Quotient, Heterogenitätsfaktor genannt, ist ein Maß
der Heterogenität der Strahlung (Bachem).

Filteraequivalente

Auf Grund der Atomnummer des Filtermetalls und seiner Dichte
gibt Glocker die folgende Formel, welche die Bestimmung der äquivalenten Schichtdicken der Filtersubstanzen ermöglicht.

$$\frac{\text{Dicke von } A}{\text{Dicke von } B} = \frac{D_B}{D_A} \times \frac{N_A}{N_B} \times 2{,}58$$

(A und B sind hiebei zwei beliebige Substanzen, D_A und D_B ihre Dichten, N_A und N_B ihre Atomnummern.) Wenn Aluminium als Vergleichssubstanz genommen wird, so gibt die folgende Aufstellung (Solomon) die äquivalenten Schichtdicken für andere Metalle, die dieselbe Filterung ergeben 1 mm Aluminium entspricht $^1/_{16}$ mm Eisen, $^1/_{26}$ mm Kupfer, $^1/_{23}$ mm Zink, $^1/_{103}$ mm Silber, $^1/_{507}$ mm Blei. Diese Werte gelten nur für normale Absorption und variieren für Strahlungen von verschiedener effektiver

Tabelle 24. Die Tabelle zeigt die Beziehung zwischen dem Massen-Absorptionskoeffizienten und der Wellenlänge (Kaye)

Wellenlänge λ	μ/ρ Al	Wellenlänge λ	μ/ρ Al
$1,10^{-9}$ cm	0,04	$12,10^{-9}$ cm	22
2 —	0,21	13 —	28
3 —	0,57	14 —	35
4 —	1,20	15 —	43
5 —	2,10	16 —	51
6 —	3,3	17 —	61
7 —	4,8	18 —	72
8 —	6,6	19 —	83
9 —	8,9	20 —	95
10 —	12,2	21 —	108
11 —	16,5	22 —	120

Wellenlänge[1]). Es ist daher nicht korrekt, ein einziges Verhältnis zwischen der Absorption des Wassers und der des Aluminiums anzugeben oder zwischen der des Aluminiums und der des Kupfers. Dieses Verhältnis ändert sich eben mit der jeweiligen Mischung der Strahlen und muß immer aufs neue bestimmt werden. Das Verhältnis zwischen Absorption im Wasser und im Gewebe ist ebenso wie das Verhältnis der Luft- zur Gewebeionisation nahezu konstant.

Eine Filterung durch Blei wirkt als abnormale Filterung, indem auf der kurzwelligen Seite die Intensität der Strahlung gedrückt ist; wie aus dem Spektogramm Abb. 63 zu ersehen war, zeigt die spektrale Verteilung einen scharfen Abfall bei der Wellenlänge 0,14 AE., wodurch sich ein deutlicher Anstieg in der Absorption der Röntgenstrahlen, die

---

[1]) Die Betrachtung des Spektrums der Strahlungen, von denen die eine durch 1 mm Kupfer, die andere durch 12 mm Aluminium gefiltert wurde, zeigt, daß in der Gegend der kurzen Wellenlängen ein größerer Anteil an Strahlung durch 1 mm Kupfer als durch 12 mm Aluminium tritt, während in der Region der längeren Wellen mehr Strahlung durch 12 mm Aluminium als durch 1 mm Kupfer kommt. Um daher eine Strahlung von kurzen Wellenlängen zu erzeugen, ist Kupfer eine geeignetere Filtersubstanz als Aluminium.

kürzer als 0,1411 sind, bemerkbar macht, ein Anstieg im Vergleich
mit der Absorption der Strahlen, die ein wenig länger sind als 0,1411.
Würde das Blei die Röntgenstrahlen ebenso absorbieren wie das Kupfer,
so würde die Intensitätsverteilung ungefähr eine solche sein, wie sie
durch Abb. 79 wiedergegeben ist. Die Intensitäten der Wellen unter

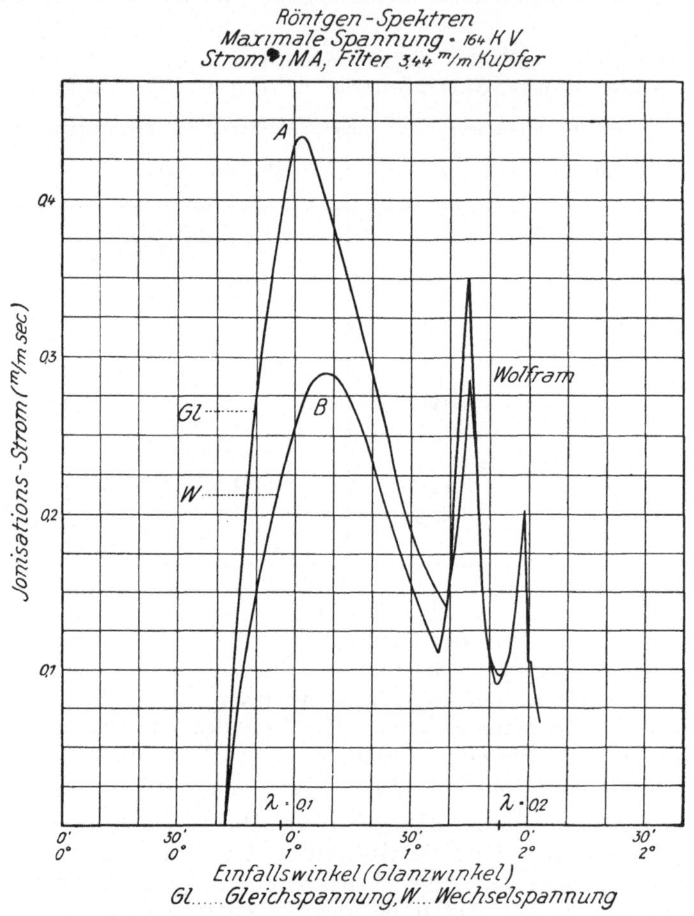

Abb. 81

Blei und Kupfer (Bleikurve nicht aufgenommen) können verglichen
werden. Bei $\lambda = 0{,}184$ absorbieren 3,44 mm Kupfer viel mehr als
0,48 Blei. In der Nachbarschaft der Wellenlänge 0,1 absorbiert das
Blei viel mehr als das Kupfer. Dicken verschiedener Substanzen,
die ähnliche Absorption haben, können im allgemeinen nicht verglichen
werden, sondern immer nur für einzelne spektrale Bezirke.

Die Wahl des Filters

Als ideales Filter wäre ein solches anzusprechen, das eine selektive Absorption für die langen Wellenlängen hätte und den kurzen Wellenlängen den Durchgang gestatten würde, ohne sie zu schwächen. Ein solcher Körper aber existiert nicht und kann den Absorptionsgesetzen zufolge nicht existieren. Alle Körper haben eine selektive Absorption für einen gewissen Bereich des Spektrums.

Da die charakteristische Strahlung, die ein Filter emittiert, eine längere Wellenlänge hat, als die erregende absorbierte Strahlung, so wählt man ein Filter, das keine charakteristische Emission in der Region der verwendeten Spannungen zeigt. Die Emission der K-Strahlung findet bei Aluminium unter einer Spannung von 1500 V statt, die

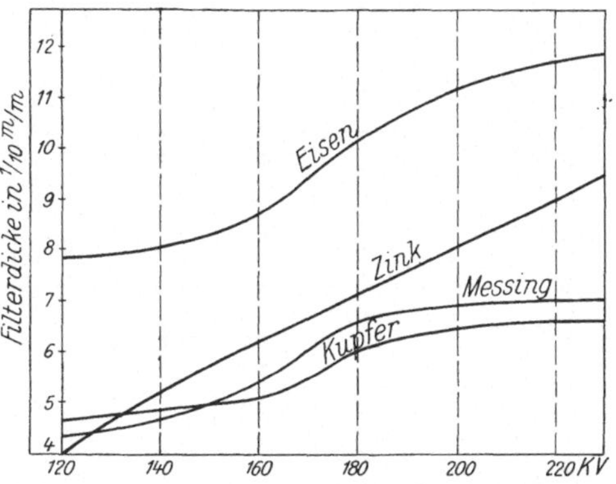

Abb. 82. Die Abbildung zeigt die Dicken von Kupfer, Eisen, Zink und Messing, die 80 % der totalen Strahlung bei verschiedenen Spannungen absorbieren. Die wirksamsten Elemente sind Kupfer, Eisen, Nickel und Zink; sie rangieren in ihren Atomgewichten von 55 zu 65 und in ihren Atomnummern von 25 zu 30. Das wirksamste Filter ist Messing, das aus denselben Elementen zusammengesetzt ist.

weitab liegt von den gewohnten Spannungen, die in der Röntgentherapie verwendet werden. Kupfer und Zink sind als Filtermaterialien auch sehr nützlich. Ihre kritischen Spannungen liegen bei 9 KV und ihre charakteristischen Wellenlängen bei 1,2 bis 1,3 AE. Kupfer aber ist dem Aluminium als Filter bei harter Strahlung vorzuziehen (siehe Abb. 83). Bei Schwerfiltern, Kupfer und Zink, wird zwischen Haut und dem schweren Filter ein ergänzendes Filter aus Aluminium eingeschaltet, das die Fluoreszenzstrahlung des schweren Filters absorbiert.

Es ist auch offensichtlich, daß wir in der Wahl des Filters nach einer Substanz greifen, die infolge ihrer hohen Atomnummer einen hohen Absorptionskoeffizienten hat, auch um unnötige Filterdicke zu vermeiden, die eine vermehrte Streuung bedeutet. Das gewählte Material soll dann eine charakteristische Strahlung von relativ langer Wellenlänge haben, gleichzeitig mit einer hohen Ordnungszahl. Kupfer und Zink scheinen diese Bedingungen zu erfüllen, aber der Vorrang muß wahrscheinlich dem Kupfer eingeräumt werden, einmal weil es leichter erhältlich ist in einförmiger Dichte und exakter Dicke und auch weil es weniger äußeren Einflüssen unterworfen ist. Ähnliche physikalische Resultate können durch den Gebrauch von anderen Materialien erhalten werden. Es ist wichtig, daß Kupferfilter, die für die Tiefentherapie verwendet werden, von gleichförmiger Dicke und Dichte sind. Filter von gegebener Dicke sollten radiographisch mit harten Strahlen und kurzer Expositionszeit geprüft werden. Die Grenze

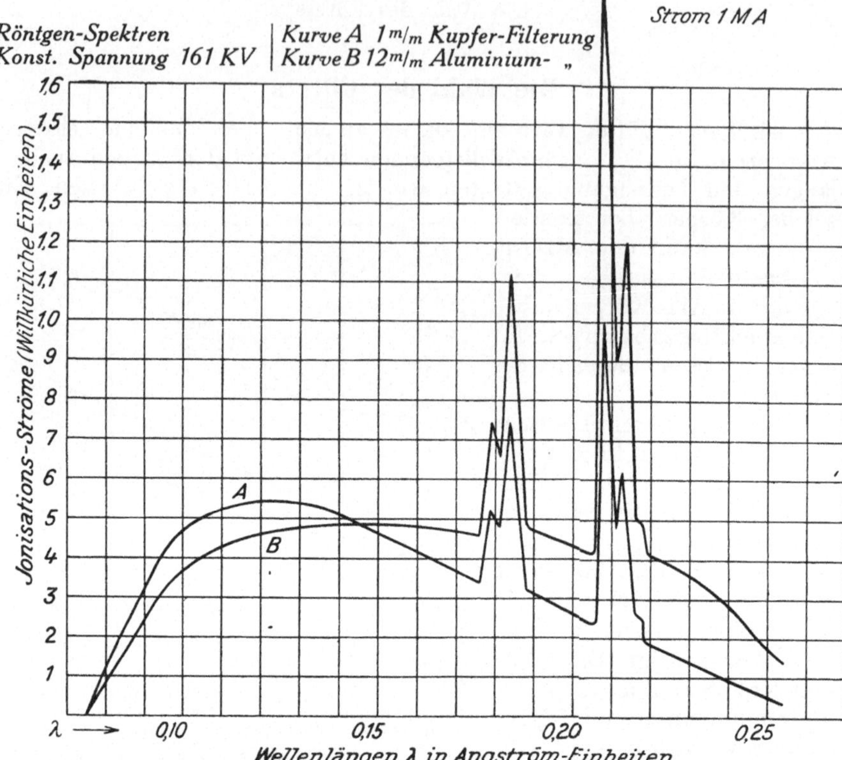

Abb. 83. Die Abbildung zeigt einen Vergleich zweier Spektren, die unter ähnlichen elektrischen Bedingungen aufgenommen wurden, wobei auf Gleichheit der ionometrisch gemessenen Intensität durch die Verwendung verschiedener Dicken von Kupfer- und Aluminiumfiltern hingearbeitet wurde. Eine Meßreihe, die mit Kupfer aufgenommen wurde, wurde mit einer genügenden Menge von Aluminium bei einer zweiten Kurve wiederholt, bis die Intensität ebensoweit herabgedrückt war, wie bei der Kupferfilterung. Aber das vergleichende Studium dieser beiden Spektren zeigt, daß die Verteilung der Intensitäten über die verschiedenen Wellenlängen in keinerlei Weise gleichgemacht werden kann. Weder liegt das Maximum noch das Minimum der Intensität am selben Punkt. Kurve A zeigt das Röntgenspektrum bei einer Filterung von 1 mm Kupfer und Kurve B bei einer Filterung durch 12 mm Aluminium. Die Röhrenspannung war konstant und wurde auf 161 KV bei einem Strom von 1 MA gehalten. Es geht aus beiden Kurven hervor, daß die Ionisationsströme beidemal bei einer Wellenlänge von 0,0755 beginnen. Diese Wellenlänge bedeutet das kurzwellige Ende des Spektrums, dessen Lage nur von der angelegten Röhrenspannung abhängt, in Übereinstimmung mit der Gleichung: $V \lambda_0 = 12{,}354$. Beide Kurven zeigen Maxima der Ionisationsströme: Kurve A (Cu) bei einer Wellenlänge 0,12, Kurve B (Al) bei einer Wellenlänge 0,145, wobei der Maximalwert für Kupfer ein wenig höher liegt als der für Aluminium. — Bei der Wellenlänge 0,141 kreuzen die Kurven einander. Für Röntgenstrahlen dieser Wellenlänge absorbiert 1 mm Kupfer genau soviel wie 12 mm Aluminium. Für Wellenlängen, die kürzer als 0,141 sind, absorbiert das Aluminium mehr als das Kupfer; während für Wellenlängen, die länger als 0,141 sind, 1 mm Kupfer mehr Strahlung absorbiert als 12 mm Aluminium. Mit anderen Worten, das relative Filtervermögen des Kupfers und Aluminiums ist bei verschiedenen Wellenlängen verschieden. — Da das Aluminium einen weit größeren Teil der langwelligen Strahlung als das Kupfer durchläßt und einen kleineren Anteil an kurzwelliger Strahlung, so ist das Kupfer als eine bessere Filtersubstanz zu betrachten als das Aluminium. Der Effekt kann sehr deutlich gemacht werden: für eine Wellenlänge 0,1 Angström-Einheiten treten 30 % mehr durch 1 mm Kupfer als durch 12 mm Aluminium, während bei einer Wellenlänge 0,2 ungefähr 1,7mal mehr Strahlung durch die Aluminiumfilterung geht als durch das Kupferfilter. — Die Spitzenwerte in den Kurven stellen das Eigenspektrum des Wolframs dar, die Höchstwerte (bei den Wellenlängen 0,1790, 0,1842, 0,2088, 0,2134) entsprechen den vier Hauptlinien in der K-Serie des Wolframspektrums. Obwohl diese Gipfelwerte hoch liegen, so muß man doch nicht glauben, daß ein großer Anteil an Energie in diesen Wellenlängen ausgestrahlt wird; denn diese Wellenberge sind sehr schmal und die Fläche unterhalb der Kurve ist es, die ungefähr der Intensität der Strahlung proportional zu setzen ist; diese Fläche aber ist sehr gering. — Die Strahlung wird in der Nähe der Wellenlänge 0,26 praktisch Null und wir dürfen annehmen, daß für die verwendete Filterung diese Wellenlänge die langwellige Grenze des Spektrums darstellt. — Auch geht aus den Kurven deutlich hervor, daß die Röntgenstrahlung sich über einen großen Wellenlängenbereich erstreckt (von 0,0755 bis 0,26).

des ökonomischen Wachstums in der Filterdicke verschiebt sich mit der Spannung. Erskine und Smith zufolge entspricht diese Grenze beiläufig der Dicke, die 80% der unfiltrierten Strahlung wegnimmt oder, anders ausgedrückt, der Filterdicke, die die Zeit der Dosis im unfiltrierten Licht mit 5 multipliziert. Die Dicken der verschiedenen wirksamen Elemente (Messing), die 80% der unfiltrierten Strahlung bei verschiedenen Spannungen absorbieren, sind in der Abb. 82 gezeichnet.

Die Tabelle 25 zeigt Absorptionsdaten bei Kupferfilterung für Maximalspannungen bis zu 298 KV, gemessen durch Elektrometerablauf.

Wenn man die Dicke des Kupferfilters über einen gewissen Punkt hinaus vermehrt, wird die Qualität der Strahlung nicht mehr wesentlich verändert. Bei jeweils genügender Kupferfilterung ist die Qualität der Strahlung wesentlich dieselbe im Spannungsbereich von 225 bis 298 KV. Die Absorptionskurven der Abb. 85 zeigen, daß der Betrag an Filterung, der benötigt wird, um bis zum geradlinigen Teil der Kurve zu kommen, schnell mit der Spannung abnimmt. Wo hohe Intensität der Strahlung erforderlich ist, muß eine hohe Spannung gewählt werden, aber was die Qualität anlangt, so ist zu bemerken: Bei einem 3 mm Kupferfilter und einer Spannung von 298 KV beispielsweise ist das Durchdringungsvermögen, dargestellt durch die Neigung der Absorptionskurve, beiläufig dasselbe wie bei einer Spannung von 225 KV und einem Kupferfilter von 6 mm. Unter diesen Bedingungen ist bei der höheren Spannung die Intensität der Strahlung siebenmal so groß. Da die Milliamperezahl in beiden Fällen dieselbe ist, wurde diese siebenfache Steigerung in der Intensität der Röntgenstrahlung erreicht bloß durch eine 32%ige Steigerung der Energie, die der Röhre zugeführt wird.

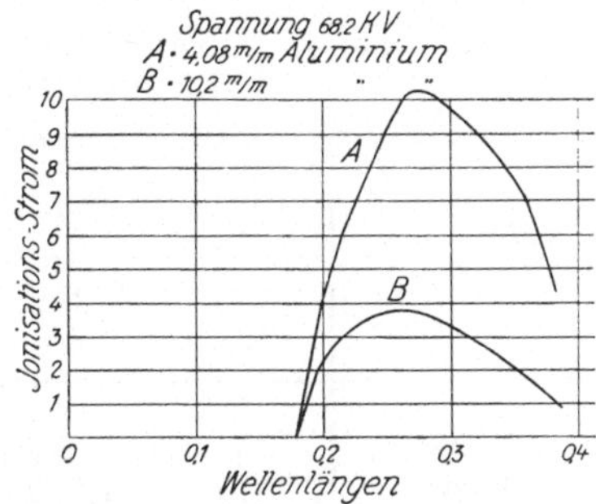

Abb. 84. Die Kurven zeigen die Wirkung der Filterung. Die Abszissen stellen die Wellenlängen dar. Die Kürzung der Wellenlängen als Resultat der Vermehrung des Filters von 4,8 mm auf 10,2 mm Al ist nur gering. Die Reduktion in der Intensität durch das Filter ist aber sehr deutlich. Der maximale Ionisationsstrom, der bei der gefilterten Strahlung auftritt, beträgt ungefähr 37% des entsprechenden Wertes bei der ungefilterten Strahlung. Bei diesen Kurven war die angelegte Spannung (68 KV) nicht groß genug, um die K-Serie der charakteristischen Strahlung zu erregen. Es wird auf diese Weise deutlich, daß die bloße Vermehrung der Filterung ohne Rücksichtnahme auf das wichtige Ziel der Filterung — die Vermehrung der Homogenität bei minimaler Reduktion der Intensität — die angelegte Röhrenspannung und die effektive Wellenlänge in Betracht ziehen muß.

Homogene Strahlung

Durch die Wahl einer geeigneten Spannung, der Röhrenantikathode und einer geeigneten Filterung kann die heterogene Strahlung zur angenäherten Homogenität gebracht werden.

Konstante Spannungen von 100.000 bis 120.000 Volt führen zu einer Strahlung, bei der der größte Teil der Energie in der Spektralregion zusammengedrängt ist, die in unmittelbarer Nachbarschaft der K-Strahlung des Wolframs liegt. Bei einer Spannung zwischen 100.000 und 120.000 Volt gibt der Wolframspiegel eine Röntgenstrahlung von der geringsten Heterogenität. Eine Änderung der Spannung von 100 auf 120 KV verändert die Qualität der Röntgenstrahlung nicht, da diese vor allem beherrscht ist durch die

Tabelle 25. Absorptionsdaten — Unterbrecherlose Maschine — 2 MA (Coolidge und Kearsley)

Millimeter Kupfer	Intensität $= \dfrac{I}{T} \times 1000$					T = Abfallszeit (sec) an einem Elektrometer
	175 KV	200 KV	225 KV	250 KV	275 KV	298 KV
0,098	125,00	178,5	.	.	.	.
0,196	88,0	137,0	.	.	.	.
0,294	73,0	105,2	.	.	.	.
0,49	48,1	77,7	100,0	173,0	173,0	209,0
0,69	36,0	64,1	.	.	.	.
0,98	25,2	50,5	66,7	92,8	125,0	135,0
1,48	16,67	33,6	.	.	.	.
1,97	11,22	23,40	38,0	56,2	78,2	90,0
3,15	5,45	13,80	25,2	36,2	52,7	60,3
4,19	2,91	9,36	17,63	28,7	40,0	46,8
6,27	.	4,57	9,52	16,6	24,6	28,5
8,35	.	2,28	5,65	9,88	14,4	18,2
10,43	.	.	3,44	6,23	8,28	11,0

K-Strahlung des Wolframs, die stark erregt wird. Dennoch erhöht sich der Wirkungsgrad der Erzeugung der Röntgenstrahlung erheblich durch Erhöhung der angelegten Spannung, da die Intensität der gesamten nicht gefilterten Strahlung annähernd mit dem Quadrat der angelegten Spannung steigt, während die Intensität der K-Strahlung mit $(V - V_0)^{3/2}$ wächst, wo V die angelegte Spannung bedeutet und V_0 für den Wolframspiegel ca. 70 KV — die Anregungsspannung der K-Strahlung. Die Intensität der K-Strahlung wächst sehr schnell, wenn die Spannung über 70.000 Volt steigt; eine Röhre mit Wolframspiegel würde daher wirksamer bei 120 KV als bei 100 KV arbeiten. Wünscht man Strahlungen von größerer Durchdringungskraft als die von einem Wolframspiegel erhaltenen (bei 120 KV), wäre es von Vorteil, einen Platinspiegel zu verwenden, vorausgesetzt, daß die Röhrenspannung bis zu 130 KV gesteigert werden kann. Die Röntgenstrahlung würde dann der Homogenität näherkommen, als bei einem Wolframspiegel bei derselben Spannung. Für noch härtere Strahlen wäre eine Röhre mit Uranspiegel erwünscht, da die K-Strahlung des Uran eine kürzere Wellenlänge hat, als diejenige irgend eines Elementes. Um ein Maximum an Wirksamkeit zugleich mit einem Minimum an Heterogenität zu erreichen, müßte die angelegte Röhrenspannung von einem solchen Wert sein, daß der größte Teil der Energie der Bremsstrahlung in die spektrale Gegend, die der K-Strahlung des Uran anliegt, verlegt wird; somit müßte die angelegte Röhrenspannung bei 140 bis 150 KV liegen. Auf diese Weise könnte die Röntgenstrahlung so homogen als möglich gemacht werden, bei einer minimalen Dicke des verwendeten Filters, das die weiche Strahlung unterdrückt; der Intensitätsverlust, der vom Gebrauch sehr dicker Filter herrührt, würde so auf ein Minimum reduziert.

Bei gegebenem Röhrenstrom würde ein Thoriumspiegel einen deutlichen Vorteil gegenüber dem jetzt verwendeten Wolframspiegel bringen, nicht nur in der Gesamtheit der emittierten Röntgenenergie, sondern auch hinsichtlich ihrer spektralen Verteilung. Thorium hat eine bessere charakteristische Strahlung, denn die Kα-Linien des Wolframs liegen bei 0,20860 und bei 0,21341 AE; ihr Schwerpunkt liegt also bei 0,210 AE, während die Linien des Thoriums bei 0,133 und 0,138 AE liegen, wodurch ihr Schwerpunkt auf 0,135 AE zu liegen kommt. Infolgedessen wird ein Kupferfilter, das ½ mm dick ist, 46% der Energie der Wolframlinien und 77% der Thoriumlinien durchlassen, während die entsprechenden Zahlen für 1 mm 21% und 59% betragen, wodurch die Überlegenheit der Thoriumstrahlung deutlich in Erscheinung tritt.

Da die charakteristische Strahlung jeder K-Serie erst für die Grenzspannung dieser Serien erregt wird, so liegt die Erregungsspannung der K-Serie des Wolframs bei 69,3 KV und die des Thoriums bei 109 KV.

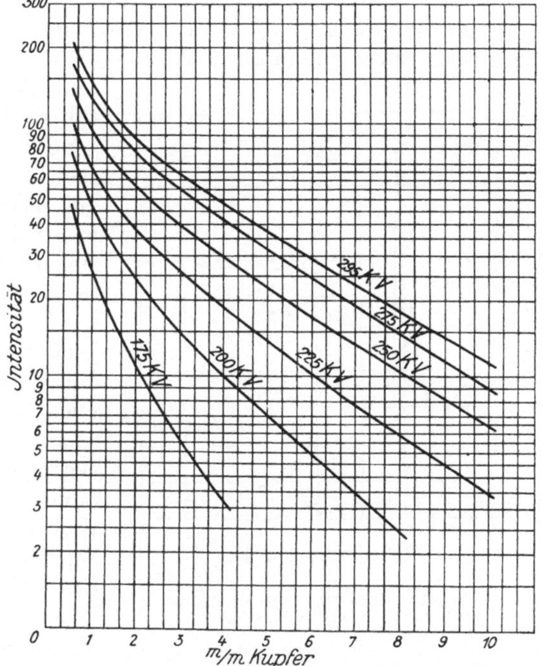

Abb. 85. Die Abbildung zeigt die Absorptionskurven unter der Kupferfilterung für Spannungen von 175 bis 298 KV Scheitelwert. Die Qualität der Strahlung zeigt sich am Gefälle der Absorptionskurven und dessen Zunahme bei einer gewissen Filterdicke von einem bestimmten Punkt an. Bei einer Filterung von 3 mm Kupfer und 298 KV ist die Härte der Strahlung ungefähr dieselbe wie bei einer Filterung von 6 mm Kupfer und 225 KV. Aber die Intensität ist ungefähr siebenmal so groß als bei der höheren Spannung und diese Steigerung wurde erreicht nur durch eine 32%ige Vermehrung der Röhrenenergie, wobei die MA-Zahl in beiden Fällen dieselbe blieb (das würde darauf hindeuten, daß, wo hohe Intensitäten penetrationsfähiger Strahlung verwendet werden, höhere Spannungen am Platze sind).

Es besteht daher guter Grund, zu erwarten, daß sowohl für die kontinuierliche als auch für die charakteristische Strahlung das Thorium endgültig überlegen ist, vorausgesetzt, daß sich eine Thoriumröhre mit Wasserkühlung entwickeln läßt, die denselben Röhrenstrom ertragen kann.

Um Homogenität zu erhalten, ist es zuerst notwendig, die Röhre bei einer Spannung zu betreiben, die etwas über einem der kritischen Werte liegt, die nötig sind, die charakteristische Strahlung der Antikathode zu erregen und zweitens die Strahlung mit demselben Element zu filtern, woraus die Antikathode besteht oder noch vorteilhafterer

Weise mit einem Element von einer etwas niedrigeren Atomnummer[1]). Ober der kritischen Spannung wird die charakteristische Strahlung reichlicher erzeugt, als die Bremsstrahlung. Wenn die Spannung zu hoch ist, wird eine kurzwellige Bremsstrahlung, die durch die Filterung nicht genommen werden kann, in Erscheinung treten. In der Tat gibt es eine optimale Spannung (Tabelle 9). Wenn wir aber zwei Elemente nehmen, welche sich nur wenig in ihrem Atomgewicht unterscheiden, z. B. Wolfram

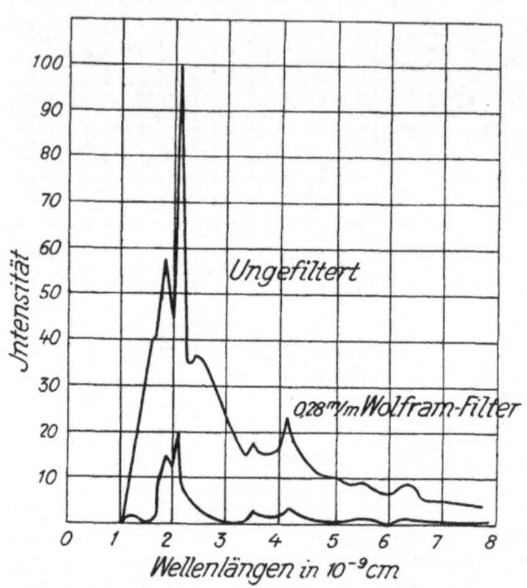

Abb. 86. Röntgenspektrum des Wolframs, bei einer Spannung von 110 KV, ungefiltert und durch eine Wolframplatte gefiltert: Die Intensitätsverteilung der homogenen Röntgenstrahlung zeigt sich in der Abbildung. Die untere Kurve zeigt die Strahlung, die durch dasselbe Metall gefiltert wird, aus dem der Antikathodenspiegel besteht, wodurch die gesamte Bremsstrahlung unterdrückt wird. An Stelle einer Filterung mit dem Material des Antikathodenspiegels kann ein Metall, dessen Atomnummer um einige Punkte tiefer liegt als die der Antikathode, gewählt werden. Man beachte die geringe Intensität der homogenen Strahlung (Hull).

und Tantal oder Platin und Tantal, so läßt sich eine fast homogene Strahlung durch die Tatsache der selektiven Transparenz des leichteren Metalls für die K-Strahlung des schwereren erzielen. Das schwerere Metall emittiert eine K-Strahlung, die ein wenig kürzer ist als die des leichteren Metalls, und daher fällt die Strahlung in die Lücke der selektiven Durchlässigkeit des leichteren Metalls. Hiefür ein Beispiel. Da die kritische Spannung für die K-Strahlung des Wolframs[2]) ungefähr bei 70 KV liegt, so liegt die optimale Spannung beiläufig bei 100 KV. Ein Filter von Wolfram oder Tantal (Atomnummer 73), das im ganzen 0,15 mm dick ist, nimmt den größten Teil der Bremsstrahlung weg, läßt aber die Alpha- und Betakomponenten der K-Strahlung hindurch. Wolfram würde ein gutes Filter für die Platinstrahlung abgeben (Atomnummer 78).

Wenn daher ein homogenes Bündel durch eine Platte irgend eines Elementes tritt, dessen charakteristische Strahlung von gleicher oder größerer Durchdringungskraft ist, so wird die charakteristische Strahlung nicht angeregt und die durchgehende Strahlung bleibt in ihrem Charakter unverändert und wird nur infolge der Absorption und Streuung des Filters geschwächt.

---

[1]) Wenn beispielsweise die primäre Strahlung von einer durchschnittlichen Härte war, die derjenigen der charakteristischen Zinkstrahlung entspricht und eine weiche homogene Strahlung gefordert würde, so wäre Eisen ein geeignetes Filter, denn es übt eine selektive Absorption auf die erwähnte Strahlung aus und bewirkt so ihre Umwandlung in eine solche, die zirka doppelt so weich ist als die ursprüngliche Strahlung. Anderseits kann durch geeignete Wahl der Filter und der Spannung das Gegenteil erreicht werden.

[2]) Atomnummer 74.

Wenn ein homogenes Bündel durch eine Platte irgend eines Elementes tritt, dessen charakteristische Strahlung stärker absorbierbar ist und in der Platte mehr absorbiert wird, als das einfallende Bündel, dann behält die durchgelassene Strahlung ihre Charakteristik zwar bei, aber es addiert sich noch eine weichere Strahlung hinzu.

Wenn eine homogene Strahlung durch eine Platte irgend eines Elementes tritt, dessen charakteristische Strahlung stärker absorbierbar ist, aber dennoch in größerem Ausmaße durch das Filter tritt, als das einfallende Bündel, so besteht die durchgelassene Strahlung bei genügend dickem Filter nunmehr aus einer weicheren Strahlung, als das primäre Bündel.

Die Korpuskularstrahlung, die durch homogene Strahlung ausgelöst ist, ist nicht von uniformer Geschwindigkeit, sondern besteht aus einer Zahl von Gruppen. Die Natur des Atoms, von dem die sekundären Strahlen befreit werden, beeinflußt den Betrag an Energie, der verausgabt wird bei der Befreiung eines Elektrons, und auf diese Weise die Geschwindigkeit jeder Gruppe.

Zusammenfassung

In der Verwendung der Strahlung für die Zwecke der Tiefentherapie liegt der begrenzende Faktor in der Wirkung auf das oberflächliche Gewebe, vor allem auf die Haut. Der Zweck der Filterung (Hand in Hand mit anderen Mitteln) besteht darin, daß diese die Verabreichung eines erheblichen Bruchteils der Oberflächenenergie auf die Partien der Tiefe ermöglicht.

Die Auseinandersetzungen dieses Kapitels wollten klargelegt haben, daß für eine praktische Arbeit die Kenntnis der Strahlenqualität wesentlich ist und daß die nötigen Daten hiefür am besten entweder durch die spektrale Analyse oder durch die Bestimmung der effektiven Wellenlänge gewonnen werden.

Dreizehntes Kapitel

Messung der Intensität

Die Ausbeute an ungefilterter Röntgenstrahlung ist proportional dem Ausdruck $N i V^2$, wobei N die Atomnummer des Metalls der Anode bedeutet; i bedeutet den Röhrenstrom und V die erregende Röhrenspannung. Diese Tatsache kann man mittels Messungen der spektralen Energieverteilungskurven beweisen, in denen der Reihe nach N, i, und V abgeändert sind. Das Spektrum für eine bestimmte Spannung ist für einen bestimmten Röhrentypus und einen bestimmten Apparattypus konstant; da aber die Strahlenausbeute der Röhren verschieden ist, so unterscheiden sich die Flächen der spektralen Kurven im entsprechenden Verhältnis.

Wenn die Oberfläche eines Körpers ins Auge gefaßt wird, die sich in einer Distanz (d) vom Röhrenspiegel befindet, so ist die Quantität der Röntgenstrahlung, die in der Zeit t auf die Einheit der Fläche fällt, proportional dem Ausdruck $\dfrac{N\,i\,V^2\,t}{d^2}$. Bei demselben Metall als Röhrenspiegel kann der Faktor N weggelassen werden[1]).

Es ist daher verständlich, daß durch Verdoppelung des Röhrenstromes sich die Intensität verdoppelt, da die Intensität direkt proportional dem Röhrenstrom ist. Verdoppelt man die Spannung, so vervierfacht sich die Intensität; denn die Intensität ist dem Quadrat der Spannung proportional. Je höher die Atomnummer des Spiegelmetalls, umso größer die Intensität. Auf diese Weise ist unter denselben Bedingungen von Stromstärke und Spannungen die Intensität eines Wolframspiegels (Atomnummer 74) geringer, als die von einem Platinspiegel (Atomnummer 78), und zwar eben im Verhältnis 74:78.

Meßmethoden

In der modernen therapeutischen Technik werden die folgenden physikalischen Methoden der direkten Intensitätsmessung angewendet:

1. Ionisation,
2. Selenzelle,
3. Pastille (Farbenveränderungen),
4. Photographie.

Diese Methoden der Messung hängen von der Veränderung ab, die die absorbierte Strahlung in verschiedenen Substanzen hervorruft. Quantitativ stehen diese Veränderungen in einem bestimmten Verhältnis zum Betrag der absorbierten Energie.

Ionisationsmethode

Die Intensität eines Röntgenstrahlenbündels, gemessen durch ein absorbierendes Reagens, wie eine Ionenkammer ein solches darstellt, ist eine Methode der Intensitätsmessung.

Gase und Luft sind unter gewöhnlichen Bedingungen sehr schlechte Leiter der Elektrizität. Glatte Körper, wie metallische Kugeln, können zu einer erheblichen Spannung aufgeladen werden und halten diese Ladung einige Zeit in solchen Gasen. Der Vorgang der Steigerung der elektrischen Leitfähigkeit der Luft wird Ionisierung genannt und die veränderte Luft wird mit „ionisiert" bezeichnet. Je stärker das Gas zwischen den Leitern ionisiert ist, umso stärker ist die Entladung durch Leitfähigkeit.

---

[1]) Die vollständige Formel, die die Strahlenausbeute (mit Ausnahme der charakteristischen Strahlung) wiedergibt, ist gegeben durch den Ausdruck $I = k\,i\,V^2 N$, wobei k die Konstante bedeutet.

Dieser Ausdruck ist die Basis eines Systems der Dosierung (Kilovolt-Milliampere-Minuten), das man in der Oberflächentherapie anwenden kann.

Die Intensität der Strahlung, die in jedem Augenblick ausgesandt wird, ist proportional dem Produkt der Augenblickswerte von Strom und Quadrat der Spannung, welches immer die Methode der Erregung sei.

Gas kann durch Strahlung radioaktiver Substanzen und durch Röntgenstrahlen zu einer hohen Leitfähigkeit gebracht werden. Wenn daher Radium- oder Röntgenstrahlen durch ein Gas treten, das den geladenen Körper umgibt, so verschwindet die Ladung. Dies rührt von der Tatsache, daß die umgebende Luft zu einem Leiter geworden ist. Röntgenstrahlen ionisieren indirekt, nämlich durch sekundäre Korpuskularstrahlung[1]), die erregt wird. Diese Elektronen von hoher Geschwindigkeit rufen eine Ionisierung durch Kollision mit den Gasmolekülen hervor. Nur ein sehr kleiner Teil der Atome, durch die die Strahlung tritt, verliert ein Elektron und wird so direkt ionisiert.

Als ein Resultat des geschilderten Vorganges wird das Gasmolekül in positiv und negativ geladene Ionen aufgespalten. Wenn die Ionen an der Wiedervereinigung verhindert werden, indem eine Spannung an das Gas gelegt wird, so werden die positiv geladenen Ionen zum negativen Pol und die negativ geladenen Ionen zum positiven Pol getrieben; die Ionen wirken so als Träger der Elektrizität, rufen also eine Strömung der Elektrizität hervor und neutralisieren teilweise die Ladung der Platten. Unter normalen Bedingungen ist die Entladung durch ein Gas hindurch eine sehr träge, indem der Verlust an Ladung pro Sekunde ungefähr $10^{-8}V$ elektrostatische Ladungseinheiten beträgt, wobei V das Volumen des Gefäßes ist. Wenn das Volumen des Gases ein Liter beträgt, so entsteht also ein Strom von ca. 10^{-5} elektrostatischen Einheiten oder ungefähr $3,3 \times 10^{-16}$ Ampere. Ein solch kleiner Strom müßte 10.000mal größer sein, um vom empfindlichsten Galvanometer angezeigt zu werden, so daß, auch wenn die Leitfähigkeit des Gases durch Ionisation 1000fach erhöht würde, sie unter den Meßbereich des gewöhnlichen Galvanometers zu liegen käme. Der Strom, der errechnet werden kann, wenn die Kapazität des geladenen Systems bekannt ist, kann dennoch bestimmt werden durch die Größe des Verlustes an Spannung, also z. B. durch die Messung des Winkels, über den die Blättchen eines Elektroskops zusammengefallen sind.

Die Spannung, die an das Gas angelegt wird, muß an das Instrument angepaßt werden. Sie muß groß genug sein, um eine deutliche Ablenkung der Blättchen des Elektroskops zu erhalten. Eine andere Meßmethode, auf Ionisation beruhend, besteht darin, den Betrag zu messen, bis zu welchem ein isolierter Leiter elektrische Ladung vom Gas, das unter dem Einfluß eines angelegten elektrischen Feldes[2]) mit Röntgenstrahlung bestrahlt wird, erhält. Im Vergleich mit gewöhnlicher elektrischer

---

[1]) Diese sekundäre Korpuskularstrahlung ist sehr leicht absorbierbar, magnetisch ablenkbar und besteht aus negativ geladenen Elektronen. Die Schnelligkeit der Emission hängt völlig von der Frequenz der einfallenden Röntgenstrahlung ab. Sie variiert mit der Quadratwurzel der Frequenz der erregenden Strahlung und ihre Geschwindigkeit ist daher identisch mit der Geschwindigkeit der Kathodenstrahlung, die die betreffende Strahlung erregt.

[2]) Das elektrische Feld wird durch Anlegung einer zweiten Elektrode, die in das Gas eintaucht, erzielt.

Strömung sind Ionisationsströmungen von diesem Typus außerordentlich klein. Für ihre Messungen müssen daher sehr empfindliche elektrische Instrumente verwendet werden. Ein solcher Strom kann durch ein Elektrometer gemessen werden und ist proportional der Ionisation, die in der Ionenkammer entsteht. Für eine spezielle Kammer ist er direkt proportional dem Betrag der Strahlung, der durch die Luft dieser Kammer absorbiert wird.

Die elektrische Kraft, die an die Ionenkammer angelegt ist, muß aber hoch genug sein, um alle Ionen vor ihrer Wiedervereinigung den Polen zuzutreiben, soferne eben wirklich eine treue Wiedergabe des Grades der Ionisation erstrebt wird. Wenn die elektromotorische Kraft ausreichend ist, um diese Wiedervereinigung zu verhindern, so nennt man den Ionisationsstrom gesättigt. Der Ionisationsstrom bleibt dann konstant unterhalb einer bestimmten Potentialdifferenz; so ist also der Strom dann unabhängig von der Spannung. Der Strom wird Sättigungsstrom genannt und die entsprechende Spannung Sättigungsspannung. Nur Sättigungsströme können als Messung der Röntgenstrahlenintensitäten verwendet werden. Unter solchen Bedingungen zeigt der Strom die Intensität der Strahlung an. Wenn die Spannung dauernd erhöht wird, so beginnt der Strom endlich neuerlich zu steigen infolge einer zusätzlichen Ionisation, hervorgerufen durch Zusammenstöße (sogenannte Stoßionisation), bis endlich ein Funken überspringt. Die totale Ionisation ist ein verwendbares Maß der Intensität. Die Ionisationsapparate, die verwendet werden, um Röntgenstrahlenintensitäten zu messen, werden Iontoquantimeter genannt. Es wird allgemein angenommen, daß die biologische Wirkung der Strahlung der im Gewebe absorbierten Energie proportional ist.

Um daher seinem Zwecke zu dienen, muß ein praktisches Iontoquantimeter auf eine Reaktion basiert sein, deren Intensität selbst proportional ist der Absorption in den Geweben, welches immer die Qualität der verwendeten Strahlungen sei. Die Koeffizienten der Absorption in Luft und Gewebe gehen parallel. Um dies zu beweisen, genügt es, die Wirkung auf den Absorptionskoeffizienten der Luft und des Gewebes zu beachten, wenn die Strahlenqualität verändert wird. Für eine nicht gefilterte Strahlung beträgt das Verhältnis von Absorptionskoeffizienten der Luft zum Absorptionskoeffizienten in den Geweben 0,75. Bei derselben Strahlung, soferne sie durch 1mm Kupfer gefiltert wird, beträgt dieses Verhältnis 0,77, was einer Differenz von weniger als 3% gleichkommt.

Hingegen betragen die Unterschiede von anderen Reagentien, die in der Dosimetrie verwendet werden, wie des Silbers (Kienböck), des Platins (Sabouraud-Pastille), des Selens (Fürstenau), zwischen nicht gefilterter und mit 1mm Kupfer gefilterter Strahlung:

Für Silber 78%, und zwar von einem Verhältnis 1,07 bis zu 1,9.

Für Platin: 254%, und zwar von einem Verhältnis 1,41 bis zu 3,58.

Für Selen: 13%, und zwar von einem Verhältnis 0,86 bis zu 0,97.

Diese Zahlen zeigen, daß die Verwendung dieser Substanzen als Reagentien in den Quantimetern nicht ratsam ist, da ihre Angaben mit der Strahlenqualität sich ändern, während die Luft, wie sie in den Ionometern verwendet wird, die geringfügige Schwankung von 3% aufweist. Ein anderer Vorteil der Verwendung von Luft als des absorbierenden Reagens ist die konstante Reaktion, welches immer die Dauer der Bestrahlung sei. In dieser Hinsicht unterscheidet sie sich völlig vom Selen (welches unter der Form von Zellen verwendet wurde, deren elektrischer Widerstand sich mit der Quantität der einfallenden Strahlung ändert), da das Selen Ermüdung aufweist.

Apparate

Alle Instrumente für die Ionisationsmessungen bestehen aus drei wesentlichen Bestandteilen:

1. Aus der Ionisationskammer, in der die Ionen erzeugt werden;
2. dem elektrischen Instrument, um den Ionisationsstrom zu messen;
3. einer angemessenen Verbindung zwischen diesen beiden Teilen.

Außerdem ist eine Spannungsquelle notwendig.

Die Ionisationskammer kann von jeder gewünschten Form oder jedem beliebigen Querschnitt sein; in ihrer einfachsten Form besteht sie aus zwei elektrisch leitenden Oberflächen, die sorgfältig von einander isoliert sind, und einem Luftzwischenraum zwischen ihnen. Das Ganze ist in eine leitende Hülle eingeschlossen und geerdet, um elektrische Störungen zu vermeiden. Die Spannung, die an die isolierten Flächen angelegt werden muß, um Sättigungsstrom zu erhalten, hängt ab von der Distanz zwischen diesen und der Intensität der Strahlung, die zur Messung gelangt. Der Druck der Luft oder des Gases in der Ionenkammer hat einen Einfluß auf die Minimalspannung, die verwendet werden muß. Je höher der Druck, um so größer die Spannung. Im allgemeinen wird Luft von Atmosphärendruck verwendet.

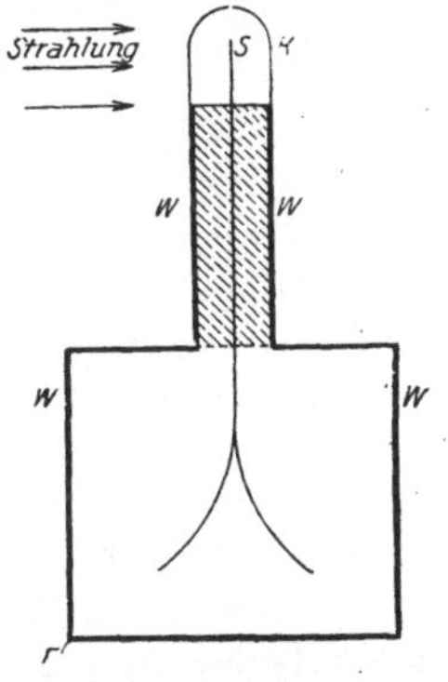

Abb. 87. Skizze eines Ionisationsapparates.
K ist die Ionisationskammer mit Zelluloidwänden, S ist die innere Elektrode, verbunden mit dem Träger des Elektroskopes oder dem Blättchen eines Elektrometers. Der schraffierte Teil bedeutet isolierte Substanz. W ist die Bleihülle des Konduktors und des Gehäuses, das geerdet ist (F).

Das elektrische Instrument, das in Verwendung steht, muß fähig sein, einen sehr kleinen elektrischen Strom zu messen. Die gewöhnlichen Milliamperemeter oder sogar Mikroamperemeter sind nicht empfindlich genug für die gewöhnlichen Ionisationsmessungen. Ein empfindliches Galvanometer, wie das von Dolezalek, kann verwendet werden, vorausgesetzt daß der Ionisationsstrom stark genug sei. Die Funktion eines Galvanometers beruht auf der Tatsache, daß eine Spule aus Draht, durch die ein Strom fließt, magnetisiert wird und daß der Grad der Magnetisierung von

der Stärke des Stromes abhängt. In einem Galvanometer wirkt der
so entstandene Elektromagnet mit einem permanenten Magneten zusammen und die Bewegung beider gegeneinander resultiert hieraus.
In dem Galvanometer von D'Arsonval ist die Spule zwischen den
Polen eines permanenten Magneten mittels eines sehr feinen Silber-
fadens aufgehängt. An der Spule ist ein kleiner Spiegel angebracht
und die Spule wird um einen bestimmten Winkel abgelenkt, wenn ein
Strom sie passiert. Wirft man ein Lichtbündel auf den Spiegel, so
kann das reflektierte Bündel sich längs einer Skala bewegen und die
Bewegung der Spule auf diese Weise sichtbar gemacht werden. Der
Lichtstrahl dient als ein gewichtloser Zeiger von jeder beliebigen Länge
und erhöht die Empfindlichkeit des Instrumentes. Dieses ist der prak-
tischeste Typus des Galvanometers. Ströme bis zu 10^{-10} Ampere können
auf diese Weise gemessen werden.

Sehr viele Ionisationsmessungen werden ausgeführt, bei denen der
Strom viel zu klein ist, als daß er mit einem Galvanometer meßbar wäre.
In solchen Fällen stehen elektrostatische Instrumente für Strom-
messungen in Gebrauch. Der einfachste dieser Apparate ist das Goldblattelektroskop. Das Elektroskop, aufgebaut auf dem Fundamentalprinzip
der Elektrostatik, daß nämlich gleiche Ladungen einander abstoßen,
wird verwendet, um die Stärke der Entladung eines geladenen Körpers
zu messen. Es besteht entweder aus einem oder zwei Goldblättchen,
die an einem Ende miteinander verbunden und vertikal aufgehängt
sind; sie werden mit einem Potential von einigen 100 Volt geladen. Die
gegenseitige Abstoßung der Blättchen verursacht ihre Trennung. Wenn
die Blättchen isoliert sind von der Erde und von gewöhnlicher Luft
umgeben, so wird die Ladung sich nicht gleich vermindern. Die Blättchen
bleiben dann durch Stunden oder sogar durch Tage getrennt. Wenn
aber die Luft ionisiert ist, so geht Ladung verloren und die Blättchen
fallen schnell zusammen. Die Schnelligkeit dieses Falles ist ein Maß
für die Leitfähigkeit des Gases. Die wesentlichen Teile zeigt Abb. 88.
Ein Goldblattstreifen, ungefähr 2 mm breit und 25 mm lang, ist an seinem
einen Ende an einem flachen kupfernen Halter P befestigt, der von einer
guten Isolation I getragen wird. Das Metallgehäuse, das das Blättchen
einschließt, kann von jeder gewünschten Breite und Dicke sein. Wenn
das Elektroskop mit einer Ionenkammer verwendet werden soll, so steht
ein Draht W, der sorgfältig vom Gehäuse isoliert ist, mit der Blättchen-
aufhängung in Verbindung. Das Blättchensystem mit Einschluß des
Drahtes, der an eine Elektrode der Ionisationskammer angeschlossen
ist, wird auf eine Spannung von ungefähr 300 Volt gebracht durch Herstellung eines Kontaktes mit einer geeigneten Spannungsquelle durch
das Rädchen R. Infolge der Abstoßung zwischen dem Goldblättchen
und der Aufhängung nimmt das Blättchen eine Stellung ein, die beispielsweise durch a charakterisiert sei. Je höher das Ladungspotential,
umso weiter entfernt sich das Blättchen von der Aufhängung. Jede
Stellung entspricht dann einer definierten Spannung. Wenn der Lade-
stift R weggezogen ist, so bleibt ein definierter Betrag von Elektrizität

auf dem Blättchensystem und das Blättchen bleibt entfernt von der Aufhängung. Wenn die Ionenkammer der Strahlung ausgesetzt wird, so tragen die Ionen, die gebildet werden, die Elektrizität schneller oder langsamer fort, was von der Intensität der Ionisation abhängt. Als Resultat fällt das Blättchen langsam in seine vertikale Stellung zurück. Die Schnelligkeit der Bewegung ist dem Ionisationsstrom proportional.

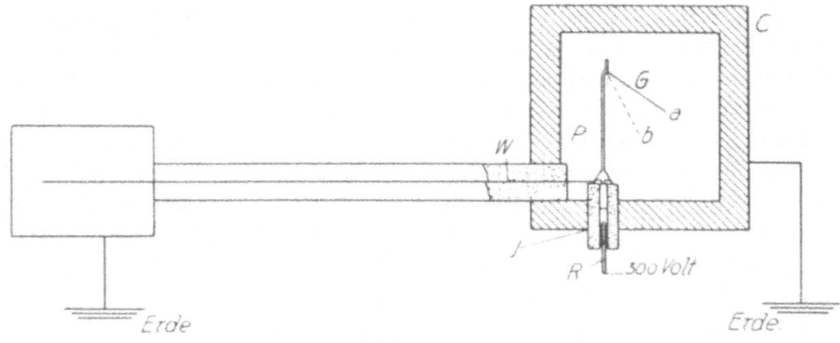

Abb. 88

In der Praxis wird eine Stoppuhr verwendet, die die Zeit bestimmt, welche das Blättchen braucht, um von der Stellung a in die Stellung b zu gelangen. Diese Zeit ist verkehrt proportional der Stärke des Ionisationsstromes. Die Bewegung des Blättchens oder seines Schattens wird gewöhnlich mit dem Mikroskop beobachtet.

Je größer die elektrische Kapazität des Blättchensystems, umso länger braucht das Blättchen, um die Strecke zwischen zwei gegebenen Punkten zu durchlaufen. Die sogenannte Voltempfindlichkeit ist geringer. Um daher diese Zeit abzukürzen und also die Empfindlichkeit des Elektroskopes zu erhöhen, soll die elektrische Kapazität des Instrumentes klein sein. Die elektrische Verbindung zwischen der Ionenkammer und dem eigentlichen Meßinstrument besteht gewöhnlich aus einem Draht mit geeigneter Isolation. Im Falle elektrostatischer Instrumente ist es von Wichtigkeit, daß dieser Draht so dünn wie möglich sei, um die elektrische Kapazität des Systems klein zu machen, wenn eine hohe Empfindlichkeit erwünscht ist. Der Draht muß auch gegen elektrische Störungen geschützt werden. Diese Forderung wird erfüllt, indem er in eine Metallröhre gelegt wird, welche dann geerdet wird. Diese Röhre muß recht weit sein, wenn eine kleine Kapazität erwünscht ist. Wenn eine sehr durchdringende Strahlung in der Ionenkammer zur Messung gelangen soll, so ist es von Wichtigkeit, daß der Effekt der abirrenden Strahlung vermieden werde. Aus diesem Grund soll der Metallschutz für den Draht mit einer soliden isolierenden Substanz gefüllt werden, in der ein erheblicher Ionisationsstrom durch die Bestrahlung nicht auftritt.

Die Länge dieses Verbindungskabels zwischen Apparat und Ionenkammer erlaubt die Einteilung der Instrumente in zwei Klassen. In der einen sind Ionenkammer und Elektroskop kombiniert (s. Abb. 88). Dieser Typus ist nicht direkt für praktische Röntgentherapie anwendbar. Beim anderen Typus der Apparate ist das verbindende Kabel von hinreichender Länge, um vom Punkt der Messung (dem Körper des Patienten) bis zum Bedienungspersonal (das sich hinter einer Schutzwand befindet) zu reichen.

Eichung. Alle Ionisationsmeßinstrumente geben nur relative Werte. Es ist daher für jedes Instrument eine Eichung notwendig. Die Einheit, die zugrundegelegt wird, hängt vom Gebrauch ab, für welchen das Instrument bestimmt ist. Für die Therapie kann es die Hauterythemdosis sein oder irgend eine andere Einheit. Ein Weg, um ein Instrument zu eichen, besteht in der Verwendung von Radium, das in bestimmter Quantität in eine gegebene Lage zur Ionenkammer gebracht wird. Freilich bestehen gegen diese Messung vor allem deshalb Einwände, weil durch die γ-Strahlen des Radiums das Zuführungskabel leicht mitbestrahlt wird und außerdem die Extrapolation von Radium- auf Röntgenstrahlung nicht gestattet ist. Zur Prüfung der Konstanz kann aber die Methode als geeignet angesehen werden.

Die Intensität der Strahlung an jedem gegebenen Punkt ist definiert als der Betrag von strahlender Energie, der pro Sekunde auf eine Fläche von 1cm² auffällt und die im rechten Winkel zur Richtung der einfallenden Strahlung steht. Die Intensität nimmt verkehrt proportional zum Quadrat der Entfernung von der strahlenden Quelle ab. Um sie experimentell zu bestimmen, ist es nötig, den Betrag an Energie zu messen in der Form von Strahlung, die auf eine Oberfläche von bekanntem Querschnitt während einer bestimmten Zeit auffällt. Aber es gibt kein Instrument, welches auf diese Weise Strahlung mißt. Bevor eine solche Messung ausgeführt werden könnte, müßte diese strahlende Energie in Wärme übergeführt werden, welche gemessen werden kann. Das Strahlenbündel, dessen totale Energie gemessen werden muß, müßte vollständig absorbiert werden. Infolge der großen Durchdringungskraft der Röntgenstrahlen und der γ-Strahlen bedarf es einer erheblichen Dicke, um vollständige Absorption herbeizuführen.

Wenn die Strahlung ein Gas ionisiert, so verliert sie einen Teil ihrer Energie; es muß Arbeit geleistet werden, um negative Elektrizität gegen die Anziehungskraft, die zwischen den beiden Elektrizitätsarten herrscht, zu trennen. Wenn die gesamte strahlende Energie zur Ionenerzeugung im Gase verbraucht würde, so würde die resultierende Ionisation die Intensität der Strahlung bestimmen. Hierin bestehen jedoch die praktischen Meßmethoden nicht. Die gewöhnlichen Ionisationsmessungen werden mit relativ kleiner Kammer ausgeführt, so daß nur ein kleiner Teil der Strahlung dazu verwendet wird, um Ionen in dieser Kammer zu erzeugen. Der Bruchteil der Strahlung, der absorbiert wird, ist verschieden groß für verschiedene Strahlenqualitäten. Die Ionisationsmessungen von Strahlungen verschiedener Qualität, ausgeführt mit demselben Instrument, repräsentieren daher nicht die relativen Intensitäten der Strahlung. Wenn hingegen zwei Bündel von identischer

Qualität mit demselben Instrument gemessen werden, so stellen die Resultate ein Maß für die relativen Intensitäten dar. Unter diesen Umständen ist die Konstruktion der Ionisationskammer von geringer Bedeutung, sie kann aus einem Metall oder aus sonst einem geeigneten Material hergestellt werden. Da die Qualität der Strahlung dieselbe ist bei beiden Messungen, so hat die Ionisation, die in der Kammer entsteht, eine konstante Beziehung zur Ionisation im Gewebe, ohne Rücksicht auf die Intensität der Strahlung. Eine Dosierung, die auf Ionisationsmessungen aufgebaut ist, ist unter diesen Bedingungen sehr genau (vorausgesetzt, daß extreme Schwankungen in der Zeit der Bestrahlung vermieden werden). Wenn eine andere Ionisationskammer verwendet wird, so kann die Beziehung zu der Reaktion im Gewebe eine andere sein, aber sie wird so lange konstant bleiben, als bei derselben Kammer die gleiche Strahlenqualität verwendet wird. Die Konstruktion der Ionisationskammer (vorausgesetzt, daß sie nicht zu groß ist), ist auch von geringer Wichtigkeit, wenn Dosierungsmessungen für verschiedene Röhrendistanzen ausgeführt werden. Hier müssen wieder Spannung und Filterung dieselben bleiben, damit die Qualität der Strahlung unverändert bleibe.

Die Absorption der Strahlung durch die Luft ist proportional der im Gewebe, obwohl nur ein Bruchteil der absorbierten Energie zur Ionisierung verwendet wird und dieser Bruchteil mit der Wellenlänge variabel ist. Der höhere Grad der Ionisation in der Luft, die Streustrahlung und die aus den Wänden der Kammer ausgelöste Wandstrahlung sind Faktoren, welche zur Änderung des Verhältnisses zwischen biologischem Effekt und Ionisation beitragen, und zwar durch den Wechsel in der Wellenlänge. Holthusen kompensiert diese Veränderung, die von der Veränderung der Wellenlänge herrührt, indem er einen Korrektionsfaktor einführt. Friedrich hat die kleine Hornkammer an seinen Apparaten eingeführt, um die Messungen von der Härte unabhängig zu gestalten. Für den Vergleich der Intensitäten von verschiedenen Wellenlängen ist daher nicht nur die Konstruktion, sondern auch die Größe der Kammer von Wichtigkeit.

Die Qualität der charakteristischen Strahlung hängt vom Atomgewicht der absorbierenden Substanz ab und wird gar nicht mehr außerhalb bestimmter Grenzen hervorgerufen. Um die Fehlerquellen möglichst klein zu halten, werden Substanzen für die Konstruktion der Ionisationskammer verwendet, deren charakteristische Strahlung eine Erregungsspannung hat, die weit kleiner ist, als die Spannung der einfallenden Strahlung. Papier und Kohle werden besonders häufig verwendet. Die Absorption der Kohlenkammer und der eingeschlossenen Luft geht parallel derjenigen im menschlichen Gewebe.

Die Verschiedenheit der Konstruktion der Ionenkammern besteht im Charakter der Kammerwandungen, in der Differenz der Entfernung zwischen den Kammerelektroden und endlich dem Gas, womit die Kammer gefüllt ist.

Holthusen und Baker haben die Wichtigkeit dieser Faktoren gezeigt:

Natur der Kammerwand	Verhältnis der Ionisation der Kammerwand (Wandstrahlung) zu derjenigen der Luft in der Kammer
Aluminium	0,7
Papier	0,14
Kohle	0,09
Paraffin	0,08

Maßeinheit.

Die Maßeinheit der Ionisation basiert auf der Intensität der hervorgerufenen elektrostatischen Effekte. Jede Einheit des elektrostatischen Effektes der Ionisation muß gemessen werden durch den Sättigungsstrom pro Kubikzentimeter Luft, und zwar in einer Kammer, deren Querschnitt groß genug ist, um den vollen Effekt der Ionisation zur Auswirkung kommen zu lassen.

In einem Apparat, der eine Kapazität C habe, beträgt die Anzahl der überführten elektrostatischen Einheiten

$$\frac{C \cdot (V_1 - V_2)}{300},$$

falls die Spannung von V_1 auf V_2 fällt, und die entsprechende Zahl pro Kubikzentimeter Luft beträgt daher

$$\frac{C \cdot (V_1 - V_2)}{300\,v};$$

Hiebei bedeutet 300 die Anzahl der Volt in der elektrostatischen Einheit des Potentials.

Die Intensität des Ionisationsstromes ist gegeben durch die Gleichung:

$$i = \frac{C \cdot (V_1 - V_2)}{300\,t};$$

i bedeutet hiebei die Intensität des Stromes, C die Kapazität, t die Zeit in Sekunden, die der Abfall des Potentials von V_1 auf V_2 braucht; V_1 bedeutet das Anfangspotential, V_2 das Endpotential und e würde sich ergeben aus der Gleichung:

$$e = \frac{C \cdot (V_1 - V_2)}{300\,v\,t},$$

wobei v das Volumen der Ionisationskammer in Kubikzentimetern bedeutet.

Eine elektrostatische Einheit ist definiert als diejenige Quantität der Elektrizität, die einer Kugel vom Radius von 1 cm die Einheit des Potentials, das sind 300 V, mitteilt. Diese Einheit wird durch „e" bezeichnet. Wenn die Kammer 5 cm³ Kapazität hat, so wird der überführte Betrag von Elektrizität fünfmal so groß sein bei der gleichen Strahlung in derselben Zeiteinheit.

Um daher „*e*" zu messen, müssen die elektrostatische Kapazität des Apparates und der Querschnitt der Ionenkammer bekannt sein. Wenn man die Teilung einer willkürlichen Skala des jeweiligen Apparates, die einem bestimmten Werte von elektrostatischen Einheiten „*e*" gleichkommt, verwendet, so kann jedes Instrument auf diese Weise geeicht werden. Als Maßeinheit der Intensität der Strahlung hat Friedrich die Ionisation vorgeschlagen, die in einer Ionenkammer von 1 cm³ Luft bei 0⁰ C und 760 mm Druck eine elektrostatische Einheit der Elektrizitätsmenge in 1 Sekunde als Sättigungsstrom transportiert. Diese elektrostatische Einheit ist die Einheit der elektrischen Quantität im absoluten Maßsystem der physikalischen Einheiten, im sogenannten C. G. S.-System, wie sie oben definiert wurde. Eine elektrostatische Einheit der Strahlung bedeutet dann denjenigen Betrag an Strahlung, der jeden Kubikzentimeter Luft, der im Strahlenbündel liegt, so ionisiert, daß er den Durchgang einer elektrostatischen Einheit bewirkt.

Eine elektrostatische Einheit des Stromes bedeutet eine elektrostatische Ladungseinheit pro Sekunde. Die Zahl der elektrostatischen Einheiten des Stromes, multipliziert mit der Zahl von Sekunden kommt der Zahl elektrostatischer Ladungseinheiten während der gesamten Zeitdauer gleich.

Wenn die Kapazität, die Spannungsdifferenzen, die den verschiedenen Stellungen der Blättchen im Elektroskop entsprechen, und das Volumen der Kammer bekannt ist, so kann die Intensität ausgedrückt werden in Einheiten von „*e*". Die Werte von „*e*" variieren aber dennoch mit verschiedenen Iontometern. Diese Variationen rühren von der Konstruktion der Kammer, dem Charakter der Wände und den Differenzen im Abstand zwischen den Elektroden der Kammer her. Die Anzahl der elektrostatischen Einheiten der Strahlung (bezeichnet mit dem großen Buchstaben E von Duane) kommt der korrespondierenden Zahl der kleinen „*e*"-Einheiten von Friedrich gleich, wenn die Anzahl der E mit der Zahl der Sekunden, während welcher die Bestrahlung stattfindet, multipliziert wird. Wenn die Anzahl der Friedrich schen „*e*"-Einheiten mit 10 multipliziert wird und so an Stelle von 170 „*e*" 1700 „*e*" entstehen, so führen die Methoden von Duane und Friedrich zu absoluten Einheiten, die ziemlich gut in ihrem biologischen Effekt übereinstimmen und die Überführung einer Werteskala in die andere gestatten.

Die Instrumente können durch Radium geeicht werden, wie dies bei den Apparaten von Solomon der Fall ist. Eine Radiummenge von bekanntem Betrag, mittels welcher die Erythemdosis bei einer bestimmten Distanz gefunden wurde, wird für diesen Zweck verwendet. Die Ionisationskammer wird im selben Abstand aufgestellt, die Entladungszeit notiert und die Zahl der Entladungen, die nötig ist zur Erhaltung desselben Betrages von Strahlung, bestimmt. Die Röntgenstrahlung wird nun so lange angewendet, bis die gleiche Anzahl von Entladungen über den gleichen Skalenbereich erzielt ist, und auf diese Weise wird die Zeit der Applikation bestimmt. Anderseits kann die Erythemdosis auch empirisch bestimmt werden.

Hilfsgeräte für Messungen

Für die richtige und geeignete Funktion des Iontoquantimeters ist es notwendig, daß die Quellen grober Irrtümer bei der Messung vermieden werden. Zufolge des Entstehens von Ionisationsströmen im Elektroskop und in anderen Teilen des Apparates außerhalb der eigentlichen Kammer müssen gewisse Korrekturen zunächst bei den Ablesungen angebracht werden. Die folgenden Faktoren sind als Irrtumsquellen in Betracht zu ziehen und die entsprechenden Korrektionen anzubringen.

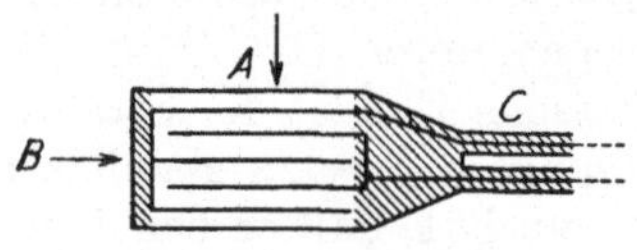

Abb. 89. Die obige Abbildung zeigt den sogenannten Richtungseffekt. Die Streustrahlung hat ihren Minimalwert in einer Linie, die durch das streuende Medium parallel zum Kathodenstrahl der einfallenden Röntgenstrahlung gezogen wird, und ihren Maximalwert senkrecht zur Kathodenstrahlung. Da das elektrische Feld hauptsächlich in einer bestimmten Richtung pulsiert, kann die Streustrahlung als polarisiert angenommen werden.
Die Strahlung, die senkrecht auf eine Ionenkammer fällt, sei durch den Buchstaben A bezeichnet, die, welche axial auffällt, durch B. Es hat sich gezeigt, daß in den meisten Fällen diese Strahlung einer gegebenen Härte, die auf die Kammer in der Richtung B einfällt, zu einem weit größeren Ionisationsstrom führt als die in der Richtung A auffallende. (Die Kugelkammer bildet hievon eine Ausnahme.) So fand Glocker für eine gewöhnliche Kammer das Verhältnis der beiden gemessenen Intensitäten wie 1 : 3, aber Friedrich und Glasser fanden für ihre kleine Hornkammer das Verhältnis 1 : 1. Mit anderen Worten, es fehlt der Richtungseffekt. Es ist daher wichtig, daß eine Meßkammer so konstruiert sei, daß eine Strahlung, in welcher Richtung immer sie einfalle, gleiche Ionisation bei gleicher Intensität hervorrufe. Die Eichung kleiner Ionisationskammern im Vergleich mit sehr großen, die ohne Richtungseffekt wirken, stellt diesen Richtungseffekt in Rechnung, nur wenn die Stellung der kleinen Kammer im Körper oder im Phantom angegeben ist.

1. Die natürliche Entladung des Elektroskops.

2. Der Effekt der abirrenden Strahlung.

3. Die Ionisation im Kabel.

4. Der Verlust durch Ladungen in der Isolation.

5. Die unvollständige Sättigung des Ionisationsstromes.

6. Der Richtungseffekt (Abb. 89).

Wenn das Elektrometer aufgeladen ist und sich selbst überlassen bleibt, so entlädt es sich langsam zufolge der immerhin vorhandenen Leitfähigkeit der Atmosphäre und der Leitung durch die ungenügende Isolation. (Wenn die Dielektrika überladen sind, so kommt es leicht zu einer Entladung.) Die Intensität dieser Entladung kann definiert werden durch die Anzahl der Skalenteile, über die das Blättchen in einer Stunde abfällt. Je größer die Kapazität der Kammer, umso langsamer die spontane Entladung. Sie nimmt von dem höheren Skalenbereich zum niedrigeren hin ab. Sie ist größer, wenn der Apparat einige Zeit hindurch ungeladen gestanden hat und es empfiehlt sich daher, den Apparat 30 Minuten vor Beginn der Messungen vollständig

aufzuladen. Abnormal schnelle Entladung kann von Defekten in dem Verbindungskabel, von Feuchtigkeit oder Staub oder einem Kurzschluß (Berührung zwischen Isolation, von Seele und Hülle) herrühren.

Der Betrag der ungewollten Ionisationsströme muß vom Ionisationsstrom der Kammer abgezogen werden. Dieser verlustbringende Strom kann bestimmt werden, indem man einen schweren Bleischirm über die Ionisationskammer breitet und nun bei betriebener Röntgenröhre den ungewollten Ionisationsstrom mißt. Das Blei wird dann weggenommen und der gesamte Ionisationsstrom bestimmt. Beide Ströme sind verkehrt proportional der Länge der Zeit, während welcher das Elektroskopblättchen zwischen zwei Punkten der Skala abfällt.

Die abirrende Strahlung kann eine Ionisation in anderen Teilen als der Kammer hervorrufen. Es müssen daher alle Teile außerhalb der Kammer sorgfältig gegen Strahlung geschützt sein, sei es gegen primäre, sei es gegen sekundäre. Die Wirkungen der natürlichen Entladung und der abirrenden Strahlung müssen bei allen Meßanordnungen abgerechnet werden. Unter den Bedingungen der Bestrahlung wird die Ionisationskammer mit einem schweren Bleischutz bedeckt und die Ionisation für eine bestimmte Zeitperiode notiert. Diese Ionisation wird dann verglichen mit derjenigen, die unter gleichen Bedingungen in derselben Zeit stattfindet, wenn das Blei abgehoben ist; der Korrektionsfaktor hängt von dem Verhältnis der Intensitäten ab und er ist zu vernachlässigen, wenn das Verhältnis beider Ionisationen kleiner ist als ein Fünfzigstel.

Die Ionisationskammer sollte ein möglichst kleines Volumen besitzen. Auf diesen Gesichtspunkt hat zuerst Dessauer hingewiesen, welcher zeigte, daß die Einführung eines relativ ausgedehnten Objektes in den streuenden Körper bedeutsame Änderungen in der Verteilung der Streustrahlung hervorrufe und daß daher auf diese Weise eine genaue Bestimmung des wahren Tiefenquotienten nicht möglich sei. Holthusen hat eine große Ionisationskammer (Faßkammer) angegeben, die den Zweck erfüllen soll, die gesamte Strecke aufzunehmen, innerhalb derer die ausgelösten Elektronen ihre ionisierende Wirkung ausüben (sich totlaufen; eine solche Wirkungsweite beträgt beispielsweise bei einer Wellenlänge von 0,192 125 mm). Diese Faßkammer kann aber nur wissenschaftlichen Zwecken dienen; sie ist geeignet, die wirkliche iontometrische Intensität zu messen, hingegen schon ihrer Größe halber ungeeignet, punktförmige Intensitäten zu bestimmen. Behnken und mit ihm die Physikalisch-technische Reichsanstalt fingen die Totlaufstrecken der Elektronen dadurch ein, daß sie diese Strecke verkleinerten, indem sie eine Ionisationskammer mit erheblichem Druck (bis zu sechs Atmosphären) konstruierten. Diese imitiert gleichsam einen fester gewordenen Körper, in dem die Ionisationsstrecken verkürzt auftreten.

Die Meßapparate müssen genügend empfindlich sein, um geringe Unterschiede in der Dosierung zu registrieren und genügend verläßlich, so daß unter denselben Bestrahlungsbedingungen dieselben Resultate erhalten werden.

Methoden der praktischen Messung

Die Methoden, die in der praktischen Dosimetrie verwendet werden, sind von zweierlei Art. Bei der einen wird die Dosis am Bestrahlungsfeld gemessen (direkte oder kontinuierliche Messung). Die Dosis während der ganzen Zeit der Bestrahlung wird bestimmt und zieht alle Veränderungen in den Bestrahlungsbedingungen in Betracht. Bei der anderen Methode ist es notwendig, die Arbeitsbedingungen der Röhre und des Transformators zu bestimmen, indem Spannung, Milliamperezahl, Filterung etc. notiert werden. Die Messungen werden gegenwärtig mit Hilfe eines Phantoms ausgeführt, mit welchem Daten, die die Verteilung der Intensität oder der Dosis innerhalb des Körpers betreffen, erhalten werden. Die Resultate werden dann auf das biologische Objekt selbst angewandt, wobei die elektrischen und sonstigen Bedingungen festgehalten werden.

Man wird schon zum Zwecke der doppelten Sicherung zu einer Kombination beider Methoden greifen, indem einerseits die konstante Messung verwendet wird, um die Dosis an der Oberfläche des Objektes zu bestimmen und anderseits die Methode zur Erhaltung von Daten, die die Verteilung der Strahlung unter den verschiedenen Bedingungen (Feldgröße, Röhrenabstand usw.) in der Tiefe betreffen.

Vierzehntes Kapitel

Standardapparate zur Messung der Ionisation

Duanes Iontoquantimeter

Die Ionisationskammer von Duane (Abb. 90) besteht aus einer Reihe von Aluminiumplättchen, die ungefähr 5 cm lang und 2 cm breit sind und durch Hartgummieinlagen ungefähr in einem Abstand von 2 mm parallel gehalten werden. Die Plättchen von Aluminium sind abwechselnd miteinander metallisch verbunden und bilden so zwei ineinandergreifende Lagen, die voneinander elektrisch isoliert sind. So bilden die Lagen der Plättchen einen kleinen elektrischen Kondensator mit Lufteinlagen. Der Kondensator ist in einen einfachen elektrischen Stromkreis mit einer Batterie und einem sehr empfindlichen Galvanometer eingeschaltet. Das Galvanometer ist so empfindlich, daß ein Strom von 10^{-10} Ampere eine Ablenkung von einem Skalenteil bewirkt. Die Verbindungskabel, die die Ionisationskammer mit der Batterie und dem Galvanometer verbinden, sind hoch isoliert und durch einen flexiblen metallischen Schutzschlauch geführt.

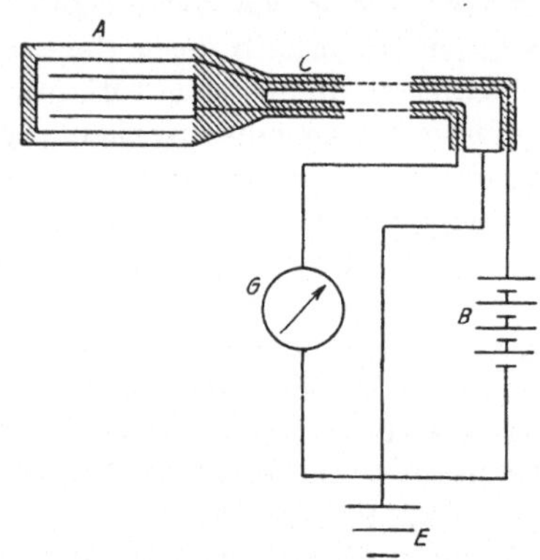

Abb. 90. Duane mißt den Strom, der zwischen Aluminium-Elektroden in der Ionisationskammer A übertritt. Dieser Strom wird durch die Batterie B hervorgerufen; seine Stärke hängt von der Ionisation in der Kammer ab. Das Meßinstrument G ist einem Milliamperemeter ähnlich, nur daß seine Empfindlichkeit 100.000 mal größer ist. Der Galvanometerkreis ist geschlossen, wenn Strahlung in die Ionisationskammer eintritt

Damit die Ablesungen, die mit verschiedenen Instrumenten und von verschiedenen Beobachtern gemacht werden, miteinander verglichen werden können, ist es notwendig, jedes Instrument zu eichen. Die Eichung besteht aus zwei Teilen: 1. der Eichung des Galvanometers; 2. der Eichung der Ionisationskammer. Das Galvanometer wird mittels eines Weston-Normalelementes und elektrischer Widerstände geeicht. Der Strom, der so erhalten wird, bleibt immer derselbe innerhalb von Grenzen der Genauigkeit, die für die Röntgenmessungen hinreichend sind. Es empfiehlt sich, die Standardwiderstände in einer solchen Größenordnung zu verwenden, daß durch das Galvanometer ein Strom fließt, der gleich ist demjenigen, der in der Ionenkammer, die man verwendet, entsteht, wenn die Ionenkammer in einem Röntgenstrahlenbündel liegt, das die Intensität von einem Zehntel der Einheit besitzt. Mit einer solchen Schaltanordnung ist es nur nötig, die Ablenkung der Galvanometernadel durch die Standardzelle abzulesen, um die Intensität der Röntgenstrahlen in absoluten Einheiten zu messen. Man dividiere die frühere Ablesung durch die spätere und multipliziere den Quotienten mit einem Zehntel. Das Resultat ist die Intensität der Röntgenstrahlung in absoluten elektrostatischen Einheiten, in E. Wenn die Ablenkung des Galvanometers nicht weiter zunimmt, wenn man die Zahl der Zellen in der Batterie vermehrt, so ist die Sättigungsspannung erreicht.

Die Ablenkung des Galvanometers gibt, wenn es richtig geeicht ist, die Intensität der Röntgenstrahlung. Die Größe der Ablenkung des geeichten Galvanometers zusammen mit der Bestrahlungszeit gibt ein Maß der Dosis. Die Vorteile der Methode sind: 1. die Anordnung ist sehr empfindlich, 2. die Ablenkung der Galvanometernadel ist eine gleichmäßige und daher die Beobachtung einfach. Sowohl die Oberflächen- wie die Tiefendosis kann unter feststehenden Bedingungen gemessen werden. Die letztere nur an einem Wasserphantom. Die Nachteile sind: 1. der Gebrauch einer relativ großen Ionisationskammer, 2. ein so überaus empfindliches Galvanometer bietet Unannehmlichkeiten, 3. Schwankungen in der Intensität der Strahlung während der Bestrahlung rufen Änderungen im Ausschlag des Galvanometers hervor, daher muß der Mittelwert der Ablenkung bei der Errechnung der Dosis in Betracht gezogen werden.

Duane zufolge ist sein Typus der Ionisationskammer der wirksamste; in diesem erfüllen die drei Platten den eingeschlossenen Luftraum völlig, wobei die beiden äußeren Platten zur Batterie und die innere zum Galvanometer führt. Völlige Sättigung wird durch Spannungen über 20 V erhalten. Die Einwürfe, die gegen diese Form der Kammern gemacht werden, gehen von der Tatsache aus, daß die sekundären Strahlen von den Platten und den Wänden des Instrumentes ebenso eine Ionisation hervorrufen, wie es das primäre Strahlenbündel tut und daß daher die Galvanometerablesung zu hohe Werte gibt. Um daher diesem Irrtum zu begegnen, kann eine Kammer gebraucht werden, in der die Strahlung kein anderes Material innerhalb der Kammer (Abb. 91, Duane, Friedrich) trifft und die genügend groß ist, um die Ionisation völlig aufzunehmen, die durch alle sekundären Strahlungen erzielt wird. Ein Abstand von 10 cm zwischen den Platten der Kammer ist genügend, um genaue Meßresultate bei einer Spannung von 200 KV zu geben). Die sehr großen Ionisationskammern, obwohl von größerer Genauigkeit, sind dennoch nicht so praktisch für den allgemeinen Gebrauch wie die kleinen. Die letzteren sollten aber womöglich nach einem genügend großen Standardinstrument geeicht werden.

Die Einheit der Intensität hat ein Strahlenbündel, das einen Ionisationsstrom von einer elektrostatischen Einheit in jedem Kubikzentimeter hervorrufen würde, wenn die Strahlen keine der Elektroden in der Ionisationskammer träfen und wenn die gesamte sekundäre Strahlung, die von den Luftmolekülen herrührt, in der Luft absorbiert würde. Um die Dosis zu bekommen, wird die Zahl der Einheiten der Intensität mit der der Strahlungsdauer multipliziert. Das Produkt der beiden Faktoren wird ausgedrückt in E. S. (Duane), die die physikalische Einheit der Dosis bilden und dem e von Friedrich entsprechen.

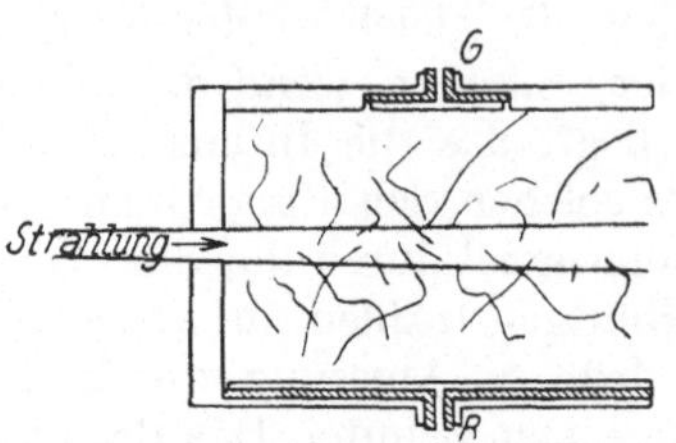

Abb. 91. Die obige Abbildung zeigt die Standard-Ionenkammer, die von Duane verwendet wird zur Eichung der kleinen Kammern, die derzeit zur Messung der Strahlung während der Behandlung im Gebrauche stehen. Die Röntgenstrahlung tritt in eine bleibeschlagene Kammer durch eine Öffnung von bekanntem Querschnitt und tritt zwischen einem Paar von Platten durch, ohne dieses zu berühren. Die Platten sind ähnlich angeordnet, wie im sogenannten Ringkondensator, der von Lord Kelvin angegeben ist. Eine Platte, die mit der Batterie durch B verbunden ist, erstreckt sich über die ganze Länge der Kammer. Die andere Seite der Kammer ist in drei Abschnitte geteilt. Die zwei Endabschnitte sind verbunden mit dem äußeren Metallgehäuse, das seinerseits geerdet ist. Der mittlere Abschnitt, isoliert vom Gehäuse, ist durch G mit dem Galvanometer verbunden. Der mittlere Abschnitt hat eine bestimmte Breite und bezieht seinen Ionisationsstrom von dem ebenso langen Strahlenbündel. Da die Röntgenstrahlung einen bekannten Querschnitt hat, so rührt der Galvanometerstrom von einem bestimmten Luftvolumen her; das Luftvolumen bei den Duane-Instrumenten beträgt 25 cm³. Wenn von dieser Ionisationskammer durch das Galvanometer ein Strom von 25 elektrostatischen Einheiten tritt, dann produziert jeder der 25 cm³ eine elektrostatische Einheit und die Röntgenstrahlung hat die Einheit der Intensität, in Übereinstimmung mit der obigen Definition der Einheitsstrahlung. Die Bahnen der Korpuskularstrahlen sind in der Abbildung angedeutet und man beachte, daß nur einige von ihnen die Wand der Kammer erreichen.

Die absolute Definition der Röntgenstrahlenmenge wird nach dem Vorgang von Behnken, der von der deutschen Röntgengesellschaft zur Richtschnur genommen wurde, folgendermaßen formuliert: Die absolute Einheit wird von der Röntgenstrahlenenergie geliefert, die bei der Bestrahlung von 1 cm³ Luft von 18⁰ C und 760 mm Druck bei voller Ausnützung der in Luft gebildeten Elektronen und bei Ausschaltung der Wandwirkung eine so starke Leitfähigkeit erzeugen, daß die bei Sättigungsstrom gemessene Elektronenmenge eine elektrostatische Einheit beträgt. Die Einheit wird ein Röntgen genannt und mit 1 R bezeichnet. Zu dieser Definition der Einheit der Strahlenenergiemenge ist zu bemerken, daß die in der Definition enthaltenen Bedingungen der vollen Ausnützung der Elektronen und der Ausschaltung der Wandwirkung eben durch die bereits erwähnte Druckluftkammer von Behnken erfüllt sind. Es würde zu weit führen, auseinanderzusetzen, welches die Kontrollen sind, die die Erfüllung dieser Bedingungen konstatieren lassen. Kurz erwähnt sei, daß der Anstieg des Ionisationsstromes mit zunehmendem Druck bei weichen und harten Strahlen in gleicher Weise (linear) vor sich gehen muß, um eine Gewähr für die Erfüllung beider oben erwähnten Bedingungen zu geben.

Noch stehen die Beziehungen zwischen der iontometrisch gemessenen Dosis und der biologischen Dosis keineswegs fest; namentlich ist noch nicht einmal die Größe der Rückstrahlung durch Streuung an der Oberfläche eines Wasserphantoms respektive der Haut des Patienten eindeutig bekannt und so empfiehlt die deutsche Röntgengesellschaft derzeit, zwecks Eliminierung dieser Unsicherheit überhaupt nur die einfallende Strahlung und nicht die applizierte Strahlung zu messen. Das Ausmaß der von der Haut ertragenen Röntgenstrahlenmenge beträgt bei den in der Tiefentherapie erhaltenen Strahlenqualitäten (z. B. bei 180 KV und 0,5 mm Kupfer) ungefähr 450 R einfallender Strahlung.

Die Intensität einer Strahlung, die von einer Röhre herrührt, die bei 200 KV und zirka 4 Milliampere läuft, beträgt in einer Distanz von 80 cm bei einem Filter von ½ mm Kupfer zirka 0,21 E, bei einer Röhre, die bei 200 KV und 4 Milliampere läuft und deren Strahlung durch 1 mm Kupfer gefiltert ist, beträgt die Intensität bei gleichem Abstand ungefähr 0,12 E. Bei einem Röhrenabstand von 85 cm, wobei die Röhre unter der Gleichspannung von 175 KV und bei 3 Milliampere läuft, betrug die Intensität zirka 0,08 E unter einer Filterung von ½ mm Kupfer.

Um die Dosis zu erhalten, wird die Intensität, die in E-Einheiten ausgedrückt ist, multipliziert mit der Bestrahlungszeit, ausgedrückt in Sekunden. Die Einheit der Dosis wird E. S. genannt, wodurch zum Ausdruck kommen soll, daß die Intensität in E ausgedrückt wird und die Zeit in Sekunden. Bei der Angabe von Dosen soll sowohl die Intensität wie auch die Zeit vermerkt werden. Obwohl geringe Änderungen in den beiden Faktoren keine großen Differenzen verursachen, so sind dennoch die Effekte, die durch die Strahlung hervorgerufen werden, nicht genau proportional dem Produkte der beiden. Eine Bestrahlung von sehr schwacher Intensität über eine lange Zeit ruft nicht die gleichen Wirkungen hervor wie eine intensivere Bestrahlung während einer entsprechend kurzen Zeit. Die Intensität, multipliziert mit der Zeit (in Sekunden), nötig zur Erhaltung einer Erythemdosis, ergibt eine Größe von 1200 Einheiten. Auf der Haut des Patienten aber erhöht sich die Dosis um 20 bis 50%, welcher Zuwachs von der Streustrahlung herrührt, so daß die gesamte Dosis, die vom Patienten aufgenommen wird, 1440 bis 1800 Einheiten beträgt.

Duane gibt den ganzen Gebrauch der Meßmethode mit Hilfe der Ionenkammer folgendermaßen an:

Als Maß der Intensität und effektiven Wellenlänge eines Röntgenstrahlenbündels, das mit einer der Standard-Ionisationskammer ausgemessen werde, liege die Ablenkung der Galvanometernadel (bei Schluß des Normalzellenstromes) von 24,5 mm vor. Der Ionisationsstrom, der, von der Röntgenstrahlung herrührend, die Standard-Ionenkammer passiert, rufe eine durchschnittliche Ablenkung von 16,1 mm hervor. Bei Zufügung eines Kupferfilters von ½ mm Dicke falle die Ablenkung durch die Röntgenstrahlung auf 10,4 mm ab. Die Normalzelle schicke einen Strom von 5 elektrostatischen Einheiten durch das Galvanometer. Das Luftvolumen in der Standard-Ionenkammer, von welcher die Ionen zu der Platte flossen, die mit dem

Galvanometer verbunden ist, betrug 25 cm³. Wenn daher ein Röntgenstrahlenbündel dieselbe Ablenkung wie der Normalzellenstrom hervorrufen
würde, so würde die Strahlung eine Intensität von 5 : 25 haben, mit andern
Worten, von 0,2 E. Um daher die Intensität der Röntgenstrahlen zu erhalten,
dividiere man 16,1 durch 24,5 und multipliziere den Quotienten mit 0,2.
Dies ergibt 0,131 E als Intensität der Röntgenstrahlung, ausgedrückt in
absoluten elektrostatischen Einheiten E.

Um die effektive Wellenlänge zu erhalten, dividiere man die Ablenkung
nach Hinzufügung von ¹/₂ mm Kupfer als Filter, nämlich 10,4 durch die
Ablenkung vor Hinzufügung des Kupfers, nämlich 16,1. Der entstehende
Quotient beträgt 0,645. Mit anderen Worten, die Strahlung, die durch ¹/₂ mm
Kupfer noch durchdringt, beträgt 64,5%. In der Kurve, die den Anteil
an Strahlung bei verschiedenen Wellenlängen angibt, der noch durch ¹/₂ mm
Kupfer durchdringt, findet man die zugehörige effektive Wellenlänge von
ungefähr 0,164.

Die Abschätzungen der Erythemdosis auf Grund von iontometrischen
Messungen zeigen, daß das Erythem, das in der Haut entsteht, nicht immer
proportional ist dem Produkt von Intensität mal Bestrahlungszeit. Wenn
die Intensität auf den halben Wert herabgedrückt wird, so muß die erforderliche Bestrahlungszeit mehr als verdoppelt werden.

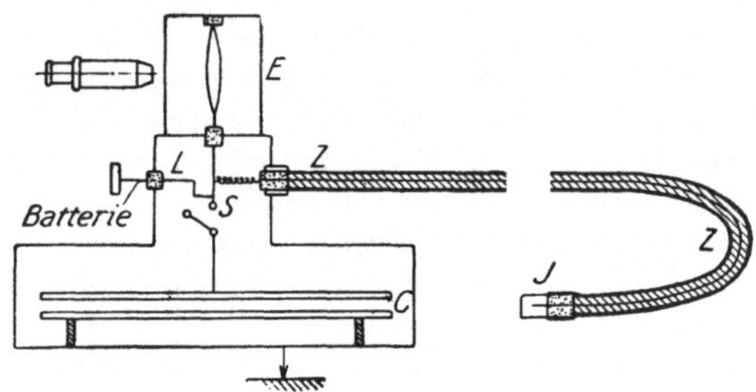

Die Messungen in der Anordnung von Duane haben festliegende Bedingungen zur Voraussetzung, was die effektive Wellenlänge, den Röhrenabstand, die Feldgröße etc. betrifft. Hingegen mißt die Hornkammer von Friedrich die Intensität praktisch unabhängig von der Härte der Strahlung. Da Strahlen von verschiedener Härte aber verschiedene biologische Effekte hervorrufen, so ist es auch

Abb. 92. Iontoquantimeter von Friedrich.
E = Elektroskop, S = Kontakt für den Hilfskondensator,
Z = flexibles Kabel, J = Ionisationskammer. Diese Kammer
hat ungefähr ¹/₁₀ des Volumens der Kammer von Duane.
Die innere Elektrode ist verbunden mit einem Elektrometer,
das wie ein Goldblattelektroskop arbeitet. Dieses muß
zusammen mit der inneren Elektrode durch eine spezielle
Ladungsanordnung aufgeladen werden. Infolge der Ionisation
in der Kammer geht die Ladung zu den Wänden der Kammer
über, welche geerdet ist: das Potential des Elektrometers
sinkt auf 0. Die Zeit, die der Zeiger braucht, um zurück-
zugehen, ist ein Maß der applizierten Dosis

notwendig, die Qualität der Strahlung zu messen, auch wenn diese
Ionenkammer benützt wird.

Friedrichs Iontoquantimeter

Die iontometrische Anordnung von Friedrich besteht aus einer
Ionisationskammer, die ein Volumen von 1 cm³ hat. Ihre Wandungen
sind von Horn, 1 mm dick und durch einen inneren Belag von Graphit
leitend gemacht. Die innere Elektrode ist ein Graphitstift, der elektrisch
verbunden ist mit einem Wulfschen Zweifaden-Elektrometer,
und zwar durch ein isoliertes Kabel, das mit einem flexiblen Schutz-

mantel aus Metall bedeckt ist, der seinerseits geerdet wird. Das Kabel ragt bis in die Ionenkammer vor, mit einem Stück Bernstein, der völlig die lichte Weite erfüllt. Eine Ladevorrichtung ist angebracht, um das Elektroskop auf das gewünschte Potential aufzuladen. Wenn die Ionenkammer bestrahlt wird, so ergeben die Entladungszeiten der Elektroskopnadel ein relatives Maß der verschiedenen Intensitäten. Dieses Maß wird in absoluten elektrostatischen Einheiten e ausgedrückt, wobei die gesamte Länge der Skala 10 e entspricht. Die Gesamtzahl der Entladungen ist ein Maß der aufgelegten Dosis; so z. B. ergeben 17 Entladungen 170 e und dieser Betrag ist als eine Erythemdosis anzusehen. Diese Ablesungen werden gemacht, nachdem Korrekturen angebracht sind, welche alle Fehlerquellen berücksichtigen. Die Vorteile dieser Methode sind: 1. Der Gebrauch einer sehr kleinen Ionisationskammer.

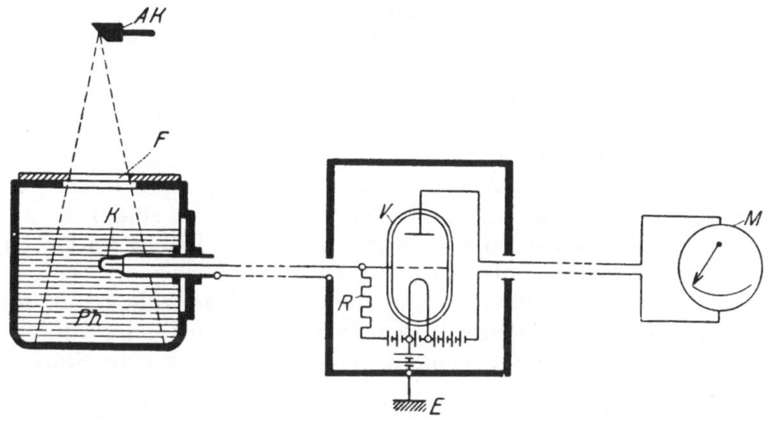

Abb. 93

K ......Galalith-Ionenkammer,
Ph .....Wasserphantom,
M ......Meßinstrument, Galvanometer,

R ist der zwischen Gitter und Glühkathode eingeschaltete Widerstand, dessen durch die Röhre verstärkter Spannungsabfall im Meßinstrument M gemessen wird

Es kann daher der Tiefenquotient nicht nur im Wasserphantom, sondern sogar während der Bestrahlung am Körper selbst gemessen werden. 2. Die geringere Empfindlichkeit des Instrumentes ist für den praktischen Gebrauch mehr geeignet. Ein Nachteil ist der größere Zeitraum, der für die Ladung und Ablesung des Instrumentes verwendet wird.

Bei der kleinen Hornkammer muß ein Elektroskop verwendet werden, denn sogar das äußerst empfindliche Galvanometer würde hier praktisch keine Ablenkung ergeben. Durch den Gebrauch eines Audions ist es möglich geworden, den Strom einer kleinen Ionenkammer aus Horn zu messen. Eine solche Anordnung, wie sie Abb. 93 zeigt, wird von Siemens und Halske ausgeführt. Der Ionisationsstrom einer kleinen **Friedrich**schen Kammer wird ungefähr 100.000mal verstärkt durch eine Verstärkerröhre V und kann nicht nur durch ein gewöhnliches Meßinstrument gemessen werden, sondern sogar während der ganzen Bestrahlung automatisch in einem Diagramm registriert werden.

Ähnlich der Anordnung in einem Registrierbarometer macht die Galvanometernadel des beigegebenen Registrators in bestimmten Zeitabständen auf ein rastriertes Papier Zeichen. Das Instrument wird Röntgendosismesser genannt. Die Friedrichsche Ionisationskammer wurde ihres kleinen Volumens und ihrer geringen Absorption halber gewählt, ferner der völligen Sättigung des Ionisationsstromes bei kleiner Spannung und des annähernden Parallelismus zwischen Ionisationsstrom und biologischem Effekt wegen. Der Zweck der Verstärkerröhre ist der, daß dadurch die momentanen Schwankungen in der Strahlenquantität durch eine Methode festgestellt werden können, die eine konstante Ablenkung einer Galvanometernadel gibt, indem der Strom kontinuierlich über einen hochohmigen Widerstand fließt, in welchem die Spannung dem Strom proportional ist. Gemessen wird bei dieser Anordnung eigentlich nicht der Ionisationsstrom, sondern der Spannungsabfall längs eines hochohmigen Widerstandes. Diese Spannungsdifferenz wird zwischen Gitter und Glühkathode einer Verstärkerröhre gelegt, wo sie als Steuerung des Anodenstromes der Verstärkerröhre zu einer Vergrößerung des letzteren führt.

Durch das Instrument ist die Möglichkeit einer direkten Messung des Ionisationsstromes geschaffen. Die vollständige Apparatur kann als aus drei Teilen bestehend angesehen werden. Der eine Teil ist das Phantom, in das die Ionisationskammer eintaucht. Der Ionisationsstrom, der in dieser Kammer entsteht, wird durch ein hochisoliertes Kabel zu dem sogenannten Röhrengalvanometer (hochohmiger Widerstand, Röhre, Galvanometer) weitergeleitet. Der Ionisationsstrom, der durch die Röntgenstrahlung in der Ionenkammer entsteht, hat eine Stärke von ungefähr 10^{-10} Ampere; über das Audionrohr wird er verstärkt und der verstärkte Strom sodann gemessen. Es ist eine Regulierung des Anodenstromes vorgesehen, eine Regulierung des Heizstromes und eine Regulierung des Nullpunktes[1]), alles durch einfache Schalter. Auf diese Weise wird es unnötig, wie bei den alten Instrumententypen, die Entladungszeit der Ionisationskammer zu messen, sondern der Strom wird direkt vom Meßinstrument abgelesen. Durch empirische Eichung wird bei einer bestimmten Strahlungsintensität die Zeit bestimmt, die nötig ist, um eine Hautreaktion zu erhalten. Durch eine Anordnung, die ähnlich ist der automatischen Registratur der Temperatur, kann eine automatische Registrierung der Strahlungsintensität in Abhängigkeit von der Zeit verwendet werden. Ein eigener Registrator ist dem Instrument beigegeben.

Einheit der Intensität

Friedrich war der erste, der die Normalisierung der iontometrischen Messungen in elektrostatischen Einheiten angeregt hat und der als Standardeinheit für die Intensität der Strahlung, gemessen mit der Ionenkammer, die elektrostatische Einheit festgelegt hat. Diese Intensität wird nun definiert als diejenige Röntgenstrahlung, welche einen

---

[1]) Dies geschieht durch die Regulierung der Gitter-Vorspann-Batterie.

Ionisationsstrom von einer absoluten elektrostatischen Einheit in jedem durchstrahlten Kubikzentimeter Luft hervorruft, vorausgesetzt, daß die Strahlung nicht die Elektroden in der Ionisationskammer trifft, unter der weiteren Voraussetzung, daß die gesamte sekundäre Strahlung, die von der Luft in der Kammer herrührt, in der Luft absorbiert werde, und endlich unter der Bedingung, daß der Strom seinen Sättigungswert erreicht hat. Die Einheit wird mit dem Buchstaben e bezeichnet.

Wird ein Instrument in absoluten elektrostatischen Einheiten geeicht, so wird es nicht nur für die Bestimmung der relativen Intensitäten verwendet, sondern auch für die Abschätzung der absoluten Energie, welche nötig ist, um einen bestimmten Grad einer Hautreaktion zu erreichen. Wenn das Instrument in e-Einheiten geeicht wird, so entsprechen Friedrich zufolge 170 solcher Einheiten der absorbierten Energie einer Erythemdosis, wie sie durch Seitz und Wintz definiert wird.

Das Iontoquantimeter von Solomon

Dieser Apparat besteht aus den drei üblichen Bestandteilen: a) dem Meßinstrument, b) der Ionisationskammer und c) dem Verbindungskabel. Der Ionisationsstrom wird gemessen, indem die Fallzeit eines Elektroskopblättchens bestimmt wird; der Wert des so gemessenen Ionisationsstromes ist direkt proportional dem Betrag an Energie, der durch die Luft in einer kleinen Kammer absorbiert wird (Abb. 94).

Die Wandungen des Elektrometers bestehen aus Blei von 4 mm Dicke, das dem Schutze der Apparatur vor Strahlung dient. Um eine Überladung des Blättchens und eine hiedurch eintretende Beschädigung oder eine zu geringe Aufladung zu vermeiden, ist die Reibungsvorrichtung zur Erzeugung von Elektrizität so angeordnet, daß, sobald die kleine Kurbel langsam in Rotation versetzt wird, das Blättchen sich langsam über die Skala bewegt und, wenn die Drehvorrichtung losgelassen wird, eine Feder die letztere außer Kontakt mit dem Blättchensystem bringt. Sollte das Blättchen auf einem höheren Punkt der Skala aufgeladen sein als es erwünscht ist, so kann das Blättchen durch einen Halbleiter wieder langsam durch die Entladetaste D entladen werden.

Die Ionisationskammer ist klein; ihre Dimension beträgt 15 zu 30 mm und besteht aus einer Graphitröhre und einem Graphitstift, der in einer Bernsteinmasse festgehalten wird. Die Ionisationskammer ist mit der Meßapparatur durch ein langes Kabel verbunden, welches einen isolierten Stahldraht enthält. Dieses Kabel besteht aus drei Teilen (Abb. 94), aus dem mittleren (R), das starr und 1,20 m lang ist und den beiden flexiblen Endstücken. Der Zweck der Kabellänge ist, den Einfluß der indirekten Ionisation auf ein Minimum zu drücken. Das flexible Ende F_2 des Kabels nimmt den Stahldraht in einer Kette durchbohrter isolierter Perlen auf; das andere Ende des Drahtes greift in Form einer Feder in das Elektrometer. Das flexible Ende F_2 endet in einem Knopf, mit dem die isolierte Feder der Ionisationskammer Kontakt macht. Die beiden Enden sind mit einer flexiblen metallischen Armatur zum mechanischen und elektrostatischen Schutz bedeckt.

Der Apparat wird mit einer bekannten Menge Radium geeicht. Die Ionisation, die durch 1 g Radium, welches in einer Distanz von 20 mm und bei einer Filterung von 0,5 mm Platin aufgestellt ist, in einer Sekunde hervorgerufen wird, wird mit dem Buchstaben R bezeichnet. Die Ionisation, die von diesem Gramm Radium herrührt, wird den Abfall des Blättchens über den ganzen Skalenbereich, nämlich 50 Skalenteile, in einer bestimmten Zeit, die eine Funktion der Kapazität des jeweiligen

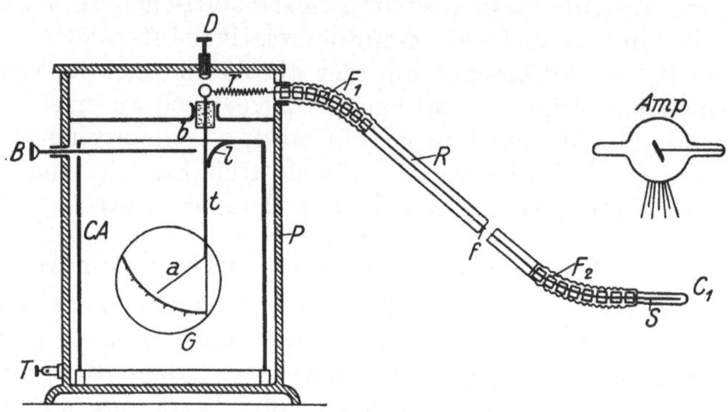

Abb. 94. Elektrometer

Die Wände des Elektrometers P sind an der Klammer T geerdet. Das Goldblatt a ist befestigt an einer Messingstange t, die vom Gehäuse durch Ebonit und Schwefel isoliert ist. Die Messingstange ist verbunden mit dem Verbindungskabel mittels einer kleinen Feder T. Der Verbindungsdraht ist sorgfältig durch Bernsteinglieder isoliert, an seinen beiden flexiblen Enden F_1 und F_2. Am Ende des Verbindungskabels befindet sich die Jonisationskammer C_1. Ein Luftkondensator oder eine zusätzliche Kapazität kann auf Wunsch zugeschaltet werden, und zwar an das Blättchensystem mittels einer kleinen Feder. Diese Kapazität setzt die Empfindlichkeit des Apparates auf ungefähr den $4^1/_2$ ten Teil herab, wodurch Messungen über einen langen Zeitraum möglich werden. Diese Kapazität wirkt so wie ein Shunt bei einem Galvanometer. Dieser Kondensator besteht aus den Wänden des Gefäßes und einem Messingeinsatz, der durch kleine Ebonitfüßchen gehalten wird. Wenn man den Stab B hineinstößt, so wird die Feder l freigegeben und nur mit der kleinen Kapazität wird gearbeitet. Das Blättchen wird durch eine kleine Reibungselektrisiermaschine geladen, die an dem Elektrometer angebracht ist. F_1 und F_2 sind die flexiblen Enden des starren Kabels R. C_1 ist eine kleine Ionisationskammer. Diese ist vom Ende des flexiblen Teiles F_2 bei S abnehmbar. Das Elektrometerblättchen ist an einem Stab t befestigt und bewegt sich entsprechend den Variationen der elektrischen Ladung über die graduierte Skala G. Dieser Stab ist an einem isolierten Kork b befestigt, der durch eine Kugel überragt wird, die die Ladung und Entladung des Apparates regelt, und ist durch eine Feder T an das Verbindungskabel, welches zur Ionisationskammer führt, angeschlossen. Die Ionisationskammer wird von der Röhre Amp bestrahlt. Die Ebene des Elektrometerblättchens kann an ihrem Aufhängestab t bis zur besten Sichtbarmachung gedreht werden. Der isolierte Kork ist im Gleichgewicht und in einem Ring verankert, so daß freie Beweglichkeit und richtige Adjustierung der Nadel möglich ist. Ein optisches System wirft das Bild des Blättchens auf einen Glashintergrund

Apparates ist, bewirken. Diese Zeit, ausgedrückt durch Sekunden, stellt die Anzahl von R-Einheiten dar, die dem gesamten Skalenbereich entsprechen, und wird als die Konstante des betreffenden Apparates anzusehen sein. Es gibt zwei Werte dieser Konstanten: K_1, das der großen Kapazität entspricht, die durch einen Zusatzkondensator, der an das Blättchensystem angeschlossen ist, hervorgerufen wird, und K_2, das der kleinen Kapazität entspricht. $N = K_1 : K_2$ ist das Verhältnis der Kapazitäten oder das umgekehrte Verhältnis der Empfindlichkeiten. Die Werte eines kleinen Skalenteiles ($^1/_{50}$ von K) sind bezeichnet mit k_1 für die große Kapazität und mit k_2 für die kleine Kapazität.

Solomon stellt auf Grund seiner Ergebnisse die Beziehung auf, daß $1000\ R = 5\ H$ (Teinte B) sind auf dem Sabouraud-Noiré-Radiometer. Da die Konstante K_1 ungefähr $500\ R$ entspricht, so erhellt daraus, daß die volle Skala ungefähr $2{,}5\ H$ entspricht. Bei einer Strahlung mit einer effektiven Wellenlänge von 0,14 bis 0,16 AE ruft eine Dosis von $1500\ R$ Erythem hervor. Um die Bestrahlungszeit zu bestimmen, die zu einer bestimmten Hautreaktion führt, wird die Ionisationskammer in derselben Röhrendistanz angebracht. Die Zeit des Abfalls des Blättchens über 50 kleine Teilstriche der Skala wird bestimmt. Es sei wohl bemerkt, daß die Erythemdosis der Therapiestrahlung $12\ H$ der neuen Radiometerskala beträgt. Nun wird eine Beziehung hergestellt zur Konstanten K_2 des Instrumentes, welche $130\ R$ betragen mag. Wenn dieser Wert dividiert wird durch die Zeit des Abfalles in Sekunden, so wird der Wert der einfallenden Strahlung in R pro Sekunde erhalten. Unter der Annahme, daß die Abfallszeit 90 Sekunden betrug, war die Intensität der Strahlung oder der Wert der einfallenden Dosis $130:90 = 1{,}44\ R$ pro Sekunde. Wenn $1000\ R$ als Dosis gewünscht werden, so wird die gesamte Bestrahlungszeit $1000:1{,}44 = 694$ Sekunden betragen.

Die Ionisationskammer wird auf die Haut des Patienten gelegt und das Blättchen verbunden mit der großen Kapazität. Die Zahl der Teilungen, über die das Blättchen abfällt, wird sorgfältig am Ende der Bestrahlung notiert. Die Beziehung zur Konstanten K_1 möge zeigen, daß jeder kleine Teilstrich der Skala im Falle dieses Instrumentes gleichkommt $10\ R$. Unter der Annahme, daß die Zahl der kleinen Teilstriche, über die das

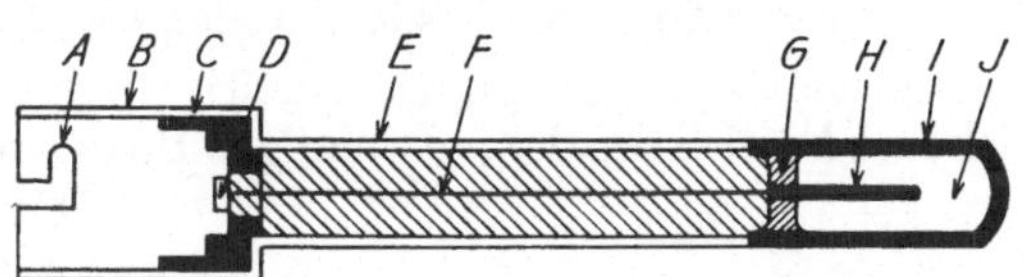

Abb. 95. Die Abbildung zeigt die Ionisationskammer im Detail. Sie besteht aus einem schmalen, zylindrischen Rohr aus Graphit I, das ein bestimmtes Luftvolumen J enthält. Im Zentrum der Kammer, getragen durch einen Bernsteinblock G, befindet sich ein Graphitstift H, der mittels eines Drahtes F und einer kleinen Feder D mit dem Draht des Verbindungskabels verbunden ist. Die Kammer ist mit dem Verbindungskabel durch den Bajonettverschluß A verbunden. BC Wand der Verbindungskapsel zum Iontometerschlauch

Blättchen abgefallen ist, 40 beträgt, wird die gesamte Dosis gleichkommen $10 \times 40 = 400\ R$ oder $2\ H$.

Wünscht man die Intensität der Strahlung in der Sekunde zu bestimmen, so wird das nötige Filter gegeben, die Ionisationskammer in einen hölzernen Kammerhalter geschoben, und zwar in einer bestimmten Distanz von der Röhre. Die kleine Kapazität wird verwendet. Wenn das Elektrometer auf 60 aufgeladen ist, so wird die Zeit für den Abfall durch 50 Teilstriche bestimmt.

Wenn z. B. bei einer bestimmten Kilovolt- und Milliamperezahl und einem Röhrenabstand von 25 cm unter der Voraussetzung einer Apparatkonstanten (K_2) von $102\ R$ unter einem Filter von $\frac{1}{2}$ mm Kupfer die Abfallszeit 147 Sekunden beträgt, so beträgt die Intensität der Strahlung

$$i = K_2 : t = 102 : 147 = 0{,}69\ R \text{ pro Sekunde.}$$

Wenn die elektrischen Bedingungen konstant gehalten werden, so kann die volle Dosis auf folgende Weise abgeschätzt werden:

Die Zeit für eine Dosis Q (z. B. 1000 R), die erzielt werden soll, bestimmt sich durch die Gleichung

$$T = Q:i.$$
$$Q = 1000 \; R \; \text{(oder 5 H)}, \; i = 0{,}69.$$
$$T = 1000:0{,}69 = 1440 \; \text{Sekunden oder 24 Minuten.}$$

Will man die Dosis direkt messen, so wird die Ionisationskammer direkt auf die Haut des Patienten gelegt. Das Elektrometer wird bis zum Teilstrich 60 aufgeladen. Die Röhre wird in Betrieb gesetzt. Am Ende der Bestrahlungszeit wird die Zahl D der von der Nadel überstrichenen Teilstriche notiert.

Die Quantität Q, die appliziert wurde, drückt sich nun folgendermaßen aus:

$$Q = k_1 \times D,$$

wobei k_1 die Konstante für einen kleinen Teilstrich bei großer Kapazität bedeutet. Als Beispiel diene:

$$D = 55, \; k_1 = 8{,}55 \; R,$$

woraus erfolgt:

$$Q = 8{,}55 \times 55 = 470 \; R \; \text{(oder ca. 4 } H \text{ der neuen Skala).}$$

In der Regel genügt eine einzige Gesamtentladung des Elektroskopes nicht zur Erreichung der notwendigen Dosis; in diesem Falle lädt man wieder bis zu 60 auf, so oft als es notwendig ist, nach dem die Nadel den Teilstrich 10 erreicht hat.

Das Dessauersche Elektroskop[1])

Eine reichliche Menge von Elektroskopen zur Messung der Strahlenquantität und -qualität existiert. Einen Typus zu nennen sei gestattet. Am Dessauerschen Elektroskop empfängt ein durch Bleiwände allseitig strahlendicht, außerdem luftdicht abgeschlossener Raum K durch eine langgezogene Röhre R

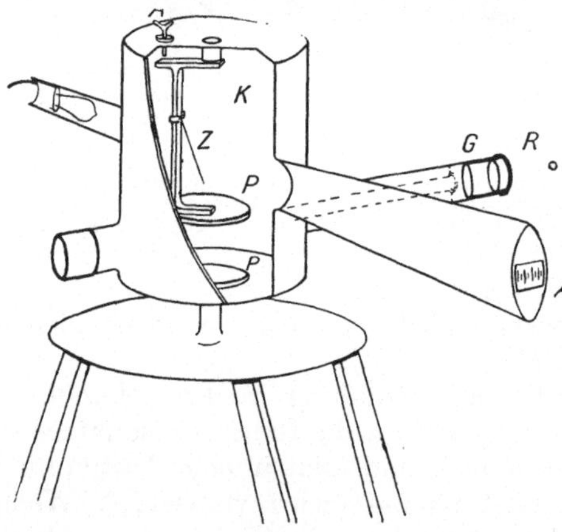

Abb. 96

Strahlung vom Röhrenfokus; nur ein schmales Bündel kann in die äußere Öffnung des Rohres eintreten, das man vielfach Kollimator nennt. Das Strahlenbündel begegnet zunächst einem Filter G; dieses ist genau so gewählt wie das Filter, mit dem praktisch gearbeitet werden soll, also wenn man mit 1 mm Kupfer zur Herbeiführung einer be-

---

[1]) Darstellung ziemlich genau nach Dessauer.

stimmten Strahlenqualität arbeiten will, ein Millimeter Kupfer. Auf seinem weiteren Wege begegnet das Strahlenbündel noch einigen Diaphragmen zur weiteren Begrenzung und zur Vermeidung des sogenannten Streufehlers. Beim Eintritt der Strahlung in die Kammer durchsetzt diese noch ein Glimmerblättchen, welches nur dem luftdichten Abschluß dient. Auf seinem Wege durch die Kammer geht das Strahlenbündel zwischen zwei Kohlenplatten hindurch (P) und ionisiert die Luft. Das Anzeigeblättchen des Elektrometers Z, welches durch den Kontakt A vorher aufgeladen war, geht zurück, weil die ionisierte Luft die Ladung abführt.

Die Ionisierung der Luft innerhalb des Elektroskopes ist der Strahlenintensität proportional, unter der Voraussetzung, daß die Spannung am Elektroskop hinreichend hoch ist, die sogenannte Sättigung also erreicht wird. Für jede Anordnung von Ionisationskammern gibt es ja eine bestimmte Spannung, bei der alle Ionen gefaßt werden. Diesen Zustand nennt man Sättigung und in diesem Zustand der Sättigung ist der Strom nur noch abhängig von der Anzahl der gebildeten Ionen, in unserem Falle also von der Ionisierung durch das einfallende Röntgenstrahlenbündel.

Die zweite Voraussetzung dafür, daß die Ionisierung streng proportional der Einstrahlungsintensität ist, besteht darin, daß man es mit ein und derselben Strahlung zu tun hat. Gleiche Intensitäten verschieden harter Strahlung ionisieren nämlich u n g l e i c h stark, und zwar nach recht komplizierten Gesetzen. Bei harten Strahlen erstreckt sich die Ionisierung auf einen weit größeren Luftraum als bei weichen Strahlen, weil die von harten Strahlen freigemachten Elektronen größere Geschwindigkeiten und dadurch viel größere Reichweiten haben. Man kann aber den Raum eines solchen Instrumentes nicht beliebig variieren, und bei harter Strahlung würde ein großer Teil der Ionen gar nicht mitgemessen, weil die Elektronen in die Wände fliegen und ihre Ionisierungsarbeit im Gasraume nicht zu Ende führen können. In einem großen Raume würde aber eine harte Strahlung zu viel Ionisierung geben, da schnellfliegende Elektronen auf ihrer Bahn im ganzen mehr Ionen erzeugen als ihrer erhöhten Energie entspricht. Dazu kommen Wandeinflüsse. Von den Wänden kommen Sekundärstrahlen, die gleichfalls die Luft ionisieren. Alle diese Dinge, von F r i e d r i c h, G l a s s e r, H o l t h u s e n sorgfältig untersucht, stören unsere Überlegungen hier nicht. Dem Dessauerschen Elektroskop ist das Grundfilter G aus einem ziemlich schweren Metall eingefügt; wird beim Versuche die Spannung an der Röntgenröhre konstant gehalten, so ist die Ionisierung im Innern proportional der eintretenden Strahlungsintensität. Infolge dieser eintretenden Strahlung läuft das Elektrometerblättchen innerhalb einer bestimmten Zeit über einen bestimmten Teil der Skala, und diese Zeit wird beobachtet und mit der Stoppuhr gemessen. Sie ist umgekehrt proportional der eintretenden Strahlungsintensität oder ihr reziproker Wert ist direkt proportional der Strahlungsintensität. Die reziproke Ablaufzeit des Elektrometerblättchens ist also ein Intensitätsmaß.

Was wir aber wissen wollen, ist: die Qualität der Strahlung, gekennzeichnet durch die Abschwächung, welche sie in einem Prüfkörper erleidet. Dieser Prüfkörper soll eine leichtere Substanz sein als das Grundfilter, denn bei der Wanderung der Strahlung durch den Prüfkörper sollen die Komponenten der Strahlung nicht weiter verändert werden. Der Prüfkörper soll kein Filter sein, wenn man ihn auch früher und manchmal auch heute noch unrichtigerweise als Meßfilter bezeichnet.

Haben wir z. B. Kupfer oder Zink als Grundfilter benützt, so könnten wir als Prüfkörper leichtere Stoffe wie Aluminium oder Wasser nehmen. Wasser eignet sich indessen aus anderen Gründen nicht. Wir legen ein Stück Aluminium von genau bekannter Dicke als Prüfkörper in den Strahlengang. Im Prüfkörper wird die Strahlung geschwächt durch zwei Ursachen: Absorption und Zerstreuung. Die absorbierte Strahlung kommt ebensowenig als die zerstreute, d. h. aus der geraden Bahn abgelenkte, durch das lange Rohr des Kollimators in das Innere des Elektroskopes. Die Ionisierung ist also gemäß der geringeren eintretenden Intensität reduziert, die Ablaufzeit des Elektrometerblättchens über den gleichen Teil der Skala proportional der geschwächten Intensität verlängert. Ein Beispiel macht es klar: Die Ablaufzeit möge bei der ersten Messung ohne den Prüfkörper 10 Sekunden betragen haben; die Intensität war also gegeben durch den reziproken Wert, das ist $\frac{1}{10}$. Der Prüfkörper, er mag aus einer Aluminiumschicht von 1 cm Dicke bestehen, schwächt die Intensität so, daß die Ablaufzeit über das gleiche Intervall z. B. 15 Sekunden beträgt. Dann ist die Intensität nunmehr gekennzeichnet durch die Zahl $\frac{1}{15}$. Bezeichnen wir die Intensitäten ohne und mit Prüfkörper mit J_1 und J_2, so ist das Verhältnis der beiden Intensitäten:

$$\frac{J_2}{J_1} = \frac{\frac{1}{15}}{\frac{1}{10}} = \frac{10}{15} = \frac{2}{3}.$$

Durch diese Angabe ist die mittlere Härte einer durch ein geeignetes Schwerfilter homogenisierten Strahlung schon gegeben. Man kann ohne weiteres sehen, daß die prozentuale Abschwächung in 1 cm Al $33\frac{1}{3}\%$ beträgt, denn die Intensität ist ja durch den Prüfkörper auf $\frac{2}{3}$ ihres ursprünglichen Wertes zurückgegangen. Das würde also bedeuten, daß bei gleichbleibender Entfernung eines Punktes vom Fokus die Strahlung durch 1 cm Aluminium von einer Anfangsintensität, die wir willkürlich gleich 100 setzen, auf eine Intensität von rund 67 herabgesetzt wird. Ein zweiter Zentimeter Aluminium würde diese Intensität um $33\frac{1}{3}\%$ von den übriggebliebenen 67, das ist also auf 45% der ursprünglichen, herabsetzen usw. Dieser prozentuale Abschwächungskoeffizient ist aber nicht die übliche Angabe, sondern man wählt den physikalischen Abschwächungskoeffizienten, dessen Verständnis ein wenig schwierig ist. Er kann hier nicht ausführlich erläutert werden. Es sei versucht, später an einem Beispiel die hiehergehörigen Rechnungen zu erläutern.

Es ist nicht notwendig, die Rechnung selbst durchzuführen. Man kann auch unter Benützung einer Kurve aus dem Verhältnis $\frac{J_2}{J_1}$ für einen bestimmten Prüfkörper den Abschwächungskoeffizienten μ_{Wasser}, ohne weiteres ablesen. Mit einem derartigen Elektrometer, wie es Winawer zuerst benutzt hat und wie es dann von Back, Vierheller, Bachem, Kreß und Bornhardt zu einem sehr brauchbaren Instrument ausgebaut worden ist, läßt sich mit einiger Übung die Messung der Strahlenqualität in wenigen Minuten hinreichend ausführen. Fehler kommen in die Härtemessung hauptsächlich durch den Einfluß der Streuung. Durch falsche Lage des Meßkörpers, durch ein zu weites Rohr gelangt dann ein Teil der gestreuten Energie in die Meßkammer. Die Strahlung ist nicht durch den vollen Einfluß des Meßkörpers geschwächt. Sie erscheint zu hart. Man erreicht das beste Resultat, wenn der Meßkörper etwa in der Mitte zwischen dem Fokus und der Meßkammer steht und mit einem schmalen Lumen des Kollimators.

Anschließend an eine Qualitätsprüfung kann eine Homogenitätsprüfung erfolgen; sie besteht einfach in einer zweiten Qualitätsprüfung unter Hinzufügung des gleichen Prüfkörpers. In unserem obengenannten Beispiel hatte der Prüfkörper die Zeit von 10 auf 15 Sekunden erhöht oder die Intensität umgekehrt von 15 auf 10, das ist um $33\,^1/_3\,^0/_0$ reduziert. Ist die Strahlung für den Prüfkörper homogen, d. h. erleidet ihre Zusammensetzung in dem Prüfkörper, also im Aluminium, keine nennenswerte Veränderung mehr, so muß der zweite Prüfkörper von der gleichen Größe genau dasselbe machen oder es muß sein

$$\frac{S_1}{S_2} = \frac{S_2}{S_3}.$$

Ist dies erfüllt, so ist die Strahlung homogen für den Prüfkörper. Man findet bei harter kupferfiltrierter Strahlung (was auch Friedrich und Krönig in ihrem Buch feststellten) die Homogenität bis auf wenige Prozente für Aluminium erfüllt; sie ist dann für Wasser, das sich wegen seiner im Verhältnis zur Absorption allzu großen Streuung zur direkten Messung nicht eignet, noch besser erfüllt.

Damit ist die Qualitätsprüfung praktisch geleistet. Sie besteht im Tiefentherapiebetrieb in einer mit Sorgfalt im Anfang durchgeführten Messung der Abschwächungskoeffizienten μ unter den verschiedenen Arbeitsbedingungen (Spannung und Filter) des Betriebes, dann in Konstanthaltung der Arbeitsbedingungen der Röhre und in häufiger, ebenso sorgfältiger Kontrolle der Strahlung durch das Elektroskop.

Wir geben im Folgenden noch ein Beispiel, das die Bestimmung des Abschwächungskoeffizienten in Aluminium, also die Bestimmung der Strahlenqualität, zeigen soll:

Beispiel: War die Einstrahlungsintensität $S_1 = 2$, die nach dem Meßfilter von 1 cm Al übriggebliebene $= 1$, dann ist der Abschwächungskoeffizient, gemessen in 1 cm Al,

$$\mu_{\text{1 cm Al}} = \frac{\log 2 - \log 1}{1 \cdot 0{,}4343} = \frac{0{,}301 - 0}{0{,}4343} = 0{,}7$$

Statt des Abschwächungskoeffizienten μ findet man in der Literatur vielfach den sogenannten Massenabschwächungskoeffizienten $\frac{\mu}{\rho}$, d. h. den ersteren, dividiert durch das spezifische Gewicht des Meßstoffes; also in diesem Falle wäre

$$\frac{\mu}{\varrho} = \frac{0{,}7}{2{,}7} = 0{,}26 \ (\mathrm{cm^2} \ gr^{-1}).$$

Um aus dem Abschwächungskoeffizienten die Halbwertschicht der Strahlung zu berechnen, muß man diejenige Dicke d suchen, für welche $\frac{S_2}{S_1} = \frac{1}{2}$ oder $\frac{S_1}{S_2} = \frac{2}{1} = 2$ wird. Man löst die Gleichung $\frac{S_1}{S_2} = e^{-\mu d}$ nach dem gesuchten d auf:

$$d = \frac{\log S_1 - \log S_2}{\mu \log e} \quad \text{oder auch} \quad d = h = \frac{\log \frac{S_1}{S_2}}{\mu \log e} = \frac{\log 2}{0{,}7 \cdot 0{,}4343}.$$

Dabei kommt in diesem Beispiel natürlich $h = 1$ cm heraus. Die Halbwertschicht der Messung 1 cm Al entspricht also einem Schwächungskoeffizienten $\mu_{\mathrm{Al}} = 0{,}7$.

Um endlich die prozentuale Schwächung m pro Zentimeter Schichtdicke zu erhalten, setzt man $d = 1$ (cm) und bestimmt das Verhältnis $\frac{J_2}{J_1}$. Ist z. B. $\frac{J_2}{J_1} = \frac{1}{2}$, so erleidet die Strahlung in jedem Zentimeter Aluminium eine Abschwächung von $m = 50\%$. Die prozentuale Schwächung im Wasser beträgt 16%.

Aus diesem und jedem anderen Beispiel für die Bestimmung von μ aus $\frac{S_1}{S_2}$ ergibt sich, daß im Nenner des Resultates immer der $\log e (= 0{,}4343)$ mal der Dicke des Prüfkörpers in Zentimetern steht. Ingenieur Pohl kam auf die Idee, dem Prüfkörper eine solche Dicke d (z. B. Wasserdicke) zu geben, daß $0{,}4343 \cdot d = 1$ wird, d. h. einen Prüfkörper von der Dicke $2{,}3026$ cm zu nehmen. Dann ist der Nenner stets gleich 1 und $\mu = \log \frac{S_1}{S_2}$. Doch eignet sich Wasser im allgemeinen nicht zur Härtemessung.

Der Röntgen-Dosiszähler (Mekapion) von Strauß

S. Strauß, Wien, hat auf eigenartiger neuer Grundlage einen Röntgendosiszähler angegeben, der vielversprechend ist. Er benützt eine Verstärkerröhre, die allerdings hochisoliert ausgeführt sein muß, so daß insbesondere die Isolation zwischen dem Gitterpol und den Polen der Glühkathode ein Maximum darstellt. In dem Kreise zwischen Glühkathode und Gitter ist nun ein kleiner Transformator eingeschaltet, welcher das Gitter und seinen Kondensator hoch negativ auflädt. Als Kondensator wirkt im vorliegenden Falle die parallel geführte Zu- und Ableitung zur Ionisationskammer. Sobald das Gitter der Verstärkerröhre diese hohe negative Spannung erhalten hat, kann natürlich durch die Verstärkerröhre kein Strom fließen und die Elektrizitätsmenge bleibt solange auf dem Kondensator festgehalten, bis beispielsweise durch Bestrahlung der Ionisationskammer bzw. die in derselben leitend gewordenen Luft die Ladung dieses Kondensators abfließt. Dies geschieht natürlich in umso kürzerer Zeit, je intensiver die Strahlung ist. Sobald nun das Gitter auf einen gewissen unteren Wert entladen ist, kann unter der Einwirkung der Anodenstromquelle wieder ein Strom in der Röhre fließen, wobei ein in diesem Kreise befindliches Relais angezogen wird. Dadurch wird durch ein besonderes Kontaktpaar der Stromkreis der Primären unterbrochen, die Primärselbstinduktionsspannung durch die Sekundäre hinauftransformiert und dadurch die Verriegelung des Gitters bewirkt. Auf der Sekundärseite dieses Transformators tritt infolgedessen wieder die hohe negative Spannung auf, welche den Gitterkondensator bzw. dessen Zuleitung, die Ionenkammer und das Gitter selbst auf die ursprüngliche hohe negative Spannung bringt, wodurch der Anodenstrom in der Verstärkerröhre zu fließen aufhört und sich der Vorgang nunmehr wiederholt.

Wie bereits erwähnt, ist das Intervall zwischen zwei solchen Aufladungen das Maß für die Stärke der Ionisation der in der Kammer befindlichen Luft. Ein weiteres Federnpaar an dem erwähnten Anodenrelais bewirkt, daß gleichzeitig mit der jeweiligen Aufladung des Gitters auch ein Signallämpchen kurzzeitig aufscheint und eine Uhr um je einen Teilstrich vorrückt. Die Zählung dieser Impulse ergibt ein lineares Maß für die Röntgendosis, die auf die Ionenkammer eingewirkt hat und es ist hieraus ersichtlich, daß alle Änderungen in dem Ausmaße der Strahlung, die etwa durch Zu- oder Abnahme der Netzspannung, durch die Erwärmung der Röntgenröhre und andere Umstände auftreten könnten, automatisch mitgezählt werden.

Der Umstand, daß Strauß eine Verstärkerröhre in der näher zu beschreibenden Schaltung verwendet, hat den Vorteil, daß die Entladung des Gitterkondensators verläßlich von dem Relais und seinen Zubehörteilen betätigt wird, denn die Anodenspannung in der Verstärkerröhre beträgt etwa 130 V und der in den Momenten der Aufladung durch die Röhre fließende Strom mehr als 2 Milliampere; diese Ströme sind aber bereits Ströme, die mit vollkommener Sicherheit die Betätigung des Relais ermöglichen.

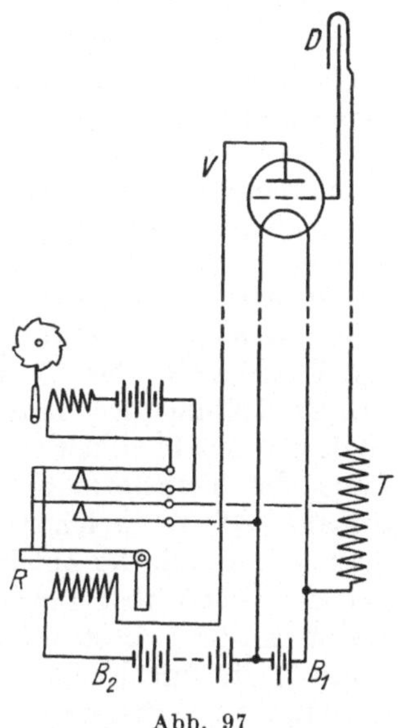

Abb. 97

Strauß hat seinen Dosiszähler in folgender Weise ausgeführt: In einem Schalttisch, der sich in dem strahlengeschützten Teil des Röntgenraumes befindet, ist im unteren Teile der 4 V-Akkumulator und die Anodenbatterie untergebracht. Weitere Stromquellen sind überhaupt nicht vorhanden, so daß die damit verbundenen Fehlerquellen auf ein Minimum herabgesetzt sind. Auf der Schaltplatte selbst befindet sich der Ein- und Ausschalter, eine Schaltuhr, eine Glühlampe, die ständig leuchtet, solange der Stromkreis der Akkumulatorenbatterie eingeschaltet und damit die ganze Apparatur unter Strom gesetzt ist, und ein zweites Glühlämpchen, das nur in den Augenblicken aufleuchtet, in denen der Gitterkondensator entladen ist und die Röhre Strom durchläßt. Zwei weitere Steckerbuchsen sind vorgesehen, um noch eine Nebenuhr anzuschalten und um beispielsweise eine Glocke anzuschließen, die dann in Tätigkeit tritt, sobald die vorher eingestellte Röntgendosis wirklich erreicht worden ist. An den Schalttisch angeschaltet ist ein Metallschlauch, etwa 3 m lang, der zu einem metallenen Gehäuse führt, in welchem sich die Verstärkerröhre befindet. An dieses Röhrengehäuse sind in einem metallischen Schlauche die beiden Zuleitungen zur Ionenkammer (Fingerhutkammer), die an dem Ende des etwa ½ m langen Rohres angesetzt ist, angeschaltet. Die Ionenkammer wird durch eine abnehmbare Metallkapsel geschützt. Ein nach allen Richtungen mit einem einzigen Handgriff verstellbarer Gelenkkopf auf einem Stativ gestattet, die Ionenkammer an jede gewünschte Stelle leicht zu bringen. Sowohl das Röhrengehäuse, wie auch dessen Zuleitung ist ausreichend mit Blei gegen die Einwirkung der Röntgenstrahlen geschützt, das gleiche gilt auch selbstverständlich zur Abschirmung sonstiger störender hochfrequenter Felder, zu welchem Behufe auch der Schalttisch metallisch allseitig abgeschirmt ist.

Der Vorgang ist nach dem in Abb. 97 gegebenen Prinzipschema nunmehr leicht verständlich. Wie ersichtlich, heizt der 4 V-Akkumulator B_1 die Glühkathode der Verstärkerröhre. An diesen Akkumulator ist die Anodenbatterie B_2 angeschaltet, die über die Relaiswicklung R zur Anode der Verstärkerröhre V führt. Wird das Relais angezogen, dann öffnet sich der Kontakt an dem unteren Federnpaar; bis dahin ging bei Einschalten der Verstärkerröhre ein schwacher Strom durch die Primärwicklung des Transformators T, der geeignet dimensioniert ist. In dem Augenblick der Öffnung dieses Kontaktes entsteht an dem oberen Ende des Transformators T, also sekundär, ein Spannungsstoß von beinahe 200 V, welcher die Ionenkammer D unter diese Spannung setzt, den durch die Zuleitung der Ionenkammer gebildeten Kondensator und das Gitter aber gleichfalls auf diese hohe negative Spannung bringt. Ist etwa durch Bestrahlung der Ionenkammer D mit Röntgenstrahlen, Radium etc. die Elektrizitätsmenge bis auf wenige negative Volt abgeflossen, dann tritt unter der Einwirkung der Anodenspannung aus der Batterie B_2 der Strom in der Verstärkerröhre wieder auf, das Relais wird angezogen und das Spiel wiederholt sich. Bemerkenswert ist, daß der Vorgang der Verriegelung zwangläufig erfolgen muß, denn die Zunahme des Stromes in der Verstärkerröhre muß zwangsläufig bis zu jenem Punkte erfolgen, bei dem der Anker des Relais R wirklich angezogen wird. In diesem Augenblicke aber erfolgt auch schon selbsttätig

die negative Aufladung des Gitters und damit das Abfallen des Relais-
ankers. Gleichzeitig mit der Betätigung des Relaisankers zeigt die
Abbildung das Öffnen des oberen Federnpaares, wodurch, wie hier in
Ruhestromstellung angedeutet ist, das Zählwerk betätigt bzw. bei jedem
Impulse dieses Zählwerk um einen Teilstrich vorwärtsgetrieben wird.

Strauß hat diesen Dosiszähler, den er „Mekapion" nennt, auch
noch dahin ergänzt, daß an einem der oberen Buchsenpaare eine
Stoppuhr angeschaltet werden kann, die in einem eigenen runden Gehäuse untergebracht ist. Wird ein an dem Gehäuse angebrachter Taster
gedrückt und das nächste Aufblitzen der Kontrollampe abgewartet, dann
wird durch einen im Gehäuse befindlichen Elektromagnet die Unruhe
der Stoppuhr freigegeben, so daß die Stoppuhr automatisch in Gang
gesetzt wird. Bei dem nächsten Aufleuchten der Lampe wird aber durch
den nämlichen Elektromagnet die Unruhe der Stoppuhr wieder gebremst,
so daß man nunmehr in Muße die Zeitdauer ablesen kann, die zwischen
den beiden Lichtsignalen verflossen ist, wodurch sich der Gegenwarts-
wert der jeweiligen Röntgenintensität feststellen läßt. Bei einer zweiten
Ausführungsform des Röntgenmekapions ist diese Stoppuhr in die Schaltplatte mit eingebaut. Nun bildet, wie wir gesehen haben, das Zeitintervall
zwischen zwei Lichtsignalen bei der Bestrahlung der Ionenkammer
ein ganz bestimmtes, in R-Einheiten eichbares Maß der Dosis. Die ein-
gebaute Schaltuhr gestattet aber die zu verabreichende Röntgenarbeits-
menge, in R-Einheiten geeicht, von vornherein einzustellen. Bei jeder
Entladung der Ionenkammer, somit auch bei jedem Aufleuchten der
Signallampe rückt der Zeiger der Uhr um einen Teilstrich zurück, so
daß auch die jeweils erreichte Dosis bequem abgelesen werden kann.
Ist aber die gesamte eingestellte Dosis abgelaufen, dann wird eine Glocke
in Tätigkeit gesetzt, die so lange fortschellt, bis der Dosismesser bzw.
die Röntgenapparatur abgeschaltet ist.

Es kann gesagt werden, daß die Bedienung wirklich sehr einfach
ist. Man bringt die Ionenkammer ins Feld und drückt dann auf einen
Kontakt, wodurch die Apparatur eingeschaltet ist.

Beziehung zwischen Ionisationmessungen der Strahlungen und biologischen Effekten

Die biologischen Effekte der Strahlung können zur Ionisation in
den Ionenkammern in Beziehung gesetzt werden. Es wäre daher
wünschenswert, diese Ionisation zu messen, was praktisch in den Iontometern geschieht. Gewöhnlich sind wir bestrebt, eine Beziehung
zwischen biologischen Effekten und Ionisation in der Luft einer Ionisationskammer herzustellen. Im allgemeinen kann man feststellen,
daß bei gleicher Strahlenqualität der biologische Effekt proportional
der Ionisation ist, die im Gewebe durch Strahlung entsteht. Die Ionisation im Gewebe und in der Luft sind vergleichbar. Es besteht daher
ein Parallelismus zwischen biologischen Effekten und Ionisation der
Luft.

Bedeutung der Beschaffenheit der Kammern

Die Ionisation in einer Ionisationskammer hängt nicht nur von der Energie ab, die von der Luft aus der primären Strahlung genommen wird, sondern auch von der Streustrahlenenergie, die absorbiert wird, der sekundären und der charakteristischen Strahlung, die in den Materialien entsteht, aus denen die Kammer zusammengesetzt ist. Streustrahlung, sekundäre und charakteristische Strahlung spielen auch bei der Ionisation im Gewebe mit. Die relative Wichtigkeit einer jeden hängt von der Qualität der erregenden Strahlung und von dem erregten Material ab. Es folgt hieraus, daß die Ionisationskammer aus einem Material gemacht werden soll, das fast die gleiche chemische Zusammensetzung hat wie das Gewebe, wenn eine enge Beziehung zwischen der Ionisation im Gewebe und in der Luft bei verschiedenen Strahlenqualitäten erwünscht ist. Nach sorgfältiger experimenteller Forschung kam Friedrich zu dem Schlusse, daß, wenn eine kleine Ionisationskammer von wenigen Kubikzentimetern Kapazität in Verwendung steht, hergestellt aus einer Substanz von niedrigem Atomgewicht, wie Zelluloid, wobei Graphit als leitendes Material verwendet wird, die Intensitäten, die mit einer solchen Kammer gemessen werden, über einem weiten Wellenlängenbereich parallel zur Intensität biologischen Effektes gehen, so daß dann die Intensität, multipliziert mit der Bestrahlungszeit, die Dosis ergibt.

Tabelle 26. Zeit in Prozenten und Ionisationswerte für die Erythemdosis
Der Wert unter einem Filter von 0,5 Cu ist als 100% angegeben

Kupferfilter	Zeit in %	Ionisation in %
0,0	3	847,4
0,15	12	241,5
0,3	40	153,4
0,5	100	100
0,75	190	82,2
1,0	250	65,4
2,0	330	57,1

Man sieht deutlich, daß eine Diskrepanz besteht zwischen den Ionisationsmessungen in der Luft und der Zeit, die notwendig ist zur Erzeugung einer bestimmten biologischen Reaktion, z. B. eines Hauterythems. Mit der Anordnung der Filter, die in der obigen Tafel vorkommen, ändert sich die Qualität der Strahlung erheblich und die Hauteffekte sind daher mit der harten Strahlung nicht so schnell erzielt wie mit der weichen. Es besteht kein Parallelismus zwischen den Ionisationsmessungen und den Hautreaktionen. Nur wo die Qualität der Strahlung sich nicht sehr erheblich ändert, besteht zwischen biologischen Effekten und Ionisationsmessungen ein Parallelismus.

Die Frage der Beziehung der Ionisation innerhalb der Kammer zu der im Gewebe ist von viel größerer Wichtigkeit, wenn Strahlen verschiedener Qualität in Verwendung kommen. Die relative Absorption der primären, gestreuten, sekundären und charakteristischen Strahlungen kann ganz verschieden sein, je nach der Differenz in der Qualität der primären Strahlung. Aus diesem Grunde bleibt die Beziehung zwischen Ionisation im Gewebe und in der Luft nicht dieselbe, und Messungen der Ionisation gestatten keinen Schluß auf biologische Effekte. Wenn aber Strahlungen derselben Qualität oder von sehr geringem Unterschied verglichen werden, so ist die Diskrepanz nur eine geringfügige. Wenn nun gar die Ionisationskammer auch noch aus organischem Material hergestellt ist, dann kann die Qualität der Strahlung schon erheblich schwanken, ohne daß ein zu bedeutsamer Irrtum in die praktische Arbeit eindringt. Es soll in diesem Zusammenhang erwähnt werden, daß eine Diskrepanz von sogar 10% in klinischen Arbeiten schwerlich zutage tritt.

Es gibt drei Hypothesen bezüglich der tiefgreifenden Veränderungen, die im biologischen Objekt als ein Resultat der Bestrahlung platzgreifen, Hypothesen, die in direkter Beziehung zur Aufstellung der Regeln für die Dosierung zur Erzielung einer absoluten Dosis stehen. Eine Hypothese besteht darin, daß die Zahl der Ionen, hervorgerufen von den sekundären β-Strahlen, im Objekt während der Zeit der Bestrahlung — mit anderen Worten der elektrische Effekt — zur biologischen Veränderung führen.

Wenn die Zahl der Ionen, die auf diese Weise entstehen, als ein Maß des biologischen Effektes genommen werden muß, dann ist es von großer Wichtigkeit, daß alle diese Ionen zur Messung gelangen, und daß Absorption und Streuung proportional sein müssen derjenigen, die im lebenden Objekt herrscht. Eine große Ionisationskammer ist für diesen Zweck erforderlich. Glasser verglich die Werte der Ionisationsströme einer großen und einer kleinen Kammer bei verschiedenen Wellenlängen; er fand, daß die Werte in der kleinen Kammer die der großen Kammer übertreffen, wenn die Wellenlängen kürzer werden, bis zu einem gewissen Punkt; dann aber nähere sich der Ionisationswert der kleinen Kammer dem der großen Kammer, da die Wandstrahlung den Durchmesser der kleinen Kammer überschreitet und die β-Strahlen unfähig sind, ihren vollständigen Ionisationseffekt in der kleinen Kammer zur Auswirkung zu bringen.

Daher würde die Dosis, soferne sie mit einer Kleinkammer gemessen wird, zu groß erscheinen und das biologische Objekt würde bei kürzeren Wellenlängen im Vergleich eine zu kleine Dosis bekommen. Wenn die Deduktionen auf den Messungen basiert wären, die mit einer Kleinkammer ausgeführt werden, so könnte daraus geschlossen werden, daß die kurzen Wellenlängen einen geringeren biologischen Effekt hätten als die längeren, ausgenommen die ganz kurzen Wellen, wo die Messungen mit der kleinen Kammer zu geringe Werte ergeben und die Dosis, die das biologische Objekt trifft, zu groß wäre. Es würde dann der Anschein entstehen, daß die extrem kurzen Wellenlängen eine stärkere Wirkung hätten.

Daraus ergibt sich die Notwendigkeit, gewisse Korrektionen für die Werte mit der kleinen Kammer anzubringen, wenn die Messungen auf dieser Hypothese aufgebaut werden.

Die zweite Hypothese besteht darin, daß die Energie der sekundären β-Strahlung den biologischen Effekt bestimmt. Glasser hat gezeigt, daß diese Energie und die Anzahl der Ionen, die durch Ionisation entstehen, für verschiedene Wellenlängen einander nicht parallel gehen. Man vergleiche die Kurve I und die Kurve II der Abb. 98. Diese Energiekurve zeigt, daß mit kürzeren Wellenlängen die Energie, gemessen durch die Kleinkammer, stetig anwächst.

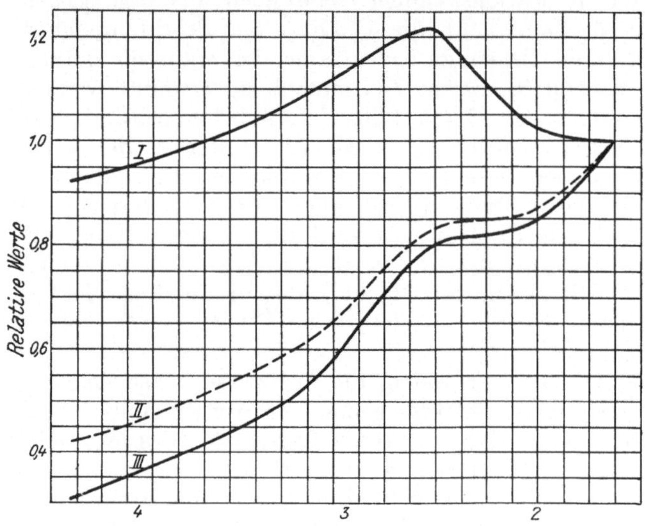

Abb. 98. [In der obigen Abbildung sind auf der Ordinate die relativen Werte, auf der Abszisse die Wellenlängen in $A\,E$ eingezeichnet

I bedeutet Ionisationsstrom in Luft,
II Energie in Luft,
III Ionisationsstrom im streuenden Medium

Als Folge hievon würde das biologische Objekt eine zu kleine Dosis bei kurzen Wellenlängen erhalten. Es ist daher notwendig, gewisse Korrektionen für die Werte, die man mit der Kleinkammer erhält, anzubringen, wenn Messungen auf Grund dieser Hypothese ausgeführt werden. Die dritte Hypothese besteht darin, daß der biologische Effekt der absorbierten Energie proportional verlaufe.

Aus den Forschungen von Holthusen scheint sich zu ergeben, daß die Energietheorie mit dem biologischen Effekt übereinstimmt, ganz unabhängig von den verwendeten Wellenlängen, während in der Ionentheorie ein qualitativer Unterschied zwischen den Wellenlängendosen besteht, indem die kürzeren Wellenlängen weniger wirksam zu sein scheinen. Holthusen rechnete den Ionisationsstrom in Einheiten der Energie, indem er einen Korrektionsfaktor verwendete, der dann die Resultate unabhängig von der Wellenlänge erscheinen ließ. Das ist gerade das Gegenteil der Schlußfolgerungen, zu denen Krönig und Friedrich gelangten, die behaupten, daß der biologische Effekt ganz unabhängig ist von der Wellenlänge, wenn die Dosis mit ihrer kleinen Ionisationskammer gemessen wird. Bei den Messungen von Krönig und Friedrich aber spielte die Streustrahlung eine besonders wichtige Rolle, da sie ausgedehnte Prüfobjekte verwendeten, um so den Bedingungen, die im menschlichen Körper herrschen, näherzukommen. Sie behaupten, daß der zusätzliche Effekt der Streustrahlung sich dem Werte der Korrektionsfaktoren von Holthusen nähere, die zur Berechnung der Energie der sekundären β-Strahlen dienten, und daß so die applizierte Dosis nach der Energietheorie wie auch nach der Ionentheorie die gleiche sei.

Nach Holthusen ist eine solche indirekte Messung der Energie gerechtfertigt, wenn die gesamte Ionisation in einer sehr großen Kammer (Faßkammer) gemessen wird, deren Wandstrahlung die Messung nicht

Tabelle 27. Der Bruchteil an einfallender Intensität verschiedener Wellenlänge, der in 10 cm Luft bei Atmosphärendruck absorbiert wird

λ in AE		$\dfrac{J_1}{J_0}$
	4,80	0,974
	1,17	0,052
	0,499	0,0041
Für	0,265	0,00062
Therapie	0,156	0,000125
	0,0961	0,0000293
	0,0606	0,0000075

beeinflussen kann. Aber unter allen Bedingungen wird nur ein Bruchteil der Strahlung gerade absorbiert, ein größerer Bruchteil — abhängig von der Strahlenhärte — gestreut. Die Formel für den Schwächungskoeffizienten (Absorption + Streuung) in Luft kann bei verschiedenen Wellenlängen Küstner zufolge folgendermaßen angesetzt werden:

$$\mu = 0,00344\ \lambda^3 + 0,00022$$
$$\text{Absorption} \qquad \text{Streuung}$$

Hieraus kann der Bruchteil der Energie, der bei verschiedenartigen Strahlungen in 10 cm³ Luft absorbiert wird und so zur Messung beiträgt, errechnet werden. Für die Wellenlängen, die in der praktischen Therapie verwendet werden, ist dieser Bruchteil sehr gering; daher die Wertlosigkeit der Bemühungen, auf Grund der Ionisationseffekte in Luft die Energie zu messen.

Es ergibt sich hieraus, daß die Energiemessung der verschiedenen Wellenlängen keine einfache Angelegenheit ist und daß die Aufstellung der Energieeinheit als Maß der Röntgenstrahlung bis jetzt unpraktisch ist.

Aus den Messungen von Grebe ergibt sich, daß die Anzahl Erg, die zur Erzeugung der gleichen Ionisationseinheit (R) in der Druckluftkammer notwendig ist, von der Wellenlänge abhängt, und zwar bei harten Strahlen größer als bei weichen Strahlen ist.

Prinzipielle Bemerkungen

Eine Einheit der physikalischen Dosis müßte, um überall eingeführt zu werden, einfach, bequem, der Messung leicht zugänglich, unveränderlich, reproduzierbar, teilbar, vergleichbar mit der Absorption im lebenden Gewebe und endlich in Ausdrücke des biologischen Effektes übersetzbar sein.

Somit ist das letzte Wort in der Frage der Messung der absoluten Dosis bis jetzt noch nicht gesprochen. Die Messung der absoluten Dosis würde die Messung der wirksamen Effekte sein, die in der Reaktion zwischen. der Strahlenenergie und der Elektronenstruktur der Zelle bestehen.

Es muß daher für die Gegenwart genügen, die Dosis mit einem relativen und praktischen Maß zu messen und da ist denn die Ionisationsmethode vorläufig jeder anderen praktischen Methode überlegen. Prinzipiell muß man sich klar darüber sein, daß die Dosismessungen nie tatsächlich die von der Röhre emittierte Energie angeben können, sondern nur den vom jeweiligen Reagens absorbierten Anteil. Aber auch dieser Anteil ist, da er von der Wellenlänge abhängt, nicht ohne weiteres der Energie proportional zu setzen. Und so ist der Zusammenhang zwischen Dosismessungen im Sinne der Messung einer bestimmten Reaktion und einer Bestimmung der Energie noch dunkel. Um so komplizierter ist der Zusammenhang zwischen der iontometrischen Bestimmung „Dosis‘‘ (eigentlich Reaktion) und der biologischen Wirksamkeit. Als ein Maß der biologischen Reaktion kann die ionometrische jedenfalls nur bei einer und derselben Strahlenqualität gelten; für andere Strahlenqualitäten muß der Zusammenhang erst neu empirisch gefunden werden.

Jedenfalls mache man sich klar, daß die Dosis eigentlich nicht „das Gegebene‘‘ bedeutet, sondern das der Natur des jeweiligen Reagens entsprechend „Genommene‘‘.

Der Ionisationsstrom der kleinen Ionenkammern weist gegenüber dem Ionisationsstrom der Faßkammer und der Druckluftkammer einen Gang auf: Der in R-Einheiten ausgedrückte Ionisationsstrom ruft einen kleineren Strom in der Kleinkammer hervor; letztere ist unempfindlicher. Dieser Empfindlichkeitsunterschied — „Gang‘‘ genannt — ist nur leider nicht für alle Strahlenqualitäten konstant. Diese Gangdifferenz rührt von Nichtausnützung aller bei der Ionisation sich bildenden Sekundärelektronen im Luftvolumen einerseits, von der Wandstrahlung anderseits her. Es bedeutet daher der gleiche Ionisationsstrom der Kleinkammer bei verschiedenen Strahlenqualitäten nicht die gleiche Anzahl von R der Druckluftkammer. Diese Gangdifferenz nennt man auch Wellenlängenabhängigkeit der Kleinkammer. Versteht man unter Dosis die Ionisationsströme der Druckkammer und ist schon von dieser Dosiseinheit verschieden viel der Haut zu applizieren, um bei verschiedenen Strahlenqualitäten ein Erythem zu erreichen, so tritt in die Beziehung des Ionisationsstromes in der Kleinkammer zum Erythem noch die Zwischenbeziehung: Ionisationsstrom in der Kleinkammer zum Ionisationsstrom in der großen Kammer ein.

Infolge der ungünstigen Verteilung verträgt die Haut weniger R bei weicher Strahlung als bei harter — bei halber Halbwertschicht etwa nur die Hälfte.

Anders liegen die Verhältnisse in der nun zu beschreibenden Verfärbungsreaktion der Sabouraud-Tablette. Die einzelnen Schritte — Verfärbungsstufen — haben im Bereiche der Therapiestrahlung eine solche Gangdifferenz, daß bei erweichter Strahlung (zum Beispiel 120 KV, 1 Al) die H-Schritte weniger R entsprechen als bei härterer Strahlung: Sie kommen leichter. Man kann daher im ganzen Bereiche der Tiefentherapiestrahlung tatsächlich 12 H applizieren. Die H-Dosis geht mit der Hautdosis mehr parallel als Dosen, angezeigt von anderen Reagentien.

Unkenntnis der Wellenlängenabhängigkeit eines Reagens kann zu schweren Schäden führen.

Über wellenlängen-unabhängige Kammern

Die Faßkammer nach Holthusen sowie die Druckluftkammer nach Thaller und Behnken messen bei allen Strahlenqualitäten die wirkliche Ionisation. Bekanntlich erscheint eine Röntgenstrahlenintensität in R gemessen, sobald sie in dieser Ionisationsstromstärke angegeben ist. Der Ionisationsstrom in den Kleinkammern hat wegen der Wandwirkung eine von der Strahlenqualität abhängige Beziehung zu den R-Einheiten. In letzter Zeit ist (Glasser, Glocker) eine Kleinkammer konstruiert worden, deren Ionisationsstrom eine von der Strahlenqualität praktisch unabhängige konstante Beziehung zu den R-Einheiten hat: die Wand besteht aus Material, das den gleichen Massen-Absorptionskoeffizienten wie Luft hat.

Fünfzehntes Kapitel

Methode der Selenzelle

Das Intensimeter von Fürstenau beruht auf dem Wechsel des elektrischen Widerstandes einer Selenzelle unter dem Einfluß der Röntgenstrahlung. Der Wechsel des Widerstandes oder die Variation des elektrischen Stromes durch eine solche Zelle hängt von der Intensität der Strahlung ab. Das Intensimeter besteht aus einem Galvanometer, einer Trockenbatterie von sechs Zellen, einer Reihe von fixen Widerständen und einer Selenzelle, die am Ende eines flexiblen Kabels angebracht ist; ein Schalter dient dazu, den Batteriestrom einzuschalten und eine Adjustierungsschraube dazu, der Galvanometernadel eine Nullstellung zu geben. Bevor man zur Messung schreitet, wird die Selenzelle sorgfältig vom Deckel des Kästchens, in dem die Apparatur eingeschlossen ist, abgehoben, wobei Erschütterungen zu vermeiden sind. Weder die Selenzelle noch das Kabel sollen sich der Hochspannung allzu nahe befinden, da sie durch Funken Schaden leiden und die Messungen gefälscht werden können. Um störende Effekte, die durch statische Ladungen von seiten der Hochspannung hervorgerufen werden könnten, zu vermeiden, wird die Apparatur geerdet.

Die Ablesung wird gemacht, wenn die Nadel zur Ruhe gekommen ist. Bei geringen Intensitäten braucht sie längere Zeit als bei größeren. Die Empfindlichkeit scheint durch sogenannte Ermüdung abzunehmen. Es ist daher notwendig, zu warten, bis die Ablenkung konstant wird, bevor man die Ablesungen vornimmt, und die Messungen nicht über einen zu langen Zeitraum auszudehnen. Der Durchschnitt von verschiedenen Messungen soll genommen werden. Die Ablenkung der Nadel des Galvanometers gibt uns die Intensität der Strahlung. Auch diese Methode mißt nicht die gesamte Energie, sondern nur die Intensität in irgend einem Augenblick; nur nach Multiplikation mit der Zeit erhält man die gesamte Dosis. Das Instrument ist geeicht in sogenannten F/Min., d. h. in Ausdrücken der Quantität der Strahlung, die pro Minute einfällt, in sogenannten Fürstenau-Einheiten. Man muß sich darüber klar sein, daß die Einwürfe gegen diese Methode in der Inkonstanz der Selenzelle bestehen; trotzdem hat diese Methode als eine einfache Methode der Kontrolle der Arbeitsbedingungen ihren Wert. Am Instrument sind zwei verschiedene Skalen vorgesehen, die zwei Empfindlichkeiten entsprechen.

Sechzehntes Kapitel

Chromoradiometrische und photographische Methoden

1900 fand Holzknecht die Eigenschaft zahlreicher Salze, sich im Röntgenlicht (mit zunehmender Einwirkung zunehmend) zu verfärben, ähnlich den Goldsteinschen Nachfarben des Radiums, und basierte darauf eine einfache Kontrolle der Hautdosis. 1904 erkannte Sabouraud, daß eine sehr kräftige Nachfarbe an einer Barium-Kalium-Platin-Zyanür-Schmelze erzielt werden kann. Zur Sabouraudschen Pastille hat Holzknecht eine chromometrische Skala angegeben.

1. Die Meßpastille ist ein kleines, gelblichgrünes, halbkreisförmiges Plättchen, bestehend aus einer Kalium-Barium-Platin-Zyanür-Verbindung; sie ist fixiert an das Ende eines schmalen Streifens von schwarzem Pappendeckel, dem Pastillenträger. Die Meßpastille wird direkt auf die Haut gelegt, d. h. auf denjenigen Teil der Oberfläche, der der Röhre am nächsten liegt. Mittels des Pastillenträgers kann die Pastille so gehalten werden, daß sie auch auf einer gleitenden Oberfläche an der richtigen Stelle bleibt. Die Fluoreszenz der Pastille, die den Strahlen ausgesetzt wird, gestattet die Entscheidung, ob sie wirklich durch die Strahlung getroffen wird oder nicht.

Die bestrahlte Pastille wechselt allmählich ihre Farbe vom Hellgrün bis zum Gelbbraun[1]). Dieser Farbenwechsel rührt vom Verlust des Kristallwassers her. Der Intensität der Farbenänderung entsprechend wird die gesamte Strahlung, die in einer bestimmten Zeit einem Feld zugeführt wird, gemessen. Nach der Bestrahlung wird die Pastille seitwärts in den Schlitten des Radiometers geschoben und die Zahl, die dem Farbenton entspricht, wird an der Skala abgelesen. Wenn das erwünschte Resultat erreicht ist, dann ist die Bestrahlung beendet, wenn nicht, so wird sie fortgesetzt.

Bestrahlte Pastillen können ihren ursprünglichen Farbenwert wieder erhalten, was dadurch geschieht, daß man sie dem Tageslicht aussetzt. Die langen Wellen des Tageslichtes revertieren die Röntgennachfarbe. Die Pastillen können bis zu sechsmal verwendet werden. Eine

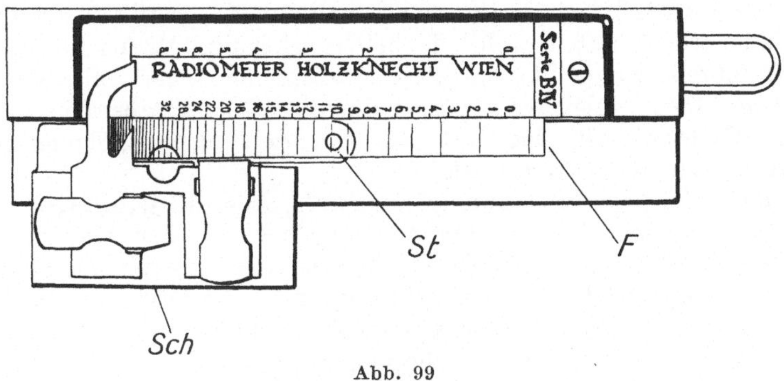

Abb. 99

St ..... Standardpastille,
Sch .... Schlitten,
F ...... Farbband.

Die allmählich verklingende Färbung des Farbbandes ist durch verschieden distanzierte Schraffierung angedeutet.
Die Meßpastille ist nicht eingezeichnet; ihr Platz ist bei *Sch*.

Meßpastille ist als nicht mehr verwendbar zu erklären, wenn die Differenz im Farbenton zwischen der Standardpastille und der verfärbten Meßpastille mehr als zwei Einheiten beträgt. Nach einer Ablesung (die ursprüngliche Differenz der Farbentöne muß immer berücksichtigt werden) ist es ratsam, dies auf dem Pastillenträger vor der Bestrahlung zu vermerken, so daß der entsprechende Abzug vorgenommen werden kann. Bei der Aufbewahrung sollen Hitze und Sonnenlicht vermieden werden, da sie die Pastille irreversibel schokoladebraun färben.

2. Die Standardpastille. Jedes Dutzend Pastillenträger enthält einen Träger, an dem die Standardpastille befestigt ist. Diese wird niemals der Strahlung ausgesetzt. Ihr Träger wird in der Längsrichtung in den Schlitten eingeschoben, so daß die Pastille unter ein Band verlaufender Farben zu liegen kommt. Dort verbleibt sie, bis sie durch

---

[1]) Der Grund besteht in der Umwandlung von der grünen kristallinen Form zur roten amorphen.

den Gebrauch abgenützt ist. Mit der Farbe der Standardpastille, so wie sie bei der Betrachtung durch das transparente Farbband erscheint, werden die Farbtöne verglichen, die die Meßpastille durch die Bestrahlung angenommen hat.

3. Das Radiometer besteht aus der Grundplatte, dem Farbband und dem Schlitten. Ihr wichtigster Teil ist das transparente Farbband mit seiner Gradation der Farbtöne. Die Farbtöne des Bandes sind absolut identisch mit den Farbtönen, die durch die Bestrahlung der Meßpastillen entstehen. Die Gradation der Farbtöne ist dieselbe bei allen Farbbändern und ist so gewählt, daß jede Einheit der Skala einem bestimmten Farbton entspricht. Jedes Farbband wird einer chromometrischen Prüfung unterworfen. Die Grundplatte hält das Farbband und die Skala in ihren richtigen Stellungen und dient auch als Träger für den Schlitten, der nur dem Farbband entlang verschiebbar ist, und der als Rahmen für die Träger der Standard- und der Meßpastille diese in solcher Stellung erhält, daß sowohl die halbkreisförmige Meßpastille als auch die halbkreisförmige Standardpastille zusammen eine volle Kreisfläche ergeben; diese zeigt bei richtiger Lage des Schlittens einen einheitlichen Farbton, wie der Arzt das von den Haemoglobimetern und Polarimetern her gewohnt ist.

Richtlinien für den Gebrauch des Radiometers. Eine Standardpastille, die der Längsrichtung nach in den Schlitten unter das Farbband eingeschoben wird, macht das Instrument gebrauchsfertig. Dann wird der Träger der Meßpastille, die bestrahlt wurde, seitwärts in den Schlitten gerade so weit eingeschoben, daß die Meßpastille selbst unter das Farbband zu liegen kommt. Mit der Standardpastille zusammen muß nun die Meßpastille eine kreisförmige Scheibe bilden, die durch den Rand des Farbbandes in zwei Hälften zerschnitten erscheint. Zum Vergleich der beiden Halbkreisflächen soll künstliches Licht, womöglich das Licht einer Kohlenfadenlampe, verwendet werden, wobei störende Reflexe bestens vermieden werden müssen (abgeblendete Lampen). Wenn der Schlitten langsam hinauf und hinunter bewegt wird, so wird die Standardpastille, und zwar nur diese, ihre Farbe allmählich ändern. Sie erscheint dann lichter oder dunkler als die Meßpastille, je nachdem, ob der Schlitten dem oberen oder dem unteren Ende der Skala näher ist. Nun muß man die Stellung des Schlittens finden, bei der beide Halbkreishälften im Farbenton exakt gleich erscheinen. An Stelle von zwei verschieden gefärbten Hälften entsteht ein absolut homogener Vollkreis. Die Genauigkeit des erhaltenen Resultates kann durch eine leichte Verschiebung des Schlittens überprüft werden. Unmittelbar über der korrekten Stellung erscheint die Standardpastille heller, unmittelbar unter dieser Stellung dunkler als die Meßpastille. Nun wird die Ablesung vorgenommen. Da die Meßpastille während der Bestrahlung direkt auf der Haut aufgelegen ist — dies ist die Regel (bezüglich Ausnahmen siehe später) —, so wird von den beiden Skalen diejenige mit den größeren Zahlen für die Ablesung verwendet (siehe die Bemerkung auf der Grundplatte).

Um Irrtümer zu vermeiden, tun Anfänger gut daran, provisorisch einen Streifen Papier auf die andere Skala zu kleben, die die kleineren Zahlen enthält, um diese unsichtbar zu machen.

Eine Ablesung, welche zeigt, daß die erwartete Dosis schon überschritten wurde, muß zu spät gemacht worden sein. Eine Alarmglocke, die meistens in Gebrauch ist, ist das beste Schutzmittel dagegen. Je geringer die Erfahrung, umso kürzer sollte die Zeit sein, nach der die erste Ablesung vorgenommen wird; zu Beginn sollte die Weckuhr auf wenige Minuten Ablaufzeit gestellt sein, dann ungefähr auf ¾ der Zeit der vollen Dosis. Sobald Erfahrung vorhanden ist, werden selten mehr als zwei Ablesungen für ein Einfallsfeld nötig sein. Es muß auch erwähnt werden, daß eine zu lange Bestrahlung nicht unbedingt davon herrühren muß, daß kein Dosierungsinstrument verwendet wurde oder daß eine Ablesung zu spät gemacht wurde. Mit einem solchen Instrument kann es zu einer Überdosierung kommen, wenn z. B. die Weckuhr korrekt auf ¾ der Bestrahlungszeit für schwergefilterte Strahlung gestellt ist, aber unglücklicherweise das Filter vergessen wurde. Wir erwähnen als eine besonders einfache, sinnreiche Vorrichtung zur Vermeidung von filterloser Bestrahlung die Einrichtung „Filterzwang" von Kriser, die darin besteht, daß an das Filter ein Bändchen angeschlossen ist, das in einem doppelten Karabiner endigt; der eine ist für den Anschluß an die Röhre, der andere für Aufnahme des in einer Öse endigenden Antikathodenkabels bestimmt.

Die Skala zur Linken, die die kleineren Zahlen gibt (ein Viertel von denen der höheren Skala), kommt in Verwendung, wenn eine exakte Ablesung sehr kleiner Dosen gemacht werden muß. Für diesen Fall muß die Meßpastille in einen speziellen Halter eingefügt werden, der sich genau in der Hälfte zwischen Haut und Brennfleck der Röhre befindet. In dieser Stellung wird daher die Pastille einen vierfach so großen Betrag an Strahlung erhalten als der Körper und sich dementsprechend mehr verfärben. Dieser Umstand erleichtert die Ablesung. Die linke Skala gibt dann die jeweilige Quantität an Strahlung, die auf die Haut gefallen ist. Die sekundäre Streustrahlung ist nicht in das Resultat dieser Ablesung eingeschlossen. aber sie ist nicht von praktischer Wichtigkeit bei so kleinen Dosen.

Die Zahlen an der Skala führen die Benennung „H". Die Holzknecht-Einheit, von französischen Autoren zum Dank für die erste praktische instrumentelle Messung so genannt, ist in der Literatur weit verbreitet. 12 H filtriert durch 0,5 mm Kupfer (bei einer Spannung von 170 KV $_{max}$) entsprechen einer Durchschnitts-HED (Hauteinheitsdosis), einer neuerdings ebenfalls weit verbreiteten biologischen Dosisvorstellung.

Die direkte Methode der Bestimmung der Dosis durch die Meßpastille kann und soll mit der indirekten Methode der Dosierung nach Zeit kombiniert werden; da man ja nach längerer Erfahrung die Zeit der Bestrahlung gewöhnlich kennt, so tut man gut daran, zunächst die Dosierung bis etwa zu einem Drittel oder der Hälfte der voraussichtlichen Bestrahlungszeit durchzuführen und erst während dieser Unterbrechung die Pastille zum ersten Male zu kontrollieren. Die alleinige indirekte Dosierung beruht auf der Voraussetzung konstanter Strahlenqualität, also vor allem konstanter Primärspannung, eine Voraussetzung, die man nie ohne weiteres als erfüllt annehmen darf.

In England ist eine andersartige Skala zur Sabouraudschen Tablette nach Cox, in Amerika eine andere nach Hampson angegeben worden.

Begründer der photographischen Methode ist Kienböck.

Die photographische Methode der Messung der Intensität hängt von der Reduktion des Bromsilbers durch die Röntgen-Strahlung ab. Die Schwärzung steht in Beziehung zur Energie, und gleicher Schwärzung kann man gleiche Intensität der einfallenden Strahlung zuordnen. Man kann die Schwärzung als einen Logarithmus angeben; sie wird so als der Logarithmus des Durchlässigkeitskoeffizienten gegenüber einer optischen Lichtquelle, vor die man die geschwärzte Plattenstelle hält, definiert.

Die photographischen Methoden können zur Herstellung einer Kurve oder Skala der photographischen Dichte verwendet werden. Eine Zahl von Filmen werden unter identischen Bedingungen durch verschiedene Expositionszeiten hindurch bestrahlt. Die Intensität auf dem jeweiligen Film kann durch Vergleich gegen die Standardexposition bestimmt werden. Das ist das Prinzip des Meßsystems von Kienböck. Dessauer verwendete die Emulsion für das Studium der Intensitätsverteilung im Inneren eines durchstrahlten Mediums. Die Filme wurden in einem Wasserphantom aufgehängt und alle zugleich exponiert. Sie wurden durch den Zusatz einer kleinen Menge von Entwickler zum Wasser entwickelt. Eine Kurve, die den Zusammenhang der optischen Dichte als einer Funktion der Energie gibt, wurde aufgestellt, indem man eine Reihe von Filmen unter identischen Bedingungen verschieden lange exponierte.

Die Messungen in der Kienböckschen Methode sind nur relativ, indem die Intensität an der Oberfläche als das Standardmaß genommen wird. Im folgenden sei ein Beispiel gebracht.

Streifen von photographischem Papier oder Filmen werden unter der folgenden Bedingung exponiert:

Fokus-Hautabstand 23 cm,

Filterung ½ mm Kupfer, Einfallsfeld 6 × 8 cm:

1. Streifen: 8 Sekunden,
2.   „   9   „
3.   „   10   „
4.   „   11   „

Nun exponiere man unter denselben Bedingungen einen ähnlichen Streifen oder Film 50 Sekunden lang unter einem Wachsblock von 10 cm Dicke oder unter Wasser oder Bakelit, wobei die Distanz vom Röhrenfokus bis zur Oberfläche des streuenden Mediums 23 cm beträgt, bis zum empfindlichen Streifen 33 cm. Alle Streifen werden nun in demselben Entwickler gleich lange und gleichzeitig entwickelt. Wenn die Streifen getrocknet sind, werden sie geprüft und ihre Dichte beurteilt. Von den Streifen, die an der Oberfläche gelegen waren, wird derjenige herausgegriffen, der die gleiche Dichte wie der Streifen hat, der in der Tiefe exponiert war. Aus der Expositionszeit des betreffenden Streifens kann das prozentuelle Verhältnis der Tiefendosis zur Dosis an der Oberfläche bestimmt werden. Es stellt sich dar als das Verhältnis der beiden Zeiten: t_0/t_1, wobei t_0 die Expositionszeit an der Oberfläche und t_1 die Expositionszeit des tiefgelegenen Streifens bedeutet. Wenn beispielsweise die Exposition der entsprechenden Streifen (an der Oberfläche) 10 Sekunden und (in der Tiefe) 50 Sekunden betrug, so würde der prozentuelle Tiefenquotient betragen: $10/50 \times 100 = 20\%$.

Milliampere-Minuten-Technik (Witherbee und Remer)

Seit die Tatsache bekannt ist, daß die Größe der chemischen und biologischen Wirkung, die durch die Röntgenstrahlung hervorgerufen ist, in direkter Proportion steht zum Betrag der elektrischen Energie, der der Röhre aufgedrückt wird, und seit es bei modernen Apparaturen möglich ist, diesen Betrag mit Genauigkeit zu messen, seitdem wird die Standarddosis, d. i. die Erythemdosis (nötig, um ein Erythem der Haut in ca. 10 bis 14 Tagen zu erzeugen), nunmehr gemessen durch die Angabe der Spannung (in KV oder Funkenstrecke), der Milliamperezahl, der Zeit und der Distanz.

Im Falle einer ungefilterten Strahlung wird bei einer Funkenstrecke von 7,5 cm, 3 Milliamperes, 20 cm Distanz und 5 Minuten Expositionszeit ein Erythem in 10 bis 14 Tagen entstehen.

Nun drückt sich eine Hauteinheitsdosis der unfiltrierten Strahlung durch einen Bruch $^{90}/_{400}$ aus. Dieser entsteht durch Multiplikation der Funkenstrecke mit der Milliamperezahl und der Zeit, dividiert durch das Quadrat der Distanz. In unserem Falle also:

$$\frac{7,5 \text{ (Funkenstrecke)} \times 3 \text{ (Milliamperes)} \times 4 \text{ (Minuten)}}{20 \text{ cm} \times 20 \text{ cm}} = \frac{7,5 \times 3 \times 4}{20 \times 20} = \frac{90,0}{400}.$$

So lang nun der Quotient $\dfrac{90}{400}$ beträgt, macht die Variation irgend eines der Faktoren, Funkenstrecke, Zeit, Milliamperezahl oder Distanz, keine Differenz; das Resultat an der Haut wird dasselbe sein. Bei einer Funkenstrecke von 15 cm und der gleichen Anzahl von Milliamperes würde daher die Hauteinheitsdosis in zwei Minuten entstehen, da $15 \times 3 \times 2$ wieder 90 ergibt.

Der Bruch, der eine Erythemdosis ausdrückt, beträgt $\dfrac{112,5}{400}$; er wird auf demselben Weg erhalten, nur daß man in die Formel fünf Minuten statt vier Minuten einfügt. Unabhängig davon, wie man die Faktoren variiert, wird das Endresultat dasselbe bleiben, wenn nur der Quotient $\dfrac{112,5}{400}$ beträgt.

Die Methode der Berechnung einer gefilterten Dosis weicht von der einer ungefilterten ab. Jede Dicke von Aluminium erfordert eine spezielle Formel für eine Hauteinheitsdosis.

Es erscheint dies begreiflich, wenn man bedenkt, daß die Haut bei verschiedener Filterung verschiedene Dosen einfallender Röntgenstrahlen ertragen kann.

Siebzehntes Kapitel

Phantommessungen

Die Bedingungen, die bei der Durchstrahlung einer bestimmten Körperpartie bestehen, können angenähert durch den Gebrauch künstlicher Medien, die dem Studium der Verteilung der Strahlung dienen, reproduziert werden.

Die Verteilung der Intensität in der durchstrahlten Zone hängt ab von der Dispersion der Strahlung (ihrer Divergenz), der direkten Absorption, den Verlusten durch Streuung und den zusätzlichen Beträgen, die durch Streuung entstehen. Die Wirkung der Dispersion, der Verluste durch Absorption und Streuung besteht in einer Verminderung der Intensität. Diese wird teilweise wieder ausgeglichen durch zusätzliche Streustrahlung. Die zusätzliche Streustrahlung aber wird in der Tiefe des durchstrahlten Körpers durch Dispersion, Streuverluste und Absorption wieder geschwächt. So handelt es sich denn um eine sehr komplizierte Wirkung. Obwohl es annähernd möglich ist, alle diese Faktoren bei homogenen Körpern abzuschätzen, so ist es bei nicht homogenen Körpern praktisch unmöglich, was von der unregelmäßigen Verteilung der Strahlung herrührt.

Das Wasserphantom soll die Absorptions- und Streuungsverhältnisse der den Körper durchdringenden Strahlung reproduzieren. Es ist daher notwendig, daß bei Messungen das Medium homogen sei und die Ionisationskammer in gleiche Stellung gebracht werde, die sie einnehmen würde, wenn man die Messung am Körper selbst vornähme. Wenn Wachs als Modell verwendet werden soll, dann wird ein Würfel von 20 cm Seitenlänge aus geschmolzenem Paraffin hergestellt; man nimmt ein Viertel Paraffin und drei Viertel gelbes Wachs mit einem Bruchteil von Harz. Die Seiten kann man abschneiden, und eine Rinne an der Oberfläche so einschneiden, daß die Meßkammer ein wenig untertaucht, ferner Bohrungen, in die die Meßkammer in jeder beliebigen Distanz von der Oberfläche eingeführt werden kann, wobei die oberen Bohrungen durch Pfröpfe immer nachgefüllt werden müssen.

Es ist das beste, die Strahlenausbeute einer Röhre von Zeit zu Zeit mit dem Wasserphantom zu überprüfen, indem man unter den gewohnten Bestrahlungsbedingungen den Tiefenquotienten, d. h. den Quotienten der Tiefendosis durch die Oberflächendosis und die Oberflächenintensität unter gleichen Bedingungen nachmißt. Die natürliche Entladung eines auf elektrischem Prinzip beruhenden Instrumentes sollte an der Oberfläche bestimmt werden, da auch ohne Röntgenstrahlung eine langsame Entladung eintritt. Wenn ein festes Phantom gebraucht wird, so nehme man einen Block aus Wachs oder Paraffin von 20 cm³ Rauminhalt und bohre in verschiedenen Tiefenlagen Löcher für die Einführung der Ionisationskammer oder des Meßkörpers. Die Messungen in Paraffin oder Wachs ergeben Werte, die um 5 bis 10 % höher liegen als diejenigen im menschlichen Körper. Hingegen entsprechen die Verteilungsverhältnisse der Strahlung im menschlichen Körper ziemlich denjenigen, die im Wasserphantom herrschen. Die Messungen durch das Abdomen unterscheiden sich von denen, die durch den Thorax hindurch gemacht werden — bei derselben Dicke. Die Differenz kann ungefähr mit 15% bemessen werden.

Es ergibt sich daraus, daß sowohl für Messungen an der Oberfläche als auch in der Tiefe gewisse Vorsichtsmaßregeln anzuwenden sind, was die Stellung der Kammer relativ zum streuenden Medium und zum axialen Strahl betrifft, damit die Vergleichsmessungen von exaktem Wert seien.

Wenn Messungen angestellt werden, um herauszufinden, wie weit der Streustrahlungszusatz, der vom Wasser ausgeht, sich nach oben hin in

Tabelle 28

Lage	Variationen in der Intensität an der Oberfläche in Prozenten, ganz untergetaucht, zu 100% angenommen
In Luft	66,4%
An der Oberfläche	95,7%
Halb untergetaucht	98,5%
Ganz untergetaucht	100,0%
5 mm unter der Oberfläche ...	97,7%

100%, angenommen für folgende Lage	Prozentuelle Anteile erhalten bei	
	5 cm unter der Oberfläche	10 cm unter der Oberfläche
In Luft	108,1%	60,2%
An der Oberfläche	74,9%	41,8%
Halb untergetaucht	73,7%	41,0%
Ganz untergetaucht	70,7%	39,4%

die Luft erstreckt, so findet man, daß mit zunehmender Feldgröße die Höhe über dem Wasser ansteigt, in der sich der gleiche Wert der Streustrahlungsintensität findet. Der Anteil an zusätzlicher Streustrahlung wächst mit Annäherung an das Wasser. Die Intensität der Streustrahlung steigt bei Einlegung der Kammer in das Wasser an und wächst mit der Tiefe unter der Oberfläche. Die zusätzliche Streustrahlung an der Oberfläche kann bis zu 60% der direkten Strahlung betragen. Der absolute Betrag an Streustrahlung hat sein Maximum 3 cm unter der Oberfläche des Wassers, nimmt dann ab, während der prozentuelle Anteil der zusätzlichen Streustrahlung mit der Tiefe wächst. Diese Daten können beweisen, daß für die Aufschichtung von Substanzen an der Oberfläche zum Zwecke der Vermehrung des Tiefenquotienten kein Grund vorliege und daß es ferner nicht von großer Wichtigkeit sei, daß die

Ionisationskammer in absolutem Kontakt mit der Oberfläche des Körpers stehe. Man muß prinzipiell zwischen der einfallenden Strahlung und der im Körper tatsächlich oberflächlich zur Wirkung gelangenden Strahlung unterscheiden. Denn die letztere besteht aus dem Anteil der primär zugestrahlten Energie und der Rückstrahlung durch Streuung. Der Haut aber ist es „gleichgültig", woher sie die Strahlung bekommt und so würde auf Grund der Messung der bloßen einfallenden Strahlung eine zu lange Zeit für die Erreichung der Erythemdosis gefunden werden.

Bestimmung des Tiefenquotienten

Das Instrument wird so aufgestellt, daß die Ionisationskammer in das Zentrum der zu bestrahlenden Fläche fällt. Die Faktoren: Spannung, Röhrenstromstärke, Fokus-Hautabstand, Größe des Feldes, Filter werden im vorhinein festgelegt, sodann die Röhre laufen gelassen und die Zeit des Abfalles des Blättchens zwischen zwei Skalenteilen am Elektroskop oder die Ionisationsstromstärke bestimmt. Nun wird die Ionisationskammer unter einen Block Paraffin gelegt, der 10 cm dick ist, wobei die Distanz zur Oberfläche des Paraffins die gleiche wie bei der ersten Ablesung ist.

Paraffin ist um einige Prozent durchlässiger als das gewöhnliche Gewebe, während die Strahlendurchlässigkeit des Wassers fast vollkommen der des Gewebes entspricht. Dennoch ist die Verwendung des Paraffins angenehmer und unter durchschnittlichen Bedingungen bietet sie genügende Genauigkeit. Die Abfallzeit des Blättchens eines Elektroskopes sei mit T_0 bezeichnet, wenn die Kammer an der Oberfläche liegt, mit T_t, wenn die Kammer in der Tiefe liegt. Dann wird der prozentuelle Anteil an Intensität, der noch in 10 cm Tiefe dringt, sich ergeben als

$$\text{Tiefenquotient} = \frac{T_0 \times 100\%}{T_t}.$$

Wenn die Abfallszeit für die Tiefe 20 Sekunden, für die Oberfläche 10 Sekunden beträgt, so würde hieraus ein Tiefenquotient von 50% resultieren, da $\frac{10 \times 100}{20} = 50\%$ gibt.

Die Ionisationskammer kann während der Bestrahlung im Bestrahlungsfeld bleiben; soferne es sich um eine Galvanometerablesung handelt, kann die Konstanz des Nadelausschlages eine Gewähr für die Erhaltung konstanter Betriebsbedingungen bilden.

Bestimmung der Intensitäten nach einer Standardmethode (Voltz)

Oberflächendosis: Man exponiere die Ionenkammer der Strahlung unter folgenden Bedingungen:
1. Fokus-Hautabstand 23 cm,
2. Einfallsfeld 6 × 8 cm,
3. Filter 0,5 mm Kupfer.

Unter der Ionisationskammer liegt ein Wachsblock oder sonst ein streuender Körper. Bei dieser Anordnung wird die Zeit bestimmt, die die Nadel des Iontoquantimeters braucht, um über einen gewissen Skalenbereich abzulaufen: Der Durchschnittswert einer Zahl von Messungen wird genommen. Die so erhaltene Zeit ist ein Maß der oberflächlichen Dosis. Man kann $\frac{1}{T}$ als ein Maß der Intensität ansehen, wobei der Proportionalitätsfaktor immer der gleiche ist.

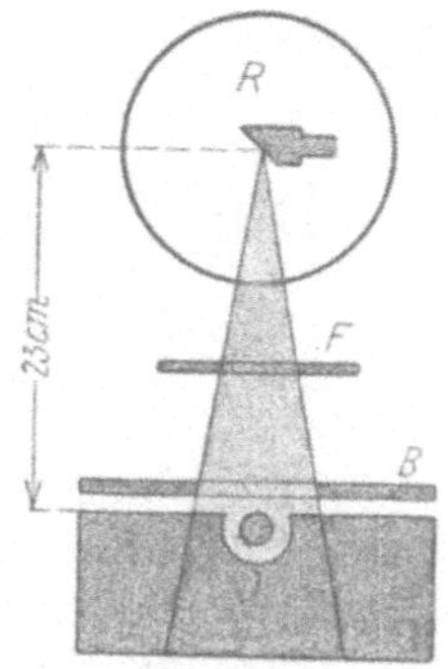

Abb. 100

F .... Filter,
B .... Feldbegrenzung,
J .... Ionenkammer,
R .... Röntgenröhre.

Tiefendosis: Die Ionisationskammer wird nun 10 cm unter das streuende Medium gelegt, so daß sie in das Zentrum eines im ganzen 20 cm tiefen Streukörpers zu liegen kommt. Die Bedingungen sind dieselben wie oben; der Abstand vom Brennfleck bis zur Ionisationskammer beträgt nunmehr 33 cm. Filter und Einfallsfeld (6 × 8) bleiben unverändert. Die Zeitperiode, innerhalb welcher die Elektroskopnadel über den gleichen Skalenbereich abläuft wie bei der Messung der Oberflächendosis, wird nunmehr gemessen. Eine Zahl von Messungen wird auch hier gemacht, der Durchschnitt genommen und die so erhaltene Zeit t_1, deren Größe man in analoger Weise wie oben ansetzt zu

$$Dt = \frac{1}{t_1}.$$

Wenn D_0 und Dt bestimmt sind, so ergibt sich der Tiefenquotient als Quotient der beiden Dosen; multipliziert man ihn mit 100, so erhält man den prozentuellen Tiefenquotienten.

Ein Ionisationsapparat kann auch gebraucht werden, um den Durchlässigkeitskoeffizienten eines Filters zu messen. Die Intensität vor der Filterung sei I_0, die Intensität nach der Filterung ergibt ein relatives Maß für die Dosis hinter dem Filter, I_1; der Quotient $\frac{I_1}{I_0}$ ergibt den Durchlässigkeitskoeffizienten für das betreffende Filter.

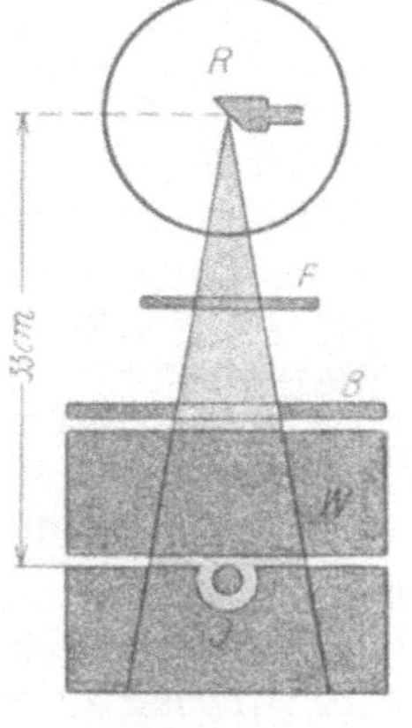

Abb. 101

F ....Filter,
B ....Feldbegrenzung,
J ....Ionenkammer,
R ....Röntgenröhre,
W ....Wasser.

So liegt beispielsweise bei einer Spannung von etwa 170 KV die Durchlässigkeit der Strahlung bei einem Filter von 1 mm Aluminium bei $370^0/_0$, bei einem Filter von 4 mm Aluminium bei $230^0/_0$, bei einem Filter von 0,3 mm Kupfer + 1 mm Aluminium bei $130^0/_0$, wenn die Durchlässigkeit eines Filters 0,5 mm Kupfer + 2 mm Aluminium mit $100^0/_0$ angesetzt wird.

Dritter Teil

Die Applikation der Röntgenstrahlung

Achtzehntes Kapitel

Physikalische Dosierung

Strahlendosierung hat nur eine geringe Ähnlichkeit mit pharmakologischer Dosierung. Bei der letzteren wird nur geringe Aufmerksamkeit dem Dosierungsanteil zugewendet, der lokal wirksam ist. Bei der Dosierung der Strahlung aber ist die Verteilung der primären Energie durch den Körper eine physikalische und vollzieht sich nach physikalischen Gesetzen.

Drei fundamentale physikalische Vorgänge müssen bei der Messung der Dosis ins Auge gefaßt werden:

1. die Dispersion,
2. die Absorption,
3. die Streuung.

Die Dispersion der Strahlung

Regel: Die Intensität der Strahlung, die auf eine Fläche senkrecht zur Strahlung einfällt, ist dem Quadrat der Distanz der Fläche vom Brennfleck umgekehrt proportional.

Wenn die Intensität in einer bestimmten Distanz bekannt ist, so kann die eingestrahlte Intensität für jede beliebige Distanz aus dem Dispersionsgesetz errechnet werden. Wenn also die Intensität beispielsweise in der Distanz von 10 cm einen bestimmten Wert hat, so wird die Intensität in einer Distanz von 30 cm:

$$10^2 : 30^2 = 100 : 900 = 1/9 \text{ oder } 11\%$$

dieses Wertes betragen. Wenn also eine bestimmte Strahlungsquantität die Oberfläche in einer Distanz von 10 cm in einer gewissen Zeit erreicht, so bedarf man zur Erzielung des gleichen Wertes der Strahlung in einer Distanz von 30 cm einer neunmal so großen Zeit oder überhaupt einer neunmal so großen Intensität, die man durch Steigerung der Milliamperezahl erreichen kann. In der Tabelle 29 ist der Prozentsatz an Intensitätsverlust oder an Zeitaufwand — erforderlich, um die gleiche Intensität zu erlangen — bei verschiedenen Distanzen angegeben; hiebei ist die Intensität in einer Entfernung von 23 cm = 1 gesetzt.

Wenn bei einer Spannung von 200 KV, einem Röhrenstrom von 5 Milliampere und einer Filterung von ½ mm Kupfer die Hauterythemdosis für ein Feld von 6×8 cm in 16 Minuten bei einer Fokus-Hautdistanz von 23 cm erreicht wird, so kann man die Zeit, deren man bei einer Distanz von 100 cm bedarf, um die gleiche Reaktion zu erreichen, beiläufig als sechzehnfach so groß annehmen.

Auf diese Weise kann eine Expositionstabelle (Bestrahlungstafel), die die oben genannten Faktoren in Werten der Zeit oder der Intensität verwendet, konstruiert werden.

Tabelle 29

Fokus-Hautdistanz	Intensität	Zeit	Fokus-Hautdistanz	Intensität	Zeit
23	1,00	1,00	60	0,15	6,81
25	0,85	1,18	65	0,12	7,99
28	0,67	1,48	70	0,11	9,26
30	0,58	1,70	75	0,09	10,63
35	0,43	2,32	80	0,08	12,10
40	0,32	3,02	85	0,07	13,66
45	0,26	3,83	90	0,065	15,31
50	0,21	4,73	95	0,060	17,09
55	0,17	5,72	100	0,055	18,89

Wenn man alle Dosierungsfaktoren unverändert läßt, wird die der Tiefe zugestrahlte Intensität (nicht der sogenannte Tiefenquotient) vom quadratischen Abstandsgesetz geregelt, wenn bis zur gleichen Dosismenge bestrahlt wird. Das Gesetz stellt eine geometrische Beziehung dar und gilt für jede Strahlung (auch Licht), die von einer punktförmigen Quelle ausgeht und sich in einem Bündel geradliniger Strahlen ausbreitet. Wenn das Testobjekt die Haut ist, so spielt die Streustrahlung, die von dem tieferliegenden Gewebe auf die Hautoberfläche zurückgestrahlt wird, eine Rolle. Deshalb gilt das quadratische Abstandsgesetz in der Praxis nicht mit absoluter Genauigkeit; vor allem ist die Größe der Rückstreuung feldabhängig; die Begrenzung des Feldes kann je nach Bedarf verändert werden. Failla und Quimby schlagen die Verwendung eines Korrektionsfaktors vor, der die Errechnung der Dosis für jede Distanz und jede Feldgröße gestattet. Um die Größenordnung dieser Rückstreustrahlung zu veranschaulichen, sei als Beispiel erwähnt, daß bei einem Feld von 15×15 cm die Rückstreuung bei sehr harter Strahlung 40—45% der reinen einfallenden Strahlung betragen kann. Der aus dem Distanzgesetz sich ergebende Wert muß mit diesem Faktor (Tabelle 30) multipliziert werden. Das Quadratgesetz rührt von der Verteilung der Energiequanten auf eine größere Fläche her; man hat sich aber nach heutiger Auffassung nicht vorzustellen, daß das einzelne Energiequant in seiner Intensität verändert wird, und somit unterliegt das einzelne $h \times v$ dem quadratischen Abstandsgesetz nicht. Die Energie, die während einer Zeitperiode an Strahlung produziert wird, ist proportional der Anzahl elektrischer Strahlungsprozesse (umgesetzter Energiequanten). Je weiter die Strahlungsquelle vom absorbierenden Gegenstand entfernt ist, um so kleiner ist die Differenz zwischen der

Tabelle 30. Korrektionsfaktoren für das Quadratgesetz bei verschiedenen Strahlenkegeln; Wert für die Distanz von 50 cm als 1,00 angenommen

Fokus-Hautdistanz in cm	Einfallsfeld in cm²											
	25	50	75	100	150	200	300	400	500	600	800	1000
35	1,075	1,075	1,072	1,086	1,086	1,067	1,067	1,059	1,057	1,052	1,040	1,031
40	1,053	1,049	1,048	1,045	1,045	1,042	1,038	1,037	1,033	1,030	1,020	1,016
50	1,00	1,00	1,00	1,00	1,00	1,00	1,00	1,00	1,00	1,00	1,00	1,00
60	0,958	0,963	0,963	0,967	0,967	0,971	0,972	0,978	0,982	0,987	0,995	
70	0,929	0,936	0,936	0,937	0,943	0,946	0,954	0,966	0,972	0,977	0,990	
80	0,883	0,915	0,916	0,918	0,923	0,929	0,942	0,958	0,962	0,968	0,981	
100	0,868	0,876	0,878	0,885	0,897	0,910	0,936	0,951	0,954	0,960	0,971	

Intensität an der Oberfläche und derjenigen in der Tiefe, um so größer daher der Tiefenquotient.

Um sich die Abweichung vom quadratischen Abstandsgesetz noch klarer machen zu können, verfahre man auf folgende Weise: Die Wirkung der Distanz auf die Intensität kann nur dann rein zum Vorschein kommen, wenn kein zweiter Faktor auf die Intensität einwirkt. Nun ist aber dieser zweite Faktor vorhanden, indem die Körperoberfläche einen zusätzlichen Betrag an Rückstreustrahlung erhält; dadurch wird die die Intensität vermindernde Wirkung der Vergrößerung der Röhrenentfernung weniger deutlich, da die zusätzliche Streuintensität diesen Effekt teilweise kompensiert. Und umgekehrt: Die Zunahme der Intensität durch Nähern der Röhre wird weniger deutlich, weil schon die oberflächliche Streustrahlung mithilft; die Distanzverminderung kommt also gleichsam etwas „zu spät". Überhaupt führt in diesen und ähnlichen Fällen der Dosierungsphysik folgende Überlegung zum Ziele: Wenn ein Faktor (a) auf einen anderen (b) eine Wirkung ausübt, sollte sich zu a nie ein zweiter Faktor gesellen, da dadurch der Einfluß von a auf b bereits verwischt wird, d. h. die Wirkungskurve verflacht sich.

Die Absorption der Strahlung

Je weicher die Strahlung, je geringer also ihre Durchdringungskraft, um so größer die Absorption beim Durchgang durch ein Objekt, vorausgesetzt, daß die chemische Struktur und die physikalischen Dimensionen des Objektes unverändert bleiben. Der Verlust durch Absorption ergibt sich, indem man die Intensität an der Oberfläche und in einer tieferen Lage des Objektes bestimmt. Die Differenz zwischen diesen Werten wurde vom Objekt absorbiert. Je dicker das Objekt, um so größer die Absorption, vorausgesetzt, daß die Qualität der Strahlung und die chemische Struktur des Körpers unverändert bleiben. Und endlich: Je höher das Atomgewicht der chemischen Elemente des Objektes, um so größer die Absorption, wenn die Dicke des Objektes und die Qualität der Strahlung unverändert bleiben. Wenn zwei Objekte, das eine aus Aluminium (Atomgewicht 27) und das andere aus Eisen (Atomgewicht 56), von einer Strahlung gleicher Qualität getroffen werden und die Dimensionen des absorbierenden Objektes die gleichen sind, so wird das Aluminium weniger absorbieren als das Eisen.

Die Streuung der Strahlung

Regel: In einem Objekt, das von Röntgenstrahlung durchsetzt wird, wird ein Teil der Strahlung gestreut, wobei die Quantität der gestreuten Strahlung von den Dimensionen des durchstrahlten Volumens abhängt.

Dabei ist besonders zu beachten, daß der Streukoeffizient ebenso wie der Koeffizient der reinen Absorption einen Verlustkoeffizienten darstellt und daß daher erst reine Absorption + Streuung die gesamte Schwächung ausmachen. Man hat sich nämlich zu denken, daß der

gestreute Anteil jedes einzelnen Strahles gleichsam verloren gehe; ein
sogenannter Streuzusatz entsteht nur durch eine Kompensation des
Streuverlustes bei vergrößertem Feld. Voltz illustriert dies in folgender Weise: In der Abb. 102 befindet sich in einer Substanz ein
Objekt U, welches von einem gewissen Strahlungsbetrag erreicht werden
soll. Wenn in den Schichten, die über dem Objekt U liegen, nur eine
einfache Absorption stattfände, so könnte der Betrag von Strahlung,
die im Objekt U absorbiert wird, einfach durch den
Verlust $J_1 - J_2$ bestimmt werden; da aber in den
darüberliegenden Schichten Streuung stattfindet, so
erhält U zusätzliche Strahlung. Aber zu gleicher Zeit
wird das Objekt U selbst Streustrahlung hervorbringen, die teilweise in die umgebende Substanz
emittiert wird. Die Strahlung, die dem Objekt U
durch Streuung als Zusatz zugefügt wird, ist um so
größer, je größer die Streuung in den darüberliegenden
Schichten ist, und diese hängt unter sonst gleichen
Umständen von den Dimensionen des Strahlenbündels

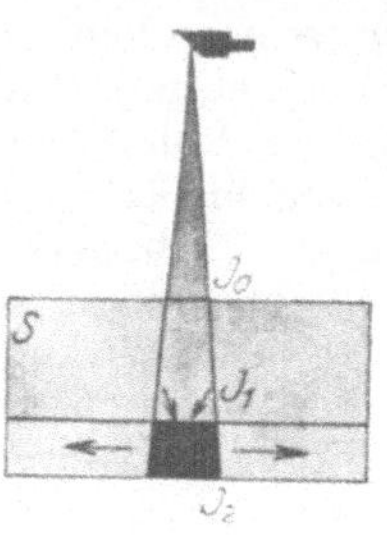

Abb. 102

oder der Strahlenpyramide ab, wie es die Abb. 103 zeigt. Wenn
die Strahlung durch ein relativ schmales Feld Bl_1 in das Objekt
eintritt, so wird U eine zusätzliche Dosis von der Schicht S bekommen,
wie es durch die beiden Pfeile 1 und 2 gezeigt ist. Wenn das Feld auf
die Öffnung Bl_2 erweitert ist, so ist das Strahlenbündel breiter und
tritt in die tiefere Schichte U an
den Seiten des Objektes ein, wodurch dem letzteren weitere zusätzliche Streustrahlung zugeführt wird,
wie die Pfeile 1, 2, 3 und 4 anzeigen. Die Energie, die vom Objekt U absorbiert wird, ist größer
als im ersten Fall. Eine noch weitere Vergrößerung des Strahlenbündels führt zu einer weiteren
Vergrößerung des durchstrahlten
Volumens. Die zusätzliche Strah-

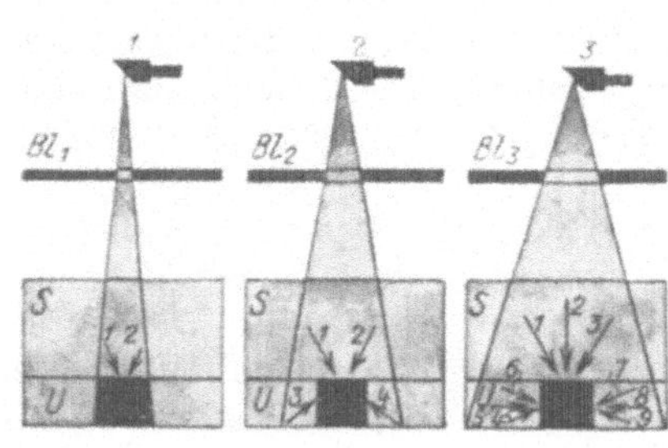

Abb. 103

lung, die durch Objekt U tritt, ist dann auch vergrößert und wird
durch die Pfeile 1, 2, 3, 4, 5, 6, 7, 8, 9 repräsentiert. Daher ist die totale
Energie, die vom Objekt U absorbiert wird, noch größer.

Je größer das Einfallsfeld, um so größer die in der Tiefe zur Wirkung
gelangende Strahlung. Bei einer Veränderung des Einfallsfeldes von
6×8 auf 15×15 steigt beispielsweise der Wert des Tiefenquotienten
von 20% auf 33%.

Die physikalische Dosis

Zum Verständnis des Begriffes der physikalischen Dosis diene
zunächst eine spezielle Definition.

Die physikalische Dosis hängt von der Intensität der Strahlung und ihrer Penetrationskraft ab; sie ist der Intensität direkt und der Härte indirekt proportional. Sie ergibt sich durch Subtraktion der restlichen Energie, die an der unteren Fläche des Objektes noch herrscht, von der Energie, die auf die obere Fläche einfällt ($E_1 - E_2$). Die Differenz wird die physikalische Röntgenstrahlendosis genannt. Die Röntgenstrahlenenergie, die in der Einheit des Volumens eines Mediums absorbiert wird, ist die Einheit der physikalischen Dosis. Wenn ein Objekt das Volumen V hat, das von einem Röntgenstrahlenbündel durchsetzt ist, so beträgt die durchschnittliche Dosis in dem durchstrahlten Teil:

$$D = \frac{E_1 - E_2}{V}. \tag{1}$$

Wenn die Dicke des durchstrahlten Volumens eine solche ist, daß sie die Intensität der Strahlung auf ihren halben Wert reduziert, dann beträgt die Intensität an der unteren Oberfläche gerade die Hälfte der Intensität an der oberen Fläche und die Dosis kann man als die Hälfte der Oberflächenenergie, dividiert durch das Volumen, ansetzen.

$$D = \tfrac{1}{2} F_0 : V. \tag{2}$$

Hiebei bedeutet F_0 die Oberflächenintensität, multipliziert mit der Zeit, oder die oberflächliche Energie resp. Dosis.

Die physikalische Dosis kann daher definiert werden in Ausdrücken der Oberflächenenergie und der Halbwertschicht der Strahlung, d. i. als

$$D = \frac{I \times t}{h}. \tag{3}$$

Die Halbwertschicht h hängt mit dem Absorptionskoeffizienten μ des absorbierenden Mediums durch die Formel

$$h = \frac{0{,}69}{\mu} \tag{4}$$

zusammen.

Daher hängt die physikalische Dosis von der Oberflächenenergie und dem Absorptionskoeffizienten ab und ist diesen Größen direkt proportional.

Freilich bleibt der Begriff der Dosis umstritten; der hier dargelegte Begriff entspricht der Definition von Christen. Bezüglich des Begriffes „Dosis" mache man sich klar, daß man darunter (und zwar häufig promiscue) zwei verschiedene Dinge meint: einmal die von der Strahlenquelle ausgestrahlte Intensität, gleichsam die gegebene, sodann aber auch die von dem jeweilig reagierenden Körper genommene. Eigentlich interessiert den Therapeuten nur die letztere. Aber man mache sich klar, daß die aufgenommene Dosis von dem Charakter des Rezeptors abhängt; daher könnte man von einer Ionisationsdosis, einer photographischen Dosis, einer Gewebedosis usw. sprechen, mag auch für alle die gegebene Intensität die gleiche sein. Das Resultat des Eindruckes, den die Röntgenenergie irgend einem Reagens macht, ist gleichzeitig der Ausdruck der Natur des letzteren.

Der Absorptionskoeffizient des durchstrahlten Objektes findet sich in dem wohlbekannten Absorptionsgesetz:

$$J_1 = J_0 \times e^{-\mu d},$$

wobei J_0 und J_1 bzw. die Energien der einfallenden und der aus dem Medium austretenden Strahlung bedeuten, d die Dicke der durchstrahlten Schicht, μ den Absorptionskoeffizienten und e die Basis des natürlichen Logarithmus. Diese Formel trägt der Intensitätsverteilung durch Streustrahlung nicht Rechnung. Die zusätzliche Dosis der Streustrahlung kann durch einen bestimmten Faktor ausgedrückt, aber mathematisch nicht für alle Fälle vorausbestimmt werden. Die Faktoren, von denen die gesamte Dosis abhängt, sind dieselben wie die der primär zugestrahlten, aber die Funktionen sind außerordentlich kompliziert, schon durch die verschiedenen Distanzen der streuenden Zentren und die verschiedenen Dicken des Mediums, die von der Strahlung durchsetzt werden. Es genüge zu sagen, daß die zusätzliche Strahlung eine Funktion der Streustrahlung ist.

Tiefenquotient (prozentueller Tiefenquotient)

Der Tiefenquotient ist derjenige Quotient, den man erhält, wenn man den Wert der in der Tiefe herrschenden Intensität durch den Wert der Oberflächenintensität dividiert. Zur Erzielung einer wirksamen Tiefentherapie ist die Herstellung eines großen Tiefenquotienten erforderlich. Der große Tiefenquotient ist nämlich notwendig, um der Haut die Möglichkeit größter Schonung angedeihen zu lassen; denn ein großer Tiefenquotient bedeutet einen relativ geringen Oberflächenintensitätsaufwand; es kommt daher für die Haut nicht so leicht zu einer Überlastung, die aber wohl leicht eintritt, wenn der Haut (wie es bei einem schlechten Tiefenqotienten der Fall ist) viel gegeben werden muß, um der Tiefe nur etwas zu sichern.

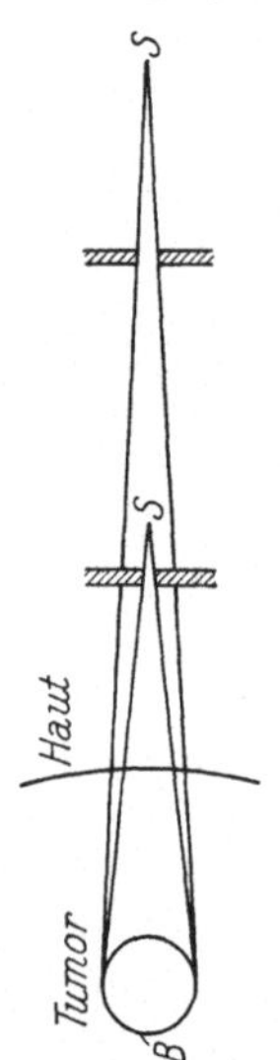

Abb. 104. Obige Abbildung zeigt den Unterschied des Tiefenquotienten bei verschiedenem Röhren-Hautabstand. Die Differenz zwischen der Dosis an der Haut und der Dosis im Punkte B ist bei größerer Fokus-Hautdistanz geringer. S ist der Ort des Fokus

Dieser Begriff zieht alle Faktoren in Betracht, nämlich die Qualität der Strahlung, den Fokus-Hautabstand, die Größe des Einfallsfeldes, die Streustrahlung und die Qualität des durchstrahlten Körpers.

Sein Wert hängt von drei Faktoren ab: a) von der Dispersion der Strahlung, b) von der Absorption im durchstrahlten Gewebe, c) von der Streuung.

Über die Wirkung der Distanz auf den Tiefenquotienten wurde schon gesprochen. Noch ein erleichterndes Gleichnis sei gegeben: Die durch Röhrenentfernung verarmte Oberfläche ist gegenüber der Tiefe freigebiger als die durch Röhrenannäherung bereicherte; letztere ist zurückhaltender: der Tiefenquotient ist klein.

Je größer das Einfallsfeld, desto größer das durchstrahlte Volumen, desto größer daher die Streuung, desto größer auch der Tiefenquotient, wenn die anderen Faktoren die gleichen bleiben. Der Tiefenquotient wird daher von folgenden Faktoren verbessert:

a) Vergrößerung der Fokus-Hautdistanz;

b) Erhöhung der Durchdringungskraft der Strahlung durch höhere Spannung und stärkere Filterung;

c) Vergrößerung des Einfallsfeldes.

In Kenntnis der Wichtigkeit dieses Wertes als eines Standardwertes, der Vergleichszwecken dienen soll, haben Seitz und Wintz die folgenden Bedingungen aufgestellt: Als Vergleichswert erklären sie den Tiefenquotienten in 10 cm Tiefe unter der Haut, wenn die Strahlung durch 0,5 mm Kupfer oder Zink gefiltert wird und, von einer 23 cm entfernten Strahlungsquelle ausgehend, durch ein Feld von 6 × 8 cm eintritt. Hierin liegt ein Versuch, eine Strahlung von bestimmter Qualität auf indirekte Weise zu standardisieren. Die Qualität der verschiedenen Strahlungen kann durch Ausmessen des Tiefenquotienten unter den angegebenen Bedingungen verglichen werden. Hat man so die Qualität der Strahlung durch den Tiefenquotienten definiert, so wird es möglich, durch eine Messung des Tiefenquotienten unter anderen Bedingungen die jeweilige Qualität der Strahlung zu charakterisieren.

Kennt man die kürzeste Wellenlänge einer Strahlung durch spektrometrische Messungen oder, was dasselbe ist, die Scheitelspannung an der Röhre, so kann man den prozentuellen Tiefenquotienten in jeder Tiefe bei Kenntnis der Faktoren: Fokus-Hautdistanz, Einfallsfeld etc. ungefähr abschätzen. Man kann solche Tabellen anlegen, aus denen man bei gegebener Wellenlänge unter den Bedingungen einer bestimmten Fokus-Hautdistanz, eines bestimmten Filters, eines bestimmten Einfallsfeldes den Tiefenquotienten in jeder Tiefe ablesen kann. Diese Tabellen sind auf folgende Weise angeordnet:

Tabelle 31 a gibt den prozentuellen Wert für verschiedene Wellenlängen und für verschiedene Filterung, aber für eine konstante Tiefe von 10 cm, eine Fokus-Hautdistanz von 50 cm und ein Einfallsfeld der Größe 6 × 8 cm. Beispielsweise für ein Filter von 0,5 mm Zink + 2 mm Aluminium und eine Wellenlänge von 0,11 ergibt sich der prozentuelle Tiefenquotient in Tabelle 31 a zu 30,4%. Mit diesem Wert geht man nun in die Tabelle 31 b ein. Diese Tabelle ergibt den Tiefenquotienten für dieselbe Tiefe (also in 10 cm Tiefe) und denselben Fokus-Hautabstand von 50 cm, aber für verschiedene Einfallsfelder. Wird daher beispielsweise dieses Einfallsfeld zu 100 cm² statt zu 48 cm², wie früher, genommen, so vergrößert sich der prozentuelle Wert auf 35,2%. Dieser Wert ist gefunden, indem der Wert von 30,4 in die geeignete Kolonne eingeführt wurde und die horizontale Zeile, die dem Einfallsfeld 100 entspricht, aufgesucht wurde. Dieser neu gefundene Tiefenquotient wird nun in die Tabellen 31 c — e eingeführt, welche für verschiedene Röhrenabstände und für verschiedene Tiefen der Eindringung gelten. Wird also beispielsweise die Fokus-Hautdistanz mit 30 cm gewählt, so verwenden wir die Tabelle 31 d, nehmen in ihr die Kolonne, die 35,5 °/₀ entspricht (welcher Wert ja zuletzt gefunden wurde), und lesen endlich den Tiefenquotienten für die gewünschte Tiefe ab.

Wir geben ein Beispiel: Nehmen wir an, mittels des Spektrometers wäre eine Wellenlänge von 0,11 gemessen worden und man wünscht mit 0,4 mm Zn + 2 mm Al bei einem Einfallsfeld von 64 cm² und einem Fokus-Hautabstand von 30 cm zu arbeiten. Gesucht ist der prozentuelle Intensitätsanteil in der Eindringungstiefe von 8 cm.

Tabelle 31 a

Wellen-länge	mm Zn + 2 mm Al								
	0,2	0,3	0,4	0,5	0,6	0,7	0,8	0,9	1,0
0,09	25,5	28,2	30,5	32,5	34,2	35,5	36,6	37,0	37,4
0,10	24,5	27,2	29,5	31,5	33,2	34,4	35,5	36,1	36,4
0,11	23,6	26,3	28,6	30,4	32,2	33,5	34,6	35,0	35,4
0,12	22,6	25,4	27,7	29,4	31,1	32,5	33,5	34,0	34,4
0,13	21,8	24,5	26,8	28,3	30,1	31,5	32,5	33,0	33,4
0,14	20,9	23,6	25,8	27,3	29,1	30,5	31,5	32,0	32,4
0,15	20,0	22,7	24,8	26,2	28,0	29,5	30,5	31,0	31,4
0,16	19,2	21,9	23,8	25,2	27,0	28,5	29,4	30,0	30,4
0,17	18,4	21,0	22,8	24,1	25,9	27,6	28,4	29,0	29,4

Prozentuelle Intensität bei einer Tiefe von 10 cm,
Fokus-Hautdistanz von 50 cm und einem Einfallsfeld von 48 cm².

In der Tabelle 31 a finden wir für eine Wellenlänge von 0,11 und das gewünschte Filter die Zahl 28,6 oder 29. In Tabelle 31 b finden wir unter dem Wert 29 und der Größe des Einfallsfeldes von 60 cm² die Zahl 30,5. Nun schlagen wir die Tabelle 31 d auf, die für die Fokus-Hautdistanz von 30 cm gilt und finden unter der Zahl 30 und für eine Eindringungstiefe von 8 cm den prozentuellen Anteil von 30,6 °/₀.

Die Werte, die in den obigen Tabellen gegeben sind, ziehen die Streustrahlung mit in Betracht. Sie sind die Resultate von Messungen mit einem Phantom.

Failla und Quimby haben eine Formel entwickelt, durch die es möglich wird, den relativen Betrag der wirksamen Dosis in jeder Tiefe für alle praktischen Strahlungsbedingungen zu berechnen, basierend auf einer Relation zur Hauteinheitsdosis, die bei 200 KV Spitzenwert,

Tabelle 31 b

Ein-falls-feld	18%	19%	20%	21%	22%	23%	24%	25%	26%	27%	28%	29%	30%	31%	32%	33%	34%	35%	36%	37%
20	9,3	10,2	10,9	11,6	12,4	13,2	14,0	15,0	16,0	17,1	18,0	19,3	20,6	21,5	22,6	23,6	24,7	25,7	26,8	27,9
30	12,9	13,8	14,6	15,5	16,7	18,8	19,8	20,5	21,3	22,1	23,0	24,2	25,5	26,6	27,5	29,3	30,3	31,8	33,0	34,8
40	16,1	17,0	17,9	18,8	19,8	20,8	21,9	22,7	24,0	25,1	25,9	26,9	28,0	29,2	30,3	31,3	32,4	33,5	34,5	36,5
50	18,0	19,0	20,0	21,0	22,0	23,0	24,0	25,0	26,0	27,0	28,0	29,0	30,0	31,0	32,0	33,0	34,0	35,0	36,0	37,0
60	20,0	20,9	21,8	22,7	23,7	24,6	25,5	26,5	27,5	28,5	29,5	30,5	31,4	32,4	33,3	34,2	35,0	36,0	37,1	38,1
70	21,1	22,1	23,0	24,0	24,9	25,8	26,7	27,7	28,7	29,7	30,6	31,6	32,5	33,5	34,2	35,2	36,0	37,1	38,0	39,0
80	22,3	23,2	24,2	25,2	26,2	26,9	28,0	28,9	30,0	30,9	31,7	32,7	33,6	34,5	35,2	36,2	37,2	38,2	39,0	39,7
90	23,0	24,0	25,0	26,0	26,9	27,7	28,8	29,7	30,7	31,7	32,7	33,3	34,4	35,3	36,1	37,1	38,3	39,0	39,6	40,4
100	23,9	24,9	25,8	26,8	27,5	28,5	29,6	30,5	31,4	32,5	33,7	34,0	35,2	36,2	37,1	38,0	39,0	39,8	40,2	41,2
110	24,3	25,3	26,2	27,4	28,2	29,2	30,1	31,1	32,2	33,2	34,3	34,8	36,0	37,0	38,0	38,7	39,6	40,4	41,0	42,1
120	24,7	25,7	26,7	28,0	29,0	30,0	30,7	31,7	33,0	34,0	34,9	35,7	36,8	37,8	38,8	39,5	40,2	41,0	41,8	43,0
130	25,5	26,5	27,5	28,5	29,5	30,5	31,3	32,3	33,5	34,5	35,5	36,2	37,2	38,2	39,0	40,0	40,8	41,5	42,4	43,5
140	26,4	27,4	28,4	29,0	30,0	31,0	32,0	33,0	34,0	35,1	36,0	36,8	37,6	38,5	39,2	40,6	41,5	42,0	43,1	44,0
150	26,6	27,7	28,6	29,3	30,2	31,2	32,3	33,4	34,4	35,3	36,3	37,0	37,8	38,7	39,5	40,9	41,6	42,3	43,4	44,3

Prozentuelle Intensität bei einer Tiefe von 10 cm, Fokus-Hautdistanz von 50 cm und verschiedenen Einfallsfeldern.

Tiefenquotient (prozentueller Tiefenquotient)

Tabelle 31 c

Tiefe in cm	10%	12%	14%	16%	18%	20%	22%	24%	26%	28%	30%	32%	34%	36%	38%	40%	42%	44%
1	72,4	73,8	75,1	76,1	76,4	76,7	77,1	77,9	80,7	81,3	82,1	82,8	83,5	84,5	85,0	85,7	85,9	86,2
2	58,4	60,2	61,4	62,1	63,4	64,1	65,0	65,9	66,9	68,0	68,8	69,7	70,7	71,8	72,5	73,5	74,8	75,7
3	46,3	47,6	48,6	50,0	50,5	51,6	51,9	52,9	54,3	55,3	56,6	57,6	58,8	60,0	60,9	62,1	63,5	64,4
4	36,4	38,4	39,5	40,7	41,0	42,1	43,1	44,4	45,8	47,0	48,2	49,7	50,7	51,8	53,1	53,6	56,0	57,4
5	29,2	30,6	32,1	33,3	34,1	35,1	36,1	37,4	38,9	39,3	39,4	39,9	41,3	42,6	43,8	46,5	49,2	51,0
6	22,9	24,6	25,8	27,0	28,3	30,6	32,0	33,5	34,0	34,4	36,6	37,0	38,4	39,6	40,9	42,7	43,6	45,6
7	17,5	19,8	20,8	22,2	23,0	24,4	25,8	27,2	28,8	30,1	31,5	33,0	34,5	35,9	37,3	38,6	39,9	41,1
8	13,8	15,2	16,7	18,2	19,1	30,6	22,3	23,6	25,4	26,6	28,2	29,4	31,0	32,4	33,9	35,0	37,7	38,9
9	10,1	11,9	13,1	14,6	15,7	17,3	18,9	20,3	21,9	23,4	24,7	26,2	27,7	29,2	30,5	31,9	33,5	34,8
10	7,3	8,8	10,3	11,7	13,2	14,6	16,0	17,5	19,1	20,6	22,0	23,4	25,0	26,4	28,0	29,3	30,8	32,2
11	5,3	7,1	8,1	9,0	11,0	12,2	13,6	15,1	16,7	18,0	18,9	20,3	21,8	23,3	24,8	26,2	28,9	30,2
12	3,6	5,3	6,2	7,2	8,9	10,2	11,5	12,9	14,6	16,0	17,5	19,1	20,6	22,1	23,6	24,9	26,8	28,5
13	2,5	3,7	4,3	5,6	7,4	8,2	10,0	11,2	13,1	14,5	16,0	18,1	19,6	21,0	22,6	23,9	25,4	26,7
14	1,1	2,7	3,0	4,3	6,4	7,2	8,6	10,0	11,7	13,2	14,5	16,6	19,0	20,3	21,2	22,5	24,6	25,9
15	0,7	1,8	2,5	3,6	5,4	6,2	7,3	8,6	10,5	11,8	13,4	14,8	16,4	18,0	19,4	20,8	23,8	25,0

Prozentuelle Intensität für Fokus-Hautdistanz von 25 cm und verschiedene Tiefen.

Tabelle 31 d

Tiefe in cm	10%	12%	14%	16%	18%	20%	22%	24%	26%	28%	30%	32%	34%	36%	38%	40%	42%	44%
1	73,4	74,8	76,0	77,1	77,4	77,7	78,1	78,9	81,7	82,4	83,2	83,9	84,6	85,5	86,0	86,8	87,0	87,4
2	59,2	61,0	62,1	62,9	64,2	65,0	65,8	66,8	67,8	68,8	69,7	70,6	71,6	72,7	73,4	74,5	75,8	76,7
3	48,0	49,4	50,5	51,8	52,3	53,5	53,8	54,9	56,3	57,4	58,6	59,7	61,0	62,1	63,2	64,4	65,8	66,8
4	38,2	40,2	41,4	42,7	43,0	44,1	45,2	46,5	48,0	49,3	50,5	52,1	53,1	54,3	55,6	56,1	58,6	60,1
5	30,9	32,4	34,0	35,2	36,0	37,1	38,2	39,5	41,1	41,5	41,6	42,2	43,6	45,0	46,4	49,2	52,0	53,9
6	24,5	26,2	27,6	28,9	30,2	31,4	32,7	34,2	35,8	36,3	36,7	38,0	39,5	41,0	42,3	43,7	46,7	48,6
7	18,9	21,4	22,4	24,0	24,8	26,3	27,9	29,4	31,1	32,5	34,0	35,6	37,2	38,7	40,2	41,6	43,0	44,3
8	15,0	16,5	18,1	19,8	20,7	22,4	24,2	25,7	27,6	28,9	30,6	31,9	33,6	35,2	36,8	38,0	40,8	42,2
9	11,1	13,0	14,3	16,0	17,2	18,9	20,7	22,2	24,0	25,6	27,1	28,7	30,3	31,9	33,4	34,9	36,6	38,1
10	8,1	9,7	11,4	12,9	14,6	16,1	17,6	19,3	21,1	22,7	24,3	25,9	27,6	29,2	30,8	32,3	34,0	35,6
11	5,9	7,9	9,0	10,2	12,2	13,6	15,1	16,8	18,6	20,0	21,0	22,5	24,2	25,9	27,6	29,1	33,1	33,5
12	4,0	6,0	6,9	8,1	10,0	11,4	12,9	14,4	16,3	17,9	19,6	21,4	23,1	24,7	26,4	27,9	30,0	31,9
13	2,8	4,2	4,9	6,3	8,3	9,2	11,1	12,6	14,7	16,3	18,0	20,3	22,1	23,7	25,4	26,9	28,5	30,1
14	1,2	3,0	3,5	4,9	7,2	8,1	9,7	11,3	13,2	14,9	16,3	18,7	21,4	22,9	24,0	25,3	27,7	29,2
15	0,8	2,1	2,8	4,7	6,1	7,0	8,2	9,8	11,9	13,4	15,2	16,8	18,6	20,4	22,0	23,5	26,8	28,3

Prozentuelle Intensität für Fokus-Hautdistanz von 30 cm und verschiedene Tiefen.

Tabelle 31 e

Tiefe in cm	10%	12%	14%	16%	18%	20%	22%	24%	26%	28%	30%	32%	34%	36%	38%	40%	42%	44%
1	74,5	75,9	77,2	78,4	78,6	79,0	79,3	80,8	83,0	83,6	84,5	85,2	86,0	86,9	87,3	88,2	88,1	88,6
2	61,1	63,0	64,1	64,9	66,3	67,1	68,0	69,0	70,0	71,1	72,1	73,0	74,0	75,2	75,8	76,9	78,3	79,2
3	50,2	51,6	52,7	54,1	54,6	55,8	56,2	57,3	58,8	59,9	61,3	62,4	63,6	64,9	66,0	67,2	68,7	69,8
4	40,6	42,7	43,9	45,4	45,7	46,9	48,0	49,4	51,0	52,4	53,6	55,4	56,4	57,7	59,2	59,6	62,3	63,6
5	33,2	34,8	36,6	37,8	38,7	39,9	41,1	42,5	44,2	44,6	44,8	45,4	46,9	48,4	49,9	52,9	55,9	58,0
6	26,7	28,6	29,6	31,5	32,9	34,2	35,7	37,3	39,1	39,6	40,0	41,4	43,1	44,7	46,2	47,6	50,9	53,1
7	20,6	23,6	24,7	26,5	27,4	29,0	30,9	32,4	34,3	35,8	37,5	39,2	41,0	42,6	44,4	45,9	47,4	48,8
8	16,7	18,4	20,2	22,0	23,1	24,9	26,9	28,6	30,7	31,9	34,1	35,5	37,4	39,2	40,9	42,4	45,5	47,0
9	12,5	14,6	16,4	18,0	19,3	21,2	23,3	25,0	27,0	28,8	30,5	32,3	34,1	35,9	37,6	39,2	41,2	42,8
10	9,3	11,1	12,6	14,3	16,2	17,9	19,5	21,4	23,4	25,2	27,0	28,8	30,6	32,4	34,2	35,9	37,8	39,5
11	6,7	9,0	10,3	11,5	14,0	15,5	17,2	19,2	21,3	22,9	24,0	25,7	27,6	29,6	31,5	33,3	36,7	38,2
12	4,6	7,0	8,0	9,4	11,6	13,2	15,0	16,7	18,9	20,7	22,7	24,8	26,8	28,6	30,7	32,4	34,8	37,0
13	3,2	4,9	5,7	7,4	9,7	10,7	13,0	14,7	17,2	19,1	21,0	23,7	25,9	27,7	29,7	31,4	33,8	35,2
14	1,4	3,5	4,1	5,8	8,5	9,6	11,4	13,3	15,6	17,6	19,3	22,1	25,3	27,1	28,4	29,9	32,7	34,5
15	0,9	2,5	3,3	5,6	7,2	8,3	9,8	11,7	14,2	16,0	18,1	20,0	22,2	24,3	26,2	28,0	32,0	33,7

Prozentuelle Intensität für Fokus-Hautdistanz von 40 cm und verschiedenen Tiefen.

einer Fokus-Hautdistanz von 50 cm, einem Einfallsfeld von 100 cm² und einem Filter von 0,5 mm Cu erreicht wird.

$$R = \frac{50^2}{(X + z)^2}\, r_z\, b_{xa}\, a_{za}\, f_{zt}$$

z Eindringungstiefe in Zentimetern.

r_z ist ein Faktor, dessen Werte für verschiedene Tiefen z in der Kolonne D der Tabelle 32 eingetragen sind, und für allgemeinere Bedingungen in Tabelle 33.

X ist die Fokus-Hautdistanz in Zentimetern.

b_{xa} ist ein Korrektionsfaktor, der die Veränderungen in der Strahlung in Rechnung setzt, wenn dasselbe Feld bei verschiedenen Distanzen verwendet wird. Die Indices x und a besagen, daß der Wert dieser Größen von der Röhrendistanz und von der bestrahlten Fläche abhängt.

a_{za} ist der Faktor, der die Größe des Feldes in 50 cm Distanz in Betracht zieht. Die Indices z und a besagen, daß der Wert von der Tiefe und der bestrahlten Fläche abhängt.

Werte von b_{xa} für verschiedene Distanzen und verschiedene Feldgrößen sind in der Tabelle 30 angegeben. Werte von a_{za} für verschiedene Einfallsfelder und verschiedene Tiefen finden sich in der Tabelle 34.

Tabelle 32. 200 KV Spitzenwert, 50 cm Fokus-Hautdistanz, 100 cm² Einfallsfeld, Filter 0,5 mm Kupfer

Tiefe des Gewebes in cm	Experimentelle Werte	Dem Quadratgesetz entsprechende Werte	Verhältnis B/C = r_z
A	B	C	D
0	100	100	1,00
1	100	96,1	1,04
2	93,5	92,4	1,011
3	85,4	89,0	0,960
4	75,1	85,7	0,876
5	67,4	82,7	0,815
6	59,1	79,7	9;742
7	51,2	76,8	0,667
8	44,5	74,3	0,599
10	33,2	69,4	0,478
12	24,7	65,0	0,380
15	16,6	39,2	0,281

Der Faktor f_{zt} (die Indices z und t bedeuten, daß die Werte dieses Faktors von der Tiefe und der Dicke des Kupferfilters abhängen) ist für verschiedene Tiefen und verschiedene Kupferfilter in der Tabelle 35 gegeben.

Die obige Gleichung setzt uns in die Lage, die wirksame Strahlung in jeder Tiefe des Gewebes (0 bis 18 cm) für jede Röhrendistanz, jede

Feldgröße und jede Filterdicke in Praxis auszuwerten. Die Formel kann in folgender Weise angewendet werden: Die Aufgabe wäre, den Betrag an wirksamer Strahlung zu bestimmen, der in eine Tiefe von 10 cm bei einer Fokus-Hautdistanz von 50 cm bei einer Filterung von 1 mm Cu und einem Feld von 400 cm² eindringt.

Tabelle 33. Werte für r_z

Tiefe des Gewebes z cm	$X = 50$	$X = 70$	Durchschnitt
0	1,00	1,00	1,00
1	1,04	1,03	1,035
2	1,011	1,006	1,008
3	0,96	0,945	0,952
4	0,876	0,870	0,873
5	0,815	0,803	0,809
6	0,742	0,730	0,736
7	0,667	0,657	0,663
8	0,599	0,582	0,590
9	0,520	0,520	0,529
10	0,478	0,467	0,472
12	0,380	0,368	0,374
15	0,281	0,267	0,274
18	0,193	0,180	0,186

$X = 50$, $z = 10$, $r_{10} = 0,478$ (aus Tabelle 33),
b (aus Tabelle 33: $FHD = 50$, Feld 400) $= 1$,
a (aus Tabelle 34: Tiefe $= 10$, Feld 400) $= 1,39$,
f (aus Tabelle 35: Tiefe $= 10$, Filter 1 mm Cu) $= 0,687$,   also:

$$R = \frac{50^2}{(50 + 10)^2} \times 0,478 \times 1,39 \times 0,687 = 0,317.$$

Das bedeutet, daß die Strahlung in einer Tiefe von 10 cm unter den gegebenen Bedingungen 31,7% der Einheit beträgt, die wir zugrunde gelegt haben. Um die prozentuelle Tiefendosis zu erhalten, dividiert man den erhaltenen Wert durch die wirksame Oberflächenstrahlung unter denselben Bedingungen. Man erhält so

$$R = \frac{50^2}{(50 + 0)^2} \times 1 \times 1 \times 1,13 \times 0,635 = 0,718$$

oder 71,8% der angenommenen Einheit. Daher beträgt die prozentuelle Tiefendosis für die Bedingungen des Problems

$$\frac{0,317}{0,718} = 44,1\%.$$

Wenn die Milliampere-Minuten, notwendig zur Erzeugung eines Erythems, unter denselben Bedingungen gefunden sind, so ergibt die

Tabelle 34. Wirkung des Einfallsfeldes auf die Dosierung bei verschiedenen Tiefen

Tiefe z cm	Größe des Hautfeldes in cm²											
	25	50	75	100	150	200	300	400	500	600	800	1000
0	0,869	0,935	0,970	1,00	1,040	1,060	1,105	1,130	1,150	1,160	1,170	1,180
1	0,852	0,928	0,968	1,00	1,042	1,066	1,112	1,135	1,155	1,168	1,180	1,194
2	0,824	0,914	0,963	1,00	1,050	1,080	1,120	1,150	1,170	1,180	1,200	1,220
3	0,790	0,890	0,952	1,00	1,066	1,104	1,144	1,180	1,198	1,212	1,235	1,258
4	0,757	0,868	0,940	1,00	1,080	1,130	1,178	1,215	1,232	1,250	1,278	1,302
5	0,725	0,853	0,933	1,00	1,090	1,150	1,210	1,250	1,270	1,290	1,320	1,340
6	0,704	0,840	0,928	1,00	1,098	1,162	1,233	1,280	1,298	1,330	1,354	1,380
7	0,684	0,830	0,924	1,00	1,104	1,176	1,254	1,306	1,327	1,360	1,390	1,416
8	0,664	0,820	0,920	1,00	1,110	1,188	1,275	1,333	1,358	1,395	1,425	1,458
9	0,650	0,810	0,918	1,00	1,114	1,198	1,298	1,360	1,390	1,428	1,462	1,498
10	0,638	0,800	0,916	1,00	1,120	1,200	1,320	1,390	1,430	1,460	1,500	1,540
12	0,618	0,792	0,912	1,00	1,128	1,224	1,372	1,460	1,514	1,560	1,610	1,656
15	0,598	0,786	0,908	1,00	1,140	1,270	1,460	1,590	1,680	1,740	1,820	1,870
18	0,580	0,780	0,898	1,00	1,154	1,318	1,575	1,754	1,908			

Tabelle 35. Wirkung der Filterung auf die Dosierung bei verschiedenen Tiefen

Tiefe z cm	Werte der Faktoren der Filterung f_{zt} mm Kupfer										
	0,42	0,5	0,6	0,7	0,8	0,9	1,0	1,1	1,2	1,5	1,7
0	1,111	1,00	0,890	0,808	0,740	0,684	0,635	0,590	0,548	0,480	0,397
1	1,107	1,00	0,891	0,810	0,742	0,686	0,637	0,593	0,550	0,482	0,399
2	1,100	1,00	0,892	0,812	0,744	0,688	0,639	0,596	0,553	0,484	0,400
3	1,096	1,00	0,893	0,814	0,746	0,692	0,643	0,600	0,558	0,489	0,404
4	1,093	1,00	0,895	0,817	0,749	0,697	0,648	0,606	0,654	0,494	0,408
5	1,090	1,00	0,897	0,820	0,755	0,702	0,653	0,612	0,571	0,052	0,416
6	1,088	1,00	0,899	0,824	0,760	0,708	0,658	0,619	0,578	0,510	0,424
7	1,086	1,00	0,902	0,828	0,765	0,714	0,664	0,626	0,586	0,519	0,432
8	1,084	1,00	0,904	0,832	0,770	0,720	0,671	0,634	0,594	0,527	0,441
9	1,082	1,00	0,906	0,836	0,775	0,726	0,679	0,642	0,602	0,536	0,450
10	1,080	1,00	0,908	0,840	0,781	0,733	0,687	0,650	0,610	0,545	0,460
12	1,076	1,00	0,915	0,844	0,791	0,745	0,700	0,664	0,626	0,563	0,478
14	1,072	1,00	0,922	0,848	0,801	0,756	0,713	0,678	0,642	0,582	0,496
15	1,070	1,00	0,925	0,860	0,808	0,763	0,720	0,685	0,650	0,590	0,505
18	1,064	1,00	0,935	0,876	0,825	0,781	0,740	0,706	0,690	0,617	0,532

Gleichung nicht nur die Tiefendosis, sondern auch die Milliampere-Minuten für jede andere Distanz, jedes Filter und jeden Querschnitt des Feldes. Wenn eine Hauteinheitsdosis unter den Bedingungen, die als Standard für die Gleichung angenommen sind, 320 Milliampere-Minuten erfordert, so setzt uns die Gleichung in die Lage, die Oberflächendosis unter verschiedenen Bedingungen in Beziehung zu den Milliampere-Minuten zu setzen. Die Milliampere-Minuten werden dem erreichten Betrag verkehrt proportional sein. Wenn also beispielsweise für die Distanz von 70 cm, ein Einfallsfeld von 150 cm² und ein Filter von 1 mm Cu die Oberflächenstrahlung

$$R = \frac{50^2}{(70 + 0)^2} \times 1 \times 1{,}061 \times 1{,}04 \times 0{,}635 = 0{,}356$$

beträgt, so betragen die Milliampere-Minuten =

$$\frac{1}{0{,}356} \times 320 = 900.$$

Genau gesprochen gelten die Werte nur für die jeweilige Apparattype; aber die Veränderungen werden wahrscheinlich nicht mehr als $5^0/_0$ für verschiedene Typen betragen. Um darüber Sicherheit zu erlangen, wird es nötig, unter den gegebenen Bedingungen die effektive Wellenlänge zu bestimmen, die nicht mehr schwanken sollte als zwischen 0,15 und 0,16 A E.

Es ist gezeigt worden, daß für dieselbe Tiefe des kranken Herdes der Tiefenquotient um so größer wird, je weiter die Strahlungsquelle von der Haut entfernt ist; mit anderen Worten, daß die Differenz zwischen der Oberflächenstrahlung und der in die Tiefe dringenden Strahlung um so kleiner wird — ein erstrebenswertes Ziel (s. Seite 180 und Abb. 104).

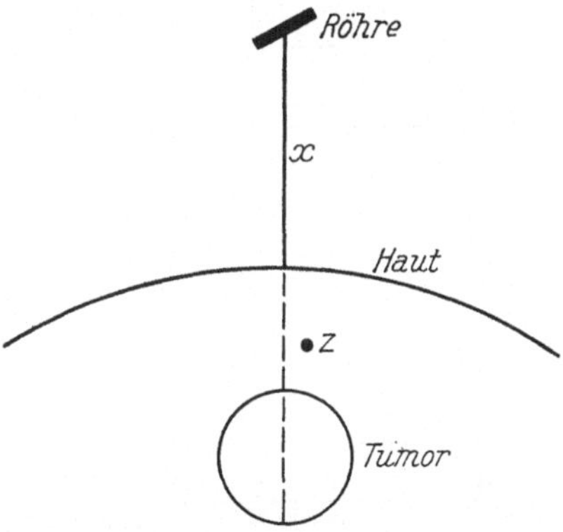

Abb. 105
x Fokus-Hautdistanz,
z Tiefe des Herdes unter der Haut

Wenn die relativen Stellungen von Herd, Haut und Strahlenquelle diejenigen sind, wie Abb. 105 skizziert, so beträgt die Intensität an der Hautoberfläche $I_x = \dfrac{k}{x^2}$ und die Intensität an der Rückseite des Herdes $I_z = \dfrac{k}{(x + z)^2}$, wenn k eine Konstante bedeutet, die von der Einheit der gewählten Strahlung abhängt. Die Differenz zwischen der Oberflächenintensität und der Intensität im Herd beträgt $I_x - I_z = \dfrac{k}{x^2} - \dfrac{k}{(x + z)^2}$. Um diese für jeden gegebenen Wert von z klein zu machen, ist es notwendig, x relativ sehr groß zu nehmen. Wenn beispielsweise $z = 1$ und $x = 100$ ist, dann ist die Differenz $\dfrac{k}{100^2} - \dfrac{k}{101^2}$ praktisch gleich Null.

Zuerst bewirkt eine geringe Vergrößerung des Wertes $\dfrac{x}{z}$ eine erhebliche Vermehrung von $\dfrac{I_z}{I_x}$, nachdem aber $\dfrac{x}{z}$ den Wert 11,8 erreicht hat, wächst die relative Herddosis viel langsamer. Niemals fällt die Kurve mit der Linie von $100^0/_0$ zusammen, aber sie kann ihr beliebig angenähert werden, wenn der Faktor $\dfrac{x}{z}$ entsprechend vergrößert wird. Praktische Überlegungen führen zur Bestimmung, wie hoch der Bruch $\dfrac{I_z}{I_x}$ gemacht werden kann, ohne daß die Expositionszeit, die dem Quadrat der Distanz entsprechend sich vergrößert, über die Maßen verlängert wird. Wenn der Tiefenquotient $90^0/_0$ betragen soll, so muß die Applikationsdistanz 19 mal die Tiefe des Herdes übertreffen, unabhängig von der absoluten Tiefe des Herdes.

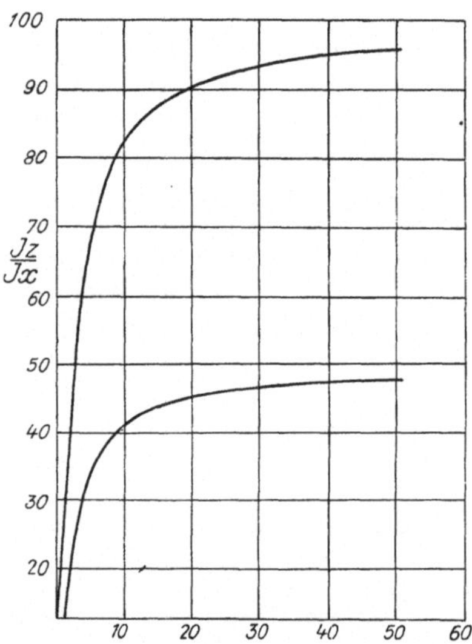

Abb. 106. Die Kurven zeigen die Abhängigkeit der relativen Tiefendosis vom Verhältnis $\dfrac{x}{z}$. Letzteres (auf der Abszisse) bedeutet das Verhältnis der Distanzen: Fokus-Haut zu Haut-Tumor (F a i l l a und Q u i m b y)

Die Wirkung der Absorption besteht darin, die Werte der oberen Kurve (der Abb. 106) zu drücken, und zwar jeden Punkt im selben Verhältnis. Die Absorption führt zu einer Verminderung des Wertes von $\dfrac{I_z}{I_x}$. Wenn die Strahlung, die den Herd erreicht (einschließlich primäre Strahlung, Streustrahlung und sekundäre Strahlung), für jede Stellung der Röhre $50^0/_0$ derjenigen beträgt, die ohne Gewebe vorhanden wäre, dann kann der maximale, durch Vergrößerung der Röhrendistanz erreichbare Wert nur $50^0/_0$ betragen. Für jede andere Distanz können die Werte von $\dfrac{I_z}{I_x}$ aus der unteren Kurve genommen werden, die sich der Linie von $50^0/_0$ assymptotisch nähert. So beträgt für den Wert $\dfrac{x}{z} = 19$ der Wert von $\dfrac{I_z}{I_x} = 45$, welcher Wert wieder $90^0/_0$ des für diesen Fall möglichen Maximums bedeutet, nämlich $\dfrac{45}{50} = 90^0/_0$. Es kann daher für alle festgesetzten Bedingungen (Distanz,

Tiefe des Herdes, Qualität der Strahlung etc.) die obige Kurve verwendet werden, um die Differenz zwischen den Beträgen der Strahlung, die auf Haut und Herd treffen, und den durch das Quadrat-Abstandsgesetz errechneten zu bestimmen. Die Schwächung, die vom zwischenliegenden Gewebe herrührt, kommt hinzu und ist vollkommen unabhängig von der, die der relativen Distanz von Haut und Herd (von der Strahlenquelle) zuzuschreiben ist.

Wenn bei einer bestimmten Strahlung und einem bestimmten Einfallsfeld 1 cm unter der Oberfläche bei einer Fokus-Hautdistanz von 19 cm die Dosis 90 % beträgt, so wird derselbe prozentuelle Anteil in verschiedenen Tiefen unter der Bedingung der folgenden Fokus-Hautabstände erreicht.

Tabelle 36

Distanz	Tiefe	Dosis	Distanz	Tiefe	Dosis
19 cm	1 cm	90%	114 cm	6 cm	90%
38 „	2 „	90%	133 „	7 „	90%
57 „	3 „	90%	152 „	8 „	90%
76 „	4 „	90%	171 „	9 „	90%
95 „	5 „	90%	190 „	10 „	90%

Tabelle 37. Fokusdistanz

Einfallsfeld	23	25	30	40	50	60	70	80
7	8	9	10	11	12	13	14	15
9	10	11	12	13,5	15	17	17,5	18
12,5	12	13	16	17	18	18,5	19	19,5
16	14	15	17	18	18,5	19	19,5	20
20	17	18	18,5	19,5	20	20,5	21	21,5
25	18	19	22	23	24	25	25,5	26
28	19,5	20	23	24	25	26	26,5	27
36	21	22	25	26	27	28	29	29,5
48	23	24	27	28	29	30	31	31,5
50	23	24	27	28	29	30	31	31,5
64	24	25,5	28	30	31	32	32,5	33

(Prozentuelle Tiefendosis)

Tabelle 38. Fokusdistanz

Einfallsfeld	23	25	30	40	50	60	70	80
80	26	27	30	31,5	32,5	33,5	34	34,5
95	27,5	28,5	32	33	34	35	35,5	36
100	28	29	32	33,5	34,5	35,5	36	36,5
108	28	29	33	34	35	36	36,5	37
120	28,5	29,5	33	34	35	36	36,5	37
121	28,5	29,5	33	34	35	36	36,5	37
134	29,5	30,5	35,5	34,5	35,5	36,5	37	37,5
144		31	34	35	36	27	37,5	38
150		31,5	34,5	36	37	38	38,5	39
169			35	36,5	37,5	38	38,5	39
180			35,5	37	38	38,5	39	39,5
196			36	37,5	38,5	39	39,5	40
205			36,5	38	39	39,5	40	40,5
216			36,5	38	39	39,5	40	40,5
225			37	38,5	39,5	40	40,5	41
240			37,5	38,5	39,5	40	40,5	41
260			38	39	40	40,5	41	41,5
300			38,5	39,5	40,5	41	41,5	42
320			39	40	41	41,5	42	42,5
400			40	41	42	42,5	43	44
450			40,5	41,5	42,5	43,5	44	44,5
500			41	42	43	44	44,5	45
645			41,5	42,5	43,5	44,5	45	45,5

(Spaltenüberschrift rechts: Prozentuelle Tiefendosis)

Die Variation der prozentuellen Tiefendosis bei verschiedenen Einfallsfeldern unter verschiedenen Fokus-Hautdistanzen bei einer Strahlung, die von einer Coolidgeröhre bei 200 KV, einem Röhrenstrom von 4 MA durch ein Kupferfilter von 0,7 mm tritt. (Die Halbwertschicht in Aluminium beträgt 13 mm.) Die Daten gelten nur für einen bestimmten Apparat.

Tabelle 39

Tiefendosis	<	20%	<	<	25%	<	<	30%	<	<	35%	<	<	40%	<	<	45%
Fok.-Hautdistanz					15×15												
23 cm	6×8	8×10	9×12	10×15	20×20												
30 cm		6×8	8×10	9×12	10×15	15×15	20×20										
40 cm			6×8	8×10	9×12	10×15	15×15	20×20									
50 cm					6×8	8×10	9×12	10×15	15×15	20×20							
60 cm							6×8	8×10	9×12	10×15	15×15	20×20					
70 cm								6×8	8×10	9×12	10×15	15×15	20×20				
80 cm										6×8	8×10	9×12	10×15	15×15	20×20		
90 cm											6×8	8×10	9×12	10×15	15×15	20×20	
100 cm												6×8	8×10	9×12	10×15	15×15	20×20

Tabelle 39 illustriert den Effekt auf die prozentuelle Tiefendosis unter bestimmten Bedingungen (ungefähr 200 KV) von verschiedenen Einfallsfeldern und Fokus-Hautdistanzen (Holfelder). Wenn daher eine 30%ige Tiefendosis unter bestimmten Bedingungen bei einer Fokus-Hautdistanz von 40 cm und einem Einfallsfeld 20×20 erhalten wird, so würde diese Tiefendosis auch bei einer Distanz von 50 cm und einem Einfallsfeld 10×15, bei einer Distanz von 60 cm und bei einem Einfallsfeld 8×10 und der Distanz von 70 cm und dem Einfallsfeld 6×8 cm erhalten werden. Die Verwendung eines so kleinen Einfallsfeldes wie das 6×8 Feld ein solches darstellt, und einer Fokus-Hautdistanz von 100 cm würde nicht ökonomisch scheinen. Es ist für jeden ratsam, sich eine solche Tabelle für eine definierte Strahlung von bekannter effektiver Wellenlänge unter bestimmten Bedingungen für verschiedene Einfallsfelder und Fokus-Hautdistanzen herzustellen. Die Tabelle ist nur als ein Beispiel gebracht.

Neunzehntes Kapitel

Einiges zur sogenannten biologischen Dosierung

Spezifische Wirkung verschiedener Wellenlängen

Wenn man von der spezifischen Wirkung verschiedener Wellenlängen spricht, so ist einerseits zu beachten, daß gewöhnlich die Fragestellung schon einen Irrtum umfaßt, und anderseits, daß die Antwort auf keinen Fall noch eindeutig gegeben werden kann. Man kann nur dann der erwähnten Frage nähertreten, wenn man von einer fixierten Vergleichsbasis ausgeht. Diese kann z. B. folgendermaßen formuliert werden: Man vergleiche verschiedene Strahlenqualitäten miteinander, deren Ionisationswerte, gemessen in einer Kleinkammer (diesen Weg haben Krönig und Friedrich beschritten), die gleichen sind. Dann kann man nach der Gleichheit oder Verschiedenheit der biologischen Wirkung von Strahlungen, die so definiert sind, fragen. Krönig und Friedrich haben diese Frage dahin beantwortet, daß sich bei der Prüfung an Froschlarven bei also definierter Gleichheit zweier Strahlungen kein biologischer Unterschied ergab. Man könnte natürlich die Frage auch von einem anderen Gesichtspunkte aus stellen, unter welchem sie freilich noch viel schwieriger zu beantworten wäre: indem man nämlich Strahlungen unter der Voraussetzung gleicher absorbierter Energiemengen mißt. Aber die Energie der Röntgenstrahlung zu messen, ist äußerst schwierig.

Da sich außerdem gezeigt hat, daß zwischen der Ionisation, gemessen in der Druckluftkammer (oder verglichen mit dieser), und der Reaktion im Gewebe ein weitgehender Parallelismus besteht, so wird die Ionisationsmethode als die geeignetste Methode angesehen, ein Standardmaß für die Dosierung zu geben. Der erwähnte Parallelismus besteht darin, daß so ziemlich in dem gesamten, für die Tiefentherapie in Betracht kommenden Qualitätsbereich die Erythemdosis einer Strahlenmenge von 400 bis 500 R, gemessen an der einfallenden Strahlung, gleichzusetzen ist. Die Ursache dieses Parallelismus dürfte darin liegen, daß die biologische Wirksamkeit auch ihren Weg über eine Art Ionisierung des Gewebes, über eine Bildung von sekundären Korpuskularstrahlen, β-Strahlen, nimmt.

Letztere Annahme wird um so plausibler, wenn man bedenkt, daß die Wirksamkeit harter Strahlen, deren Absorption eine außerordentlich geringe ist, offenbar in der Auslösung äußerst schneller Elektronen besteht, die durch ihre große Energie und Reichweite eine intensive und extensive Schädigung hervorrufen. Es sei noch bemerkt, daß der Zeitfaktor in der Dosierung wahrscheinlich auch eine Rolle spielt. Dessauer hat versucht, die Wirkung der Röntgenstrahlung auf ein biologisches Objekt durch die Theorie der Wärmeerzeugung zu erklären, aber nicht auf Grund einer Temperaturerhöhung der Zellen als ganzer Organismen, sondern auf Grund einer angenommenen lokalen Temperatursteigerung im Punkte der Transformation der Röntgenstrahlung in Elektronenenergie. Es ist dies die Theorie der „Punktwärme".

Es sei noch eine Tabelle mitgeteilt (Tabelle 40 von Bachem), die freilich eine Abhängigkeit der Zahl der „e"-Einheiten angibt, die nötig ist, ein Erythem für verschiedene Strahlenqualitäten zu erzeugen. Doch sei in diesem Lehrbuch nicht tiefer in den Gang dieser Fragen eingegangen.

Tabelle 40.

Die Tabelle gibt die Erythemdosis in „e"-Einheiten bei Strahlung von verschiedenen effektiven Wellenlängen

KV-Scheitelspannung	Filter Cu mm	λ eff. in AE.	Energie „e"
100	0,2	0,26	1250
120	0,4	0,23	1400
140	0,5	0,20	1600
160	0,6	0,18	1720
180	0,7	0,16	1850
200	0,8	0,15	2000

Biologische Einheiten der Dosis

Die Dosis von Krönig und Friedrich entspricht 170 e elektrostatischer Einheiten, die Dosis von Seitz und Wintz 35 Teilstrichen ihres Iontoquantimeters. Solomon gibt Dosen von 2500 französischen R und größere als Toleranzdosen an. Wie schon dargelegt, beträgt die Toleranzdosis ungefähr 400 bis 500 deutsche R, gemessen an der einfallenden Strahlung. Heute muß man noch anraten, die Dosis nicht an der Haut des Patienten selbst zu messen, da die Kammern die Rückstreuung in so verschiedenem Maße angeben. Deshalb ist es zur Fixierung der Dosis angängiger, die Einfallsdosis zu bestimmen und die Feldgröße anzugeben, der diese Intensität zugestrahlt wurde.

Die Dosierungsmethoden

Der biologische Effekt hängt von der Dosierung ab. Die Dosis ist der Intensität und der Zeit proportional. Demzufolge könnte man zur selben Dosis gelangen, wenn die Strahlung über eine lange Zeitperiode mit schwacher Intensität verabfolgt würde, wie wenn für kurze Zeit eine starke Intensität appliziert würde. Der biologische Effekt ist daher bei gleichbleibendem Produkt Intensität × Zeit der gleiche, freilich von der Intensität nur unabhängig, soweit diese nicht mehr als im Verhältnis 1:10 variiert. Aber eine ganz bedeutende Differenz im Endeffekt tritt ein, wenn es sich um Differenzen wie 1:100 oder 1:300 handelt. Die Dosis kann in einer kontinuierlichen Sitzung oder in mehreren Sitzungen verabfolgt werden. Der endliche Effekt hängt auch von der verwendeten Verteilung ab, wenn die Intervalle mehr als zwölf Stunden betragen. Eine bestimmte Dosis von Röntgenstrahlen ist in bezug auf ihre Wirkungen wirksamer, wenn sie in einer kurzen Zeit, in einer einzigen Sitzung verabfolgt wird, als wenn sie über verschiedene Sitzungen mit mehrtägigen Pausen verteilt wird.

Teilt man die Dosen, so wird es nach Angabe mancher Autoren möglich, nach bestimmten Zeiten bestimmte Teile der Erythemdosis zu wiederholen, ohne daß in der Praxis sich gröbere Hautveränderungen zeigen; das Gewebe bleibt unter konstanter Strahlenwirkung und der erregende Effekt der Strahlung sinkt während der Pausen nicht auf Null. (Pfahler).

Die Erhaltung des für das Gewebe optimalen Effektes muß natürlich von der Schnelligkeit des Abfalles der Strahlenwirkung abhängen. Die Frequenz, mit der Bestrahlungen wiederholt werden können, und hiemit die Quantität, die bei jeder Bestrahlung appliziert werden kann, hängen von diesem Verlauf ab. Man kann sich denken, daß das Gewebe, das bestrahlt wurde, diese Wirkung in konstanter Weise verliert und daß, je größer die Konzentration der biochemischen Produkte der Bestrahlung, um so größer die Schnelligkeit der Verluste ist.

Kingery zufolge ist der Abfall des Bestrahlungseffektes gesetzmäßig, und zwar nach dem Massenwirkungsgesetz, wobei die Geschwindigkeit der Reduktion direkt mit dem Grade der Konzentration eines hypothetischen Zersetzungsproduktes varriiert. Nimmt diese Konzentration ab, so wird die Geschwindigkeit des Verlustes im direkten Verhältnis geringer.

Dieser Verlust kann theoretisch durch eine exponentielle Kurve dargestellt und so errechnet werden. Aus einer solchen Kurve kann der restliche Effekt der Bestrahlung im Gewebe zu jeder beliebigen Zeit mathematisch ausgerechnet werden, und ebenso die Dosis, die notwendig ist, um den Geweben die optimale Wirkung zuzuführen. Wenn die Konzentration des fingierten Zersetzungsproduktes um $1/_2$ gesunken ist, wird der entsprechende Verlust ähnlich, und so fort, bis der restliche Effekt zu vernachlässigen sein wird. Dieser Zustand ist ungefähr nach 42 Tagen erreicht, wenn die Strahlung eine durchschnittliche Wellenlänge von $\lambda = 0,15$ AE hat. Dieser Theorie entsprechend kann die Volldosis daher nach dieser Zeit wieder verabfolgt werden, 75% einer Volldosis nach 21 Tagen, 50% nach zehn Tagen, da der restliche Effekt, der am 21. und am zehnten Tage vorhanden ist, bzw. 25 und 50% des ursprünglichen Maximums beträgt.

Es sei noch erwähnt, daß die Verabfolgung von 25% der Volldosis nach je drei Tagen im Laufe von 18 Tagen zu einer 105%igen Dosis führt und, wenn man fortsetzte, zu einer ausgesprochenen Überdosierung. Der allmähliche Anstieg in den Wirkungen und das endliche Auftreten der gewünschten Reaktion wird als sogenannter „kumulativer Effekt" bezeichnet. Wenn aber nur 10% verabfolgt werden, so steigt die Kurve nicht über 60%.

Die Dosis-Applikation

Die Daten, die hier gegeben wurden, geben eine Methode an die
Hand, um die Beträge an Strahlung, die man in jeder Tiefe unter verschiedenen Bedingungen erreichen kann, zu vergleichen. Man vergleicht

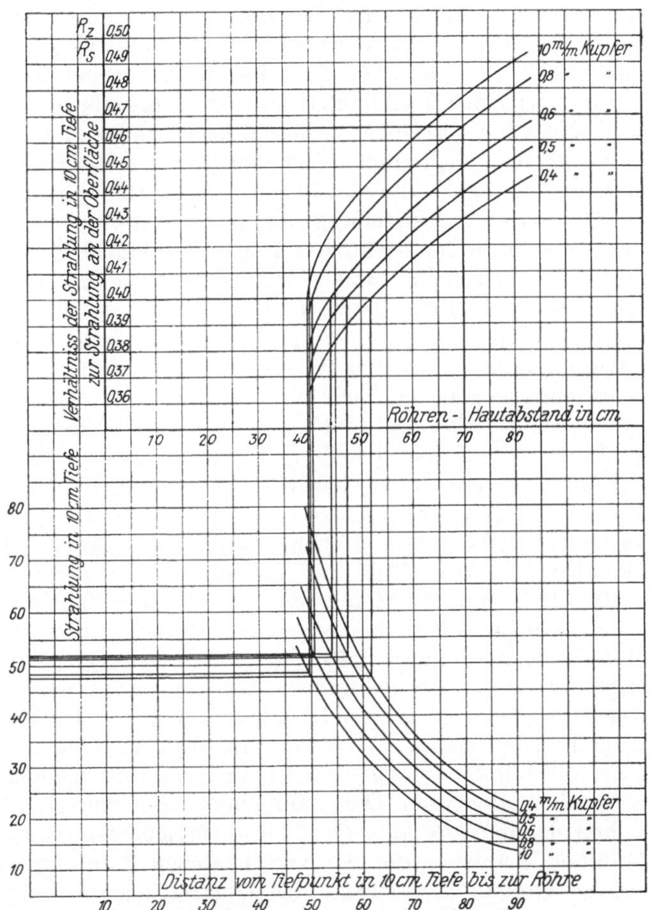

Abb. 107. Darstellung der Wirksamkeit der applizierten Dosis.

Bestrahlte Fläche   100 cm²
Gewebetiefe $z =$ 10 cm
Spitzenwert   200 KV

Die Experimente, auf Grund deren diese Tafeln konstruiert sind, wurden mit einem Wasserphantom 30×35×30 cm ausgeführt. Daher gilt auch in den Resultaten dieses Wasser-
volumen als absorbierendes und streuendes Medium. Wäre ein kleineres Volumen, beispielsweise ein Arm, bestrahlt worden, so wäre die Dosis im Zentrum etwas kleiner als die gegebenen Werte.

beispielsweise zwei Applikationen, bei denen nichts geändert ist als
die Feldgröße. Es ist nun möglich, den wirksameren oder ökonomischeren
Weg anzugeben, der zu einer gewünschten Strahlendosis in einer bestimmten Tiefe führt. Ein Zuwachs an Feldgröße, an Filterdicke oder an

Röhrendistanz führt einzelweise zu einer Erhöhung des Tiefenquotienten; was aber die Strahlenverteilung betrifft, sind diese Wege nicht als völlig gleichwertig anzusehen. Es gibt daher drei verschiedene Wege, um den Tiefenquotienten zu variieren bei gleicher oberflächlicher Dosis, oder es können auch alle drei Wege kombiniert werden. Nimmt man als ein Kriterium die Länge der Bestrahlungszeit, nötig, um den erwünschten Betrag an Strahlung in eine bestimmte Tiefe zu bringen, so wird man leicht sehen, daß hier eine Kombination verschiedener Faktoren zur wirksamsten Applikation bei vorgegebener Tiefendosis führen muß. Um dieses Problem zu lösen, ist es notwendig, den Tiefenquotienten zu kennen, nicht nur als Prozentsatz der Hautdosis, sondern relativ zu einem fixierten Standardwert. Dieser Gedankengang führte Failla und Quimby zur Aufstellung einer Einheit, die in der Oberflächendosis besteht, welche in der Distanz von 50 cm zu einem Erythem führt, bei einem Feld von 100 cm² und einem Filter von 0,5 mm Cu. Alle anderen Zahlen erhält man dann in Beziehungen zu dieser Einheit. Failla und Quimby haben eine graphische Methode ausgearbeitet, die die Bestimmung der wirksamsten oder ökonomischesten Bedingungen gestattet, um einer gegebenen Tiefe eine bestimmte Dosis zuzustrahlen. Eine Anzahl solcher Wirkungsgradblätter wurde angegeben. Ihr Gebrauch erklärt sich leicht, indem man die Abb. 107 als ein typisches Blatt für ein Einfallsfeld (20 × 20) und eine Gewebetiefe von 10 cm zugrunde legt. Eine Dosis von 80% einer Hautdosis sollten 10 cm Tiefe durch zwei gegenüberliegende Felder von 400 cm² appliziert werden. Für jedes Feld muß daher das Verhältnis der Tiefenintensität zur Oberflächenintensität 40% betragen. Geht man nun mit diesem Zahlenwert in die Ordinatenskala ein, so findet man verschiedene Schnittpunkte der horizontalen Linie, die man durch „40" legt, mit den Kurven für die verschiedenen Filter. Von den Schnittpunkten zieht man nun senkrechte Linien, welche die korrespondierenden unteren Kurven treffen und von diesen letzteren Schnittpunkten zieht man wieder horizontale Linien in die Skala, die die Strahlung in einer Tiefe von 10 cm angibt. Nun werden die Resultate abgelesen. Die Senkrechten schneiden die Horizontale, die den Röhren-Haut-Abstand angibt, an verschiedenen Punkten. Diese sind ein Maß der Distanzen, die, den verschiedenen Filtern entsprechend, das Verhältnis von 40% zwischen der Oberflächenstrahlung und der Strahlung in 10 cm Tiefe ergeben. Wenn daher ein Filter von 0,5 mm Cu verwendet wird, so muß der Röhrenabstand 47 cm betragen, um die erforderliche prozentuelle Tiefendosis zu ergeben. In ähnlicher Weise findet man für ein Filter von 0,6 mm als erforderliche Distanz 44 cm, für 0,8 mm beträgt die Distanz 40,5 cm, für 1 mm beträgt sie 39,5 cm etc. Man bemerkt gleich, daß die Distanz kürzer wird, je dicker das Filter, wie es denn auch zu erwarten ist.

Alle diese paarweise zugehörigen Werte von Filterdicke und Distanz erfüllen die Bedingungen, daß das Verhältnis der Tiefendosis zur Oberflächendosis 40% beträgt. Vom Standpunkt der Dauer der Bestrahlung ist nur eine Bedingung die ökonomischeste. Man findet diese auf folgende

Weise: Der Schnittpunkt einer senkrechten Linie, welche Konstanthaltung eines bestimmten Abstandes bedeutet, mit einer horizontalen
Linie (unterhalb der x-Achse), die einem bestimmten Tiefenquotienten
entspricht, liegt auf einer Kurve, die das zur Erzielunng dieses Tiefenquotienten nötige Filter erkennen läßt.

Ferner wünscht man, die Milliampere-Minutenzahl für eine Hautdosis unter den Bedingungen, für die das Kurvenblatt ausgearbeitet ist,
kennenzulernen: z. B. für 44 cm Distanz und 0,6 mm Cu. Die Linie
die für 0,6 mm Cu gilt, schneidet die Skala für die Strahlung in der Tiefe
von 10 cm im Punkte 0,52. Dies ist die Strahlung in 10 cm Tiefe in
Ausdrücken unserer Einheit. Da das Verhältnis zwischen Oberflächendosis und Tiefendosis für dieses Problem 40% beträgt, so wird die Oberflächendosis in diesem Falle $\dfrac{0,52}{0,40} = 1,30$ Einheiten betragen. Wenn nun
320 MA-Min. notwendig sind, um zur angenommenen Dosierungseinheit
zu führen, so wären $\dfrac{320}{1,30} = 246$ MA-Min. notwendig, um an der
Oberfläche zu einer Einheitsdosis zu führen. Der Wert 320 MA-
Min. variiert, aber der Faktor 1,30 (oder jeder andere, der sich aus dem
Kurvenblatt ergibt) kann praktisch ohne wesentlichen Irrtum auf alle
Maschinen übertragen werden.

Zur Erreichung der gleichen Strahlung in 10 cm Tiefe ist
für die Filter 0,5, 0,6 und 0,8 mm Cu die Zeit der Bestrahlung
praktisch dieselbe. Für ein Filter von 1 mm Cu ist die Zeit
um 9% länger, als für die ökonomische Bedingung. In der Praxis
wird oft eine Röhrendistanz von 50 cm verwendet. In diesem

Tabelle 41

Filter mm Cu	Distanz cm	R_z	R_s	Ma-Minuten f. unsere Maschine	Minuten	Prozente
0,4	51,0	0,486	1,22	362	68	111
0,5	47,0	0,512	1,28	250	62,5	102
0,6	44,0	0,520	1,30	246	61,5	100
0,8	40,6	0,516	1,29	248	62,0	101
1,0	39,5	0,480	1,20	267	67,2	109

Falle würde das Filter von 1 mm Cu eine Bestrahlung von 436 MA-Min.,
also 44% mehr als die ökonomischeste Bedingung erfordern. Das Verhältnis $R_z : R_s$ würde in diesem Falle größer sein als vorher, aber auch
wenn die Hautdosis so eingerichtet wird, daß sie weniger als die Erythemdosis ergibt, um zur gleichen Strahlung in 10 cm Tiefe zu kommen, so
würde es notwendig sein, die Behandlungszeit auf 396 MA-Min. zu
dehnen, also um 16% der ökonomischesten Bedingung zu vergrößern.

Die prozentuelle Tiefendosis kann aus den Kurvenblättern für diejenigen Behandlungsbedingungen entnommen werden, für welche eine

Übereinstimmung der Bedingungen besteht. Verwendet man die Abb. 107, so kann man den prozentuellen Tiefenquotienten in 10 cm Tiefe für ein Feld von 400 cm² in einer Distanz von 70 cm und einem Filter von 0,8 mm Cu erhalten, indem man eine Vertikale von der Zahl 70 auf der Skala der Röhrendistanzen zur Kurve von 0,8 mm Cu zieht und von hier eine Horizontale zur Skala der Verhältniszahlen. Am Schnittpunkt findet man $0,468 = R_z : R_s$, daher beträgt die prozentuelle Tiefendosis in 10 cm für die vorgegebenen Bedingungen 46,8%.

Man muß sich aber klar machen, daß die Zeitökonomie nicht immer identisch ist mit der optimalen biologischen Reaktion. Obwohl diese Methode als nützlich bezeichnet werden muß, beachtet sie nicht die Wichtigkeit des Zeitfaktors in der biologischen Dosierung.

Zwanzigstes Kapitel

Die Applikationstechnik

Bei der Anordnung der Strahlenkegel sollte das Ziel darin bestehen, 1. die nötige Intensität im Krankheitsherd, 2. eine homogene Verteilung der Strahlen im Krankheitsherd, 3. die Bewahrung des gesunden Gewebes vor Überdosierung zu erzielen.

Die Wahl der Felder ist eine wichtige Phase der Technik. Die ziellose Kreuzfeuermethode hat einer sorgfältigen Zielmethode Platz gemacht. Obwohl im allgemeinen die verwendeten Eintrittsfelder größer als bei der alten Technik sind, so muß doch daran erinnert werden, daß kleine Eintrittsfelder auch noch ihren Platz in der Behandlung bestimmter Regionen bewahrt haben. Unter bestimmten Bedingungen ist sogar die Kreuzfeuermethode mit relativ kleinen Einfallsfeldern ein notwendiger Teil der Technik.

Um die Strahlenkegel richtig einzuzeichnen, ist es nötig, die Verteilung der Intensitäten im Gewebe unter den speziellen Bedingungen der jeweiligen Strahlung zu kennen. Die Verteilung der Intensitäten durch das Gewebe oder die räumliche Verteilung wurde von Dessauer, Vierheller und Bachem eingehend studiert. Die Intensitätswerte der Strahlung ändern sich von Punkt zu Punkt im bestrahlten Gewebe. Wenn die Punkte des Objektes, die als durch die Messung mit gleicher Dosis beschickt gefunden wurden, durch Linien miteinander verbunden sind, so erhält man ein Querschnittsbild des durchstrahlten Volumens, das Gruppen von Linien zeigt, die die wirksamen Intensitäten in den verschiedenen Punkten des Raumes anzeigen. Da das Objekt aus verschiedenen Richtungen durchstrahlt wird, sind jedem Punkt verschiedene Intensitäten zugeteilt, die sich summieren.

Viele Tabellen für die Intensitätsverteilung in verschiedenen Tiefen wurden ausgearbeitet. Friedrich war einer der ersten, der die Verteilung der Intensitäten in der Tiefe genau bestimmte; das umfassendste Werk in dieser Richtung wurde von Dessauer und Vierheller geleistet. Duane, Bachem und andere haben beigesteuert.

Tabelle 42

Werte der Tiefenintensität bei 162,5 KV und einem Filter von 0,5 mm Kupfer + 1 mm Aluminium.

1. Größte Pyramide (Vol. = 1)			2. Mittlere Pyramide (Vol. = ¼)			3. Kleine Pyramide (Vol. = ¹/₁₀)		
Fokus-Abstand	Einfallsfeld	Tiefen-intensität in 10 cm	Fokus-Abstand	Einfallsfeld	Tiefen-intensität in 10 cm	Fokus-Abstand	Einfallsfeld	Tiefen-intensität in 10 cm
30 cm	18×24 cm²	30%	30 cm	9×12 cm²	25%	30 cm	$5,7 \times 7,6$ cm²	22%
40 cm	$19,3 \times 25,7$ cm²	30%	40 cm	$9,7 \times 12,9$ cm²	27%	40 cm	$6,1 \times 8,1$ cm²	24%
50 cm	$20,1 \times 26,8$ cm²	35%	50 cm	$10,1 \times 13,4$ cm²	30%	50 cm	$6,3 \times 8,5$ cm²	26%
60 cm	$20,7 \times 27,6$ cm²	37%	60 cm	$10,4 \times 13,8$ cm²	32%	60 cm	$6,3 \times 8,9$ cm²	28%
70 cm	$21,1 \times 28,2$ cm²	39%	70 cm	$10,6 \times 14,1$ cm²	33%	70 cm		

Man beachte die Abnahme der Tiefenintensität mit der abnehmenden Größe des Querschnittes der Pyramide.

Die Tabellen geben die Intensitäten in verschiedenen Tiefenlagen
bei verschiedenen Typen von Strahlungen unter der Bedingung ver-

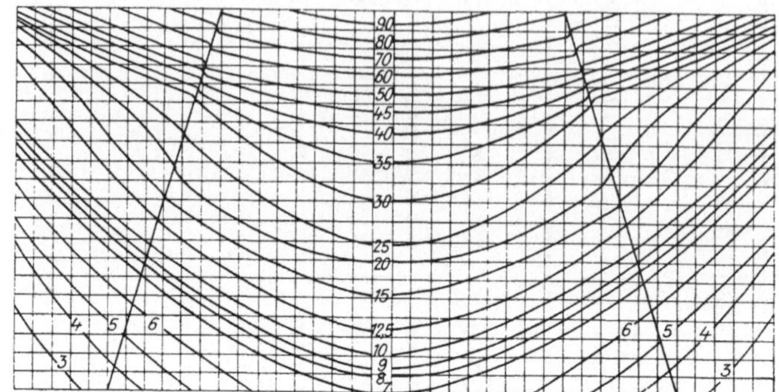

Abb. 108. Intensitätsverteilung unter den folgenden Bedingungen:
Coolidgeröhre mit Wolfram- oder Platinanode. Spannung an der Röhre 162,5 KV,
Filterung 0,5 Kupfer + 1 Aluminium. Fokus-Hautdistanz 30 cm. Größe des bestrahlten
Feldes 18×24 cm. μ in Wasser 0,166, Querschnitt 18 cm.

schiedener Felder, verschiedener Filter, verschiedener Spannungen
und sind auf Messungen mit Ionisationskammer oder mit photo-
graphischer Emulsion aufgebaut. Die Intensität an der Oberfläche der

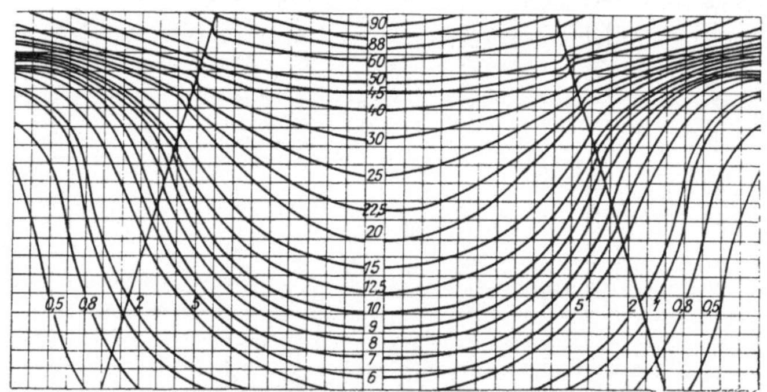

Abb. 109. Intensitätsverteilung unter den folgenden Bedingungen:
Coolidgeröhre mit Wolfram- oder Platinanode. Spannung an der Röhre ungefähr 150 KV,
Filterung 0,5 Kupfer +1 Aluminium. Fokus-Hautdistanz 30 cm, Größe des bestrahlten
Feldes 18×24, μ in Wasser 0,180, Querschnitt 18 cm.
Diese Kurvenblätter zeigen die Variation in der Intensitätsverteilung längs der axialen
Strahlung. Die Isodosen, welche Linien sind, die Punkte gleicher Intensität miteinander ver-
binden, zeigen die Intensitäten innerhalb oder außerhalb des direkt durchstrahlten Raumes.
An der Grenze der eigentlichen Strahlenpyramiden sind diese Linien diskontinuierlich
in den oberen Zonen und kontinuierlich in der Tiefe. Bei großen Feldern ist die
Intensität gleichmäßig um den zentralen Strahl verteilt und die Streustrahlung hat außerhalb der Strahlenpyramide eine beträchtliche Intensität. Bei kleinen Feldern sind die
letzteren Werte sehr klein und im allgemeinen haftet obigen Kurven der Fehler an, daß
sie einen zu großen Streustrahlenzusatz indizieren; auch sollten Isodosen überall an der
Grenze des Strahlenkegels diskontinuierlich sein.
Ein Vergleich der Blätter 108, 109 und 110 zeigt die Vermehrung der Tiefenintensität infolge
vergrößerter Strahlenhärte. Das Einfallsfeld und die Fokusdistanz sind in 108 und 109
dieselben.

Haut wird mit 100% angesetzt und die Intensität in den tieferen
Teilen des Körpers ist in Prozenten der Oberflächenintensität angegeben.

Dessauer hebt die folgenden Faktoren als für die Energieverteilung in der Tiefe maßgebend hervor. 1. Mit steigender Härte der Strahlung nimmt der Absorptionskoeffizient ungefähr mit der 3. Potenz ab. (Der Streukoeffizient bleibt wahrscheinlich konstant.) 2. Die Absorption einer Strahlung von jeder beliebigen Härte wächst mit der 4. Potenz des Atomgewichtes des Mediums, während die Streustrahlung linear anwächst. 3. Die Strahlenpyramide, deren Volumen von der Fokus-Hautdistanz und der Fläche des Einfallsfeldes abhängt.

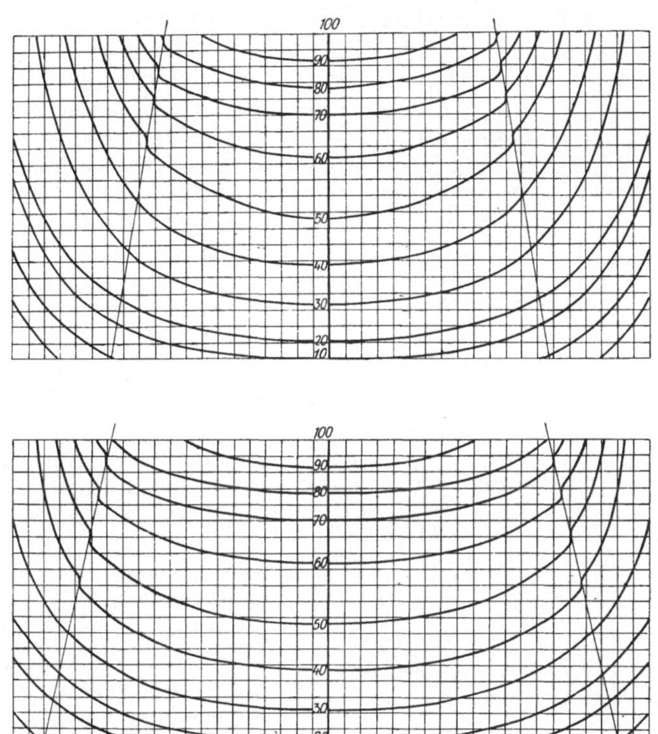

Abb. 110. Intensitätsverteilung unter den folgenden Bedingungen: Coolidgeröhre, Spannung ungefähr 200 KV am Transformator, 181 KV an der Röhre. Filter 0,8 mm Kupfer +1 mm Aluminium. Fokus-Hautdistanz 60 cm, Bestrahlungsfeld 20,7 × 27,6 cm, μ in Wasser 0,149.

100 %	Oberfläche	76 %	4 cm	59 %	8 cm
94 %	1 cm	70 %	5 ,,	56 %	9 ,,
89 %	2 ,,	66 %	6 ,,	53 %	10 ,,
82 %	3 ,,	62 %	7 ,,		

Die Qualität der Strahlung wird durch den Koeffizienten der gesamten Abschwächung in Wasser (μ) bezeichnet, der durch ein Elektroskop oder durch bekannte Absorptionsfaktoren bestimmt wird. μ beträgt für Wasser, das bei den Experimenten von Dessauer verwendet wurde, 0,14 bis 0,18. Auf Grund der drei Faktoren: Distanz, Feldgröße, Strahlenqualität, wurde die Energieverteilung im durchstrahlten Medium durch Dessauer bestimmt, dessen Tabellen an Hand von Messungen aufgestellt wurden, die er mit Wolfram- und Platin-Coolidgeröhren anstellte, und zwar bei vier verschiedenen Spannungen, vier verschiedenen Dicken von Kupferfiltern, vier Strahlenpyramiden, jede mit drei Einfallsfeldern verschiedener Größe für die Distanzen von 30, 40, 50, 60 und 70 cm.

Das durchstrahlte Objekt war ein Wasserphantom und die Isodosenverteilung wurde photographisch registriert. Obwohl die Genauigkeit der publizierten Figuren angezweifelt wurde, so ist das Werk doch eine wertvolle Basis für ein System der Dosierung geblieben. Von späteren Arbeitern wurden diese Methoden durch jontoquantimetrische korrigiert. Sie sind hier nur im Detail wiedergegeben, da sie das Prinzip enthalten, nicht vom Standpunkt der Genauigkeit ihrer Werte.

Die Kurvenblätter, die von Dessauer gegeben sind, sollten nicht ohne Nacheichung durch den jeweiligen Therapeuten angenommen werden, da sie nur unter den Bedingungen, die am Kopf der Tabelle als Standardwerte angegeben sind, gelten. Die prozentuelle Tiefendosis sollte in 10 cm Tiefe vom Jontoquantimeter gemessen und das betreffende Kurvenblatt, wenn nötig, korrigiert werden. Im allgemeinen kann man sagen, daß die Werte in den Kurvenblättern für die gegebene Spannung und das Filter zu hoch gemessen sind. Nimmt man den Schwächungskoeffizienten in Wasser hingegen als richtig an, so sind die Zahlen zu klein.

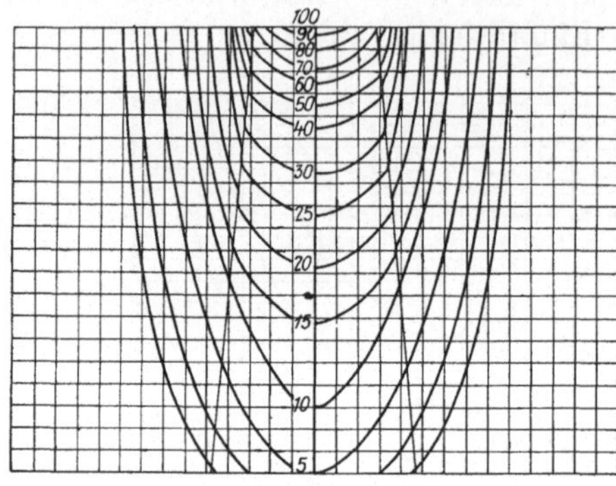

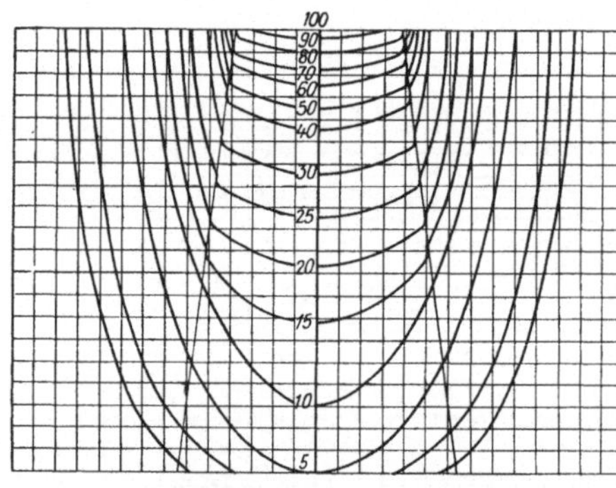

Abb. 111. Intensitätsverteilung unter den folgenden Bedingungen: Coolidgeröhre. Spannung ungefähr 180 KV am Transformator, 162 KV an der Röhre. Filter 0,5 mm Kupfer + 1 mm Aluminium. Fokusabstand 30 cm. Eintrittsfeld 5,7 × 7,6 cm, μ in Wasser 0,166.

100 %	Oberfläche	32 %	6 cm
80 %	1 cm	29 %	7 ,,
65 %	2 ,,	26 %	8 ,,
55 %	3 ,,	24 %	9 ,,
43 %	4 ,,	22 %	10 ,,
38 %	5 ,,		

Dem Bestrahlungsplan zufolge, der sich aus dieser Methode ergibt, wird die Partie des Körpers, die den Krankheitsherd enthält, in natürlicher Größe auf Pauspapier aufgezeichnet und auf die Isodosenverteilungsblätter in der Weise gelegt, daß sich die Oberfläche mit der Isodose der 100 % deckt und der Zentralstrahl durch das Zentrum des Krankheitsherdes geht.

Wenn die Kreuzfeuermethode notwendig wird, dann werden die einander überschneidenden Zonen zu vermehrten Strahlungswerten

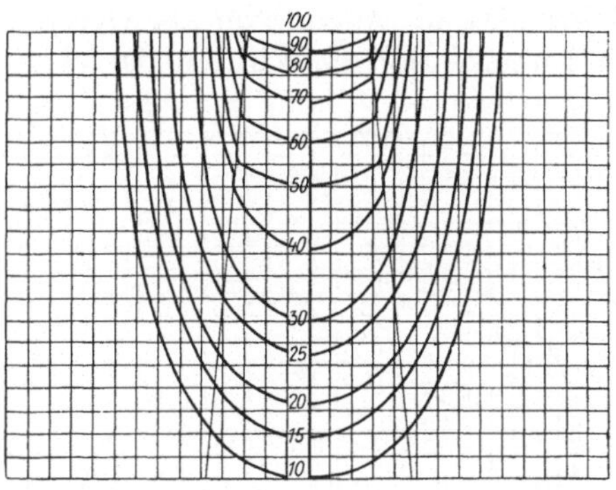

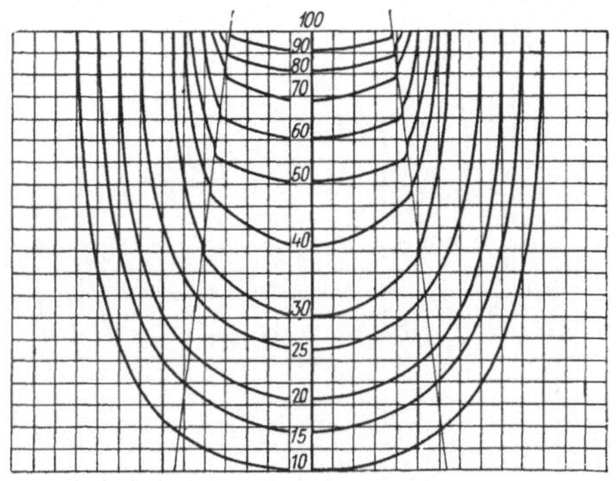

Abb. 112. Intensitätsverteilung unter den folgenden Bedingungen: Coolidgeröhre. Spannung ungefähr 200 KV an der Röhre. Filter 1,3 mm Kupfer + 1 mm Aluminium. Fokusabstand 30 cm. Eintrittsfeld 5,7 × 7,6 cm. μ in Wasser 0,140.

Oberfläche	100 %	6 cm	55 %
1 cm	89 %	7 ,,	49 %
2 ,,	79 %	8 ,,	45 %
3 ,,	72 %	9 ,,	43 %
4 ,,	65 %	10 ,,	39 %
5 ,,	60 %		

Die Abb. 111 und 112 sind Beispiele aus den von Dessauer publizierten Tabellen. Wenn in einem Abstand von 30 cm eine Strahlung von genau bekannter Qualität auf ein Einfallsfeld von 5,7 × 7,6 cm fällt, so wird es möglich, die Strahlungsintensität in jedem tiefer gelegenen Punkt des Gewebes zu finden. In diesen Abbildungsblättern sind die Punkte gleicher Intensität mit Linien verbunden, welche Isodosen genannt werden. Auf diese Weise kann die Strahlungsintensität, die das erkrankte Organ, das in einer bestimmten Tiefe liegt, empfängt, gefunden werden als Prozentsatz der Oberflächenintensität. Die Messungen zeigen, daß die Intensität im Zentralstrahl des bestrahlten Volumens viel größer ist als in gleicher Tiefe an den Seiten. Die Differenz beträgt 30 bis 60 %. Es geht aus diesen Kurven auch hervor, daß die Haut, die das bestrahlte Feld umgibt, eine Streustrahlendosis empfängt, wenn auch dieser Teil der Haut durch Blei geschützt ist. Jedenfalls aber ist dieser Zusatz nicht so groß als er in den Dessauerschen Kurven hervortritt. Die Wirkung der Streustrahlung zeigt sich deutlicher in den tiefer gelegenen Teilen, da die ersten Zentimeter nur einen kleinen Streustrahlenzusatz erhalten.

führen. Man kann so entnehmen, ob der Krankheitsherd einer homogenen Durchstrahlung teilhaftig wird oder nicht.

Da die Dessauerschen Daten bei Verwendung von relativ wenigen, und zwar dicken Filtern erhalten wurden, wurde später von Erskine die Wirkung verschiedener feiner abgestufter Faktoren, verschiedener Feldgröße, des Abstandes der Anode von der Oberfläche, der Spannung studiert, um durch Interpolation die Wirkung der Verteilung der Röntgen-

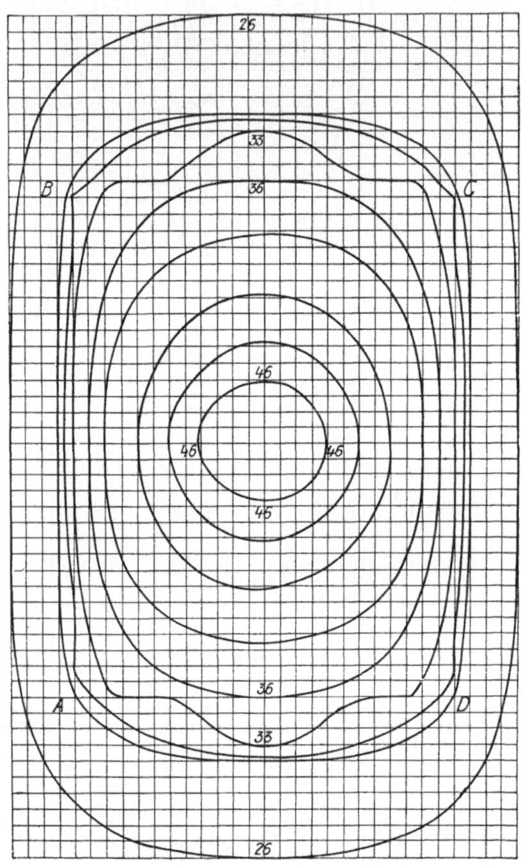

Abb. 113. Querschnitt in 10 cm Tiefe durch die Strahlenpyramide. Spannung an der Röhre ungefähr 200 KV. Filterung 1,3 mm Kupfer +1 mm Aluminium. Fokusabstand! 30 cm. Bestrahltes Feld 18 × 24 cm. μ in Wasser 0,140.
Die Intensitätsverteilung in einer Schicht, die 10 cm unter der Oberfläche liegt, unter den oben genannten Bedingungen, wobei die Strahlung nur von einem Feld aus einfällt. In der Umgebung des Zentralstrahles beträgt die Intensität ungefähr 46%, während sie an der Peripherie des Feldes 33 bis 36% beträgt. Diese Werte liegen ungefähr 20% zu hoch. Immerhin illustriert dieses Bild das Prinzip.

strahlen durch Kombination dieser technischen Faktoren zu zeigen. Die Tafeln von Erskine sind in 144 Kurvenblättern niedergelegt, die mit folgenden Variationen der Faktoren gemacht wurden:

1. Vier Filter, variierend von 0 bis 1,28 mm Kupfer.
2. Vier Spannungen, 100, 135, 170 und 200 KV.

3. Drei Fokus-Hautdistanzen, 30, 50 und 70 cm.

4. Drei Feldgrößen, 8.8, 15.15 und 25.25 cm.

Die Messungen wurden mit einer Ionisationskammer ausgeführt, einmal an der Oberfläche von Wasser, sodann in Tiefen von 5, 10, 15

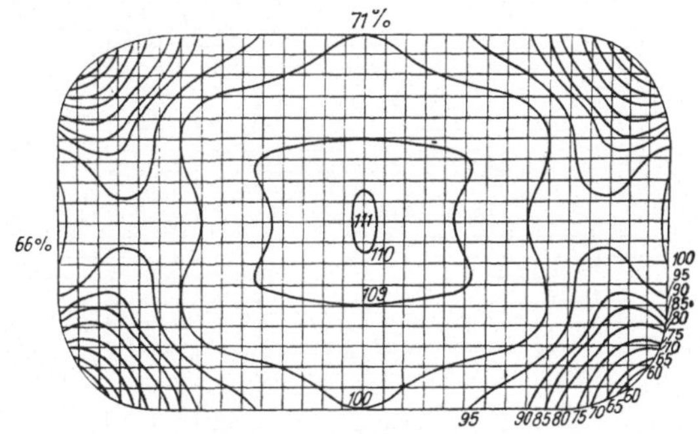

Abb. 114. Querschnitt des durchstrahlten Volumens. Zwei Felder (24×18 und 24×9) begrenzen die einfallenden Strahlungen an der Körperoberfläche.
Fokus-Hautabstand 30 cm.
Absorptionskoeffizient 0,140.
Dieser Querschnitt zeigt die Intensitätsverteilung wie sie 10 cm unter der Oberfläche herrscht; Strahlung in zwei Richtungen, unter denselben Bedingungen wie in Abb. 113. In einer Fläche von einem beiläufigen Durchmesser von 8 cm herrscht im zentralen Teil eine Intensität von 100 bis 110%.

und 20 cm. Die seitlichen Messungen wurden an der Oberfläche und in Tiefenlagen von 10 und 20 cm ausgeführt. Die prozentuelle Tiefendosis, die man in verschiedenen Punkten erhält, wurde als Kurven eingetragen. Der Irrtum in den Kurvenblättern beträgt weniger als 2%. Tabelle 44, aus der heraus die Kurvenblätter gezeichnet wurden,

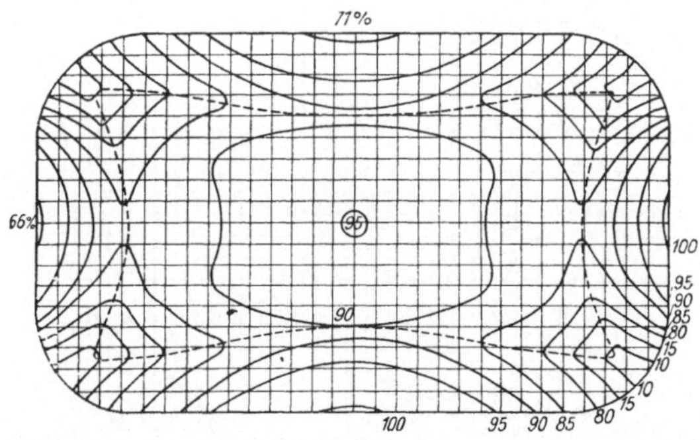

Abb. 115. Querschnitt des durchstrahlten Volumens. Zwei Felder, von denen das eine 24×18, das andere 24×9 beträgt; das erstere gehört zu einer sagittalen Strahlung, das zweite zu einer recht-links-Strahlung. Fokusabstand 30 cm. Absorptionskoeffizient 0,149.
Intensitätsverteilung in der Tiefe eines durchstrahlten Volumens.

zeigt die gemessenen Tiefenquotienten, die der Variation aller technischen Faktoren entsprechen.

Wenn das gewünschte Resultat und die gewünschte Intensität in einem speziellen Falle nicht zu erreichen sind, dann müssen die Arbeitsbedingungen geändert werden, man kann eine höhere Spannung oder auch ein vergrößertes Feld wählen, wodurch ein höherer Tiefenquotient entsteht.

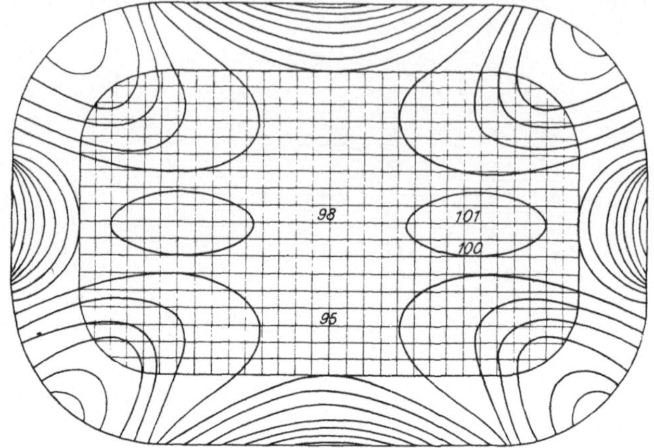

Abb. 116. Querschnitt unter einer Schicht von 4 cm Paraffin. Felder: sagittal 18×24, rechts-links 24×9 cm. Fokus-Paraffindistanz 30 cm. Absorptionskoeffizient 0,149. Intensitätsverteilung unter denselben Bedingungen wie in Abb. 115.

Steigerung in der Intensität kann man auch durch Vermehrung der Expositionszeit erreichen.

Holfelder nimmt als Basis für sein System der transparenten Schablonen (siehe S. 214) Blätter von Isodosen, die er selbst auf Grund

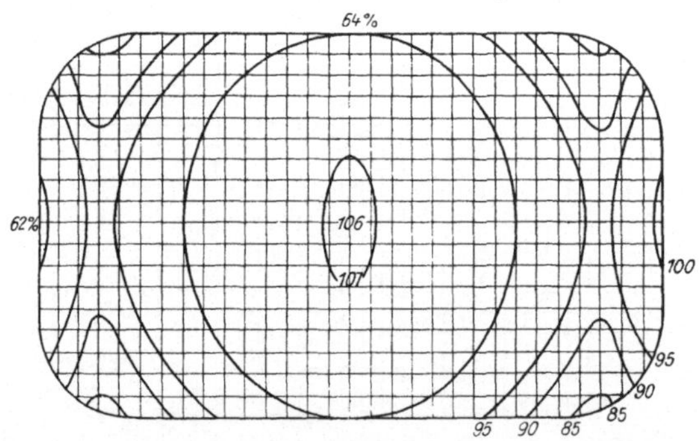

Abb. 117. Querschnitt eines durchstrahlten Volumens. Zwei Felder (20×26 und 10×26); ihre Verteilung wie in der vorigen Abbildung. Fokusabstand 50 cm. Absorptionskoeffizient 0,149. Intensitätsverteilung bei vergrößerten Einfallsfeldern und einer vergrößerten Fokus-Hautdistanz. Gegenüber der vorigen Abbildung zeigt sich eine Verbesserung in der Verteilung.

von Messungen mit dem Siemens-Dosismesser konstruiert hat. In zweierlei Hinsicht unterscheiden sich diese Werte von den Dessauerschen; zunächst sind die Werte innerhalb des Strahlenkegels etwas kleiner, außerdem die Zahlenwerte außerhalb der direkten Strahlung in einem solchen Ausmaß kleiner, daß sie in der Tat vernachlässigt werden könnten. Holfelder zufolge ist der Strahlenkegel wesentlich schärfer begrenzt als in den Dessauerschen Isodosen, besonders gegen die Oberfläche zu. Man behauptet, daß in den Intensitätsberechnungen von Dessauer ein fundamentaler Irrtum vorliegen müsse, da ihre Form mit den Gesetzen der Intensitätsverteilung in keiner Weise übereinstimmt. Auch

Tabelle 43. Intensitätsverteilung

Der Zeitfaktor für das Erythem beträgt der Reihe nach 1,3, 1,15, 1,05 und 1,00

Spannung: 200 KV max.
Filter 0,75 mm Cu + 1 mm Al
Fokusabstand: 50 cm

Einfallsfeld	25 cm²	100 cm²	225 cm²	400 cm²
Tiefe				
1 cm	92	93	94	95
2 ,,	84	87	89	90
3 ,,	75	80	82	83
4 ,,	65	71	74	77
5 ,,	56	63	66	70
6 ,,	50	55	61	63
7 ,,	42	48	53	57
8 ,,	34	43	47	50
9 ,,	30	38	42	45
10 ,,	27	33	37	40

wenn die Begrenzung des Strahlenkegels in erhebliche Distanz vom Wasser gebracht wird (während bei Holfelder die Feldbegrenzung körperständig ist), ist der primäre Strahlenkegel den Holfelderschen Experimenten zufolge scharf begrenzt und der Streumantel um den primären Strahlenkegel hat, verglichen mit der Intensität der primären Strahlung, eine außerordentlich kleine Ausdehnung. Die Kurven zeigen an der Oberfläche eine Kontraktion und eine zweite, sehr deutliche, in größerer Tiefe. Der Verlauf der Dessauerschen Kurven widerspricht schon der strahlentherapeutischen Erfahrung; denn wären die Kurven richtig, so müßte von den Grenzen des Feldes aus das Erythem nur allmählich abklingen, da die Streuzusätze auf den Seiten außerordentlich groß sind. Nun zeigt sich aber das Erythem stets durch die Feldbegrenzung scharf abgegrenzt; von erheblicher Intensität, die über die Feldbegrenzung hinausgeht, ist nichts zu bemerken. Ein anderer Gesichtspunkt, der die Ungenauigkeit der Dessauerschen Kurven beweist, ist das Auftreten eines schmalen Dreieckes (im Längsschnitt der Strahlenpyramide), das bei Nekrosen, die infolge der Überlappung zweier Felder entstehen (Abb. 124), ausgespart bleibt (nekrosenfrei), wenn die Felder zu nahe aneinanderrücken. Diese Überlappung in der Tiefe wurde zuerst von Wintz beschrieben; wie sie eintritt, kann man leicht aus dem Holfelderschen Diagramm ersehen, in dem seine Dosierungsschablonen benützt sind. Wären die Dessauerschen Werte richtig, so müßte eine Überdosierung Platz greifen,

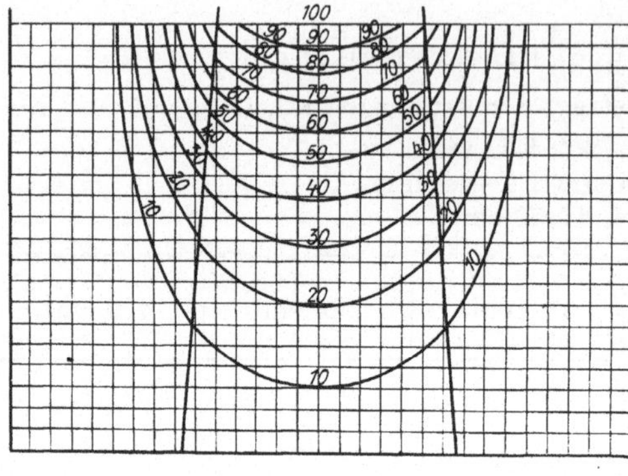

Abb. 118.
Isodosen (nach Glasser)
200 KV (Scheitelwert)
Filter 0,75 mm Kupfer + 1 mm Aluminium
Feldgröße 10 × 10 cm
Fokusabstand 50 cm, μ-Wasser 0,180
Effektive Wellenlänge — 0,15 AE.

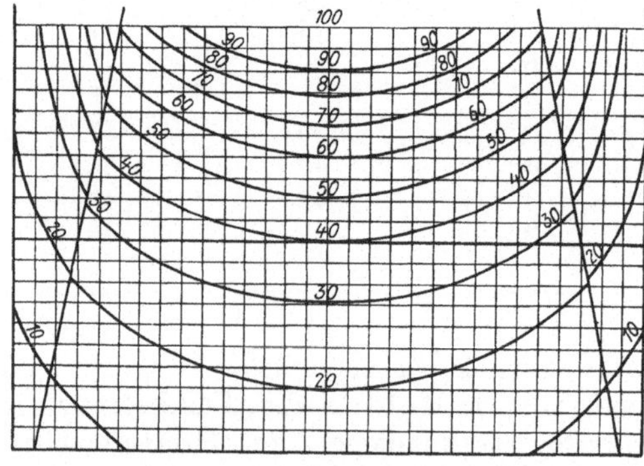

Abb. 119.
Isodosen (nach Glasser)
200 KV (Scheitelwert)
Filter 0,75 mm Kupfer + 1 mm Aluminium
Feldgröße 20 × 20
Fokusabstand 50 cm, μ-Wasser 0,180
Effektive Wellenlänge — 0,15 AE.

Die obigen Kurven zeigen die Intensitätsverteilung, wie sie einerseits durch eine kleine Ionisationskammer aus Horn und anderseits durch eine photographische Methode in einem großen Wasserphantom bestimmt wurden. Die Bedingungen waren die folgenden: 200 KV max., Filter 0,75 mm Kupfer + 1 mm Aluminium, Eintrittsfelder 20 × 20 und 10 × 10, Fokusabstand 50 cm. Die effektive Wellenlänge betrug unter diesen Umständen 0,15 AE, der Schwächungskoeffizient im Wasser war 0,180; dieser wurde bestimmt durch das Dessauersche Elektroskop. Der Scheitelwert der Röhrenspannung wurde mit dem Seemannschen Spektrographen gemessen.
Die Werte dieser Kurven liegen, was vor allem die Intensitäten außerhalb der direkten Strahlung betrifft, zu hoch.

die sich von der Haut in die Tiefe hin erstreckt, wie es Abb. 125 zeigt. In Wirklichkeit aber kommt es nicht dazu.

Holfelder jedoch gibt Isodosen auf Grund seiner eigenen Messungen, aus denen hervorgeht, daß die Strahlung außerhalb des eigentlichen Kegels praktisch Null ist, mit Ausnahme der tiefsten Stelle der Strahlenpyramide. An der Oberfläche beträgt die zusätzliche Strahlung zu beiden Seiten der Strahlenbegrenzung nicht mehr

Tabelle 44. Tiefenquotienten

200 KV — 2,5 MA.

Filter	Lage der Ionenkammer	30 cm Röhrenabstand			50 cm Röhrenabstand			70 cm Röhrenabstand		
		8×8 Feld	15×15 Feld	25×25 Feld	8×8 Feld	15×15 Feld	25×25 Feld	8×8 Feld	15×15 Feld	25×25 Feld
ohne	Oberfläche	100	100	100	100	100	100	100	100	100
	5 cm	35,0	42,0	45,7	37,5	44,5	49,3	40,0	47,5	51,0
	10 ,,	13,4	17,0	20,5	15,5	19,4	22,2	16,6	21,5	23,1
	15 ,,	5,0	7,7	9,1	6,0	8,5	10,4	6,6	9,7	11,2
	20 ,,	2,0	3,0	4,0	2,5	3,4	4,7	2,7	4,4	5,0
0,32 mm Kupfer	Oberfläche	100	100	100	100	100	100	100	100	100
	5 cm	53,0	60,0	65,2	55,5	63,5	69,0	56,8	67,0	71,0
	10 ,,	24,0	30,4	34,5	26,0	32,3	38,0	27,2	36,0	39,8
	15 ,,	10,4	14,9	18,2	12,0	16,8	20,4	13,0	19,0	21,2
	20 ,,	4,5	7,0	8,4	5,6	7,9	9,5	6,3	9,2	10,0
0,8 mm Kupfer	Oberfläche	100	100	100	100	100	100	100	100	100
	5 cm	56,7	65,2	71,5	60,8	69,3	75,5	62,5	73,2	77,8
	10 ,,	27,1	35,0	42,0	30,8	40,0	46,5	32,5	43,5	48,0
	15 ,,	11,8	16,7	21,5	13,8	19,8	24,0	14,9	22,4	25,0
	20 ,,	5,6	8,5	10,5	7,0	9,5	12,0	7,5	11,0	12,5
1,28 mm Kupfer	Oberfläche	100	100	100	100	100	100	100	100	100
	5 cm	59,5	67,7	73,0	64,0	70,7	77,0	65,5	74,5	78,5
	10 ,,	28,0	37,1	43,0	32,5	41,3	49,0	35,0	45,0	51,0
	15 ,,	12,2	18,0	23,0	14,0	21,0	26,0	16,2	24,0	27,0
	20 ,,	6,0	9,5	11,5	7,5	10,8	13,0	8,5	12,0	14,0

als 5%. Die Streustrahlung außerhalb der eigentlichen Strahlenpyramide kann somit bei Berechnung der Dosis absolut vernachlässigt werden. So zeigt eine Überlegung, daß zweifellos die Werte von Dessauer fälschlich und zu hoch sind.

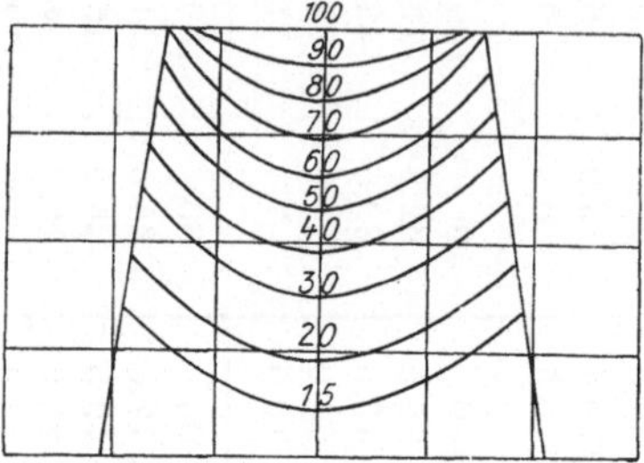

Abb. 120. Diagramm, konstruiert aus Messungen, wenn die folgenden Bedingungen zugrundegelegt wurden: 200 KV, 50 cm Fokusdistanz, Einfallsfeld 15×15. Filter 1,28 mm Kupfer.

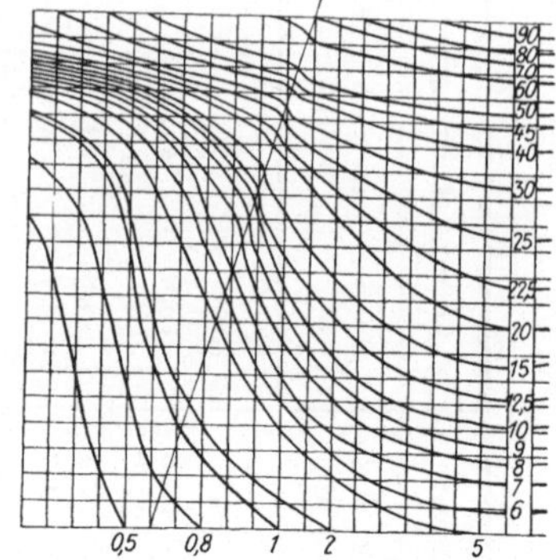

Abb. 121. Typus der Isodosen nach Dessauer. Der Übergang in die periphere Zone erfolgt nur allmählich. Die Isodosen verlaufen fast parallel mit der Hautoberfläche.

In der Absicht, die Genauigkeit und Sicherheit der Kreuzfeuermethode zu erhöhen und die Wahl des Feldes zu erleichtern, wurde von Holfelder eine graphische Methode ausgearbeitet, die der Felderwähler genannt wird. Er besteht aus einem Tisch, dessen gläserne Deckplatte von unten her durch elektrische Birnen beleuchtet ist; auf dieser

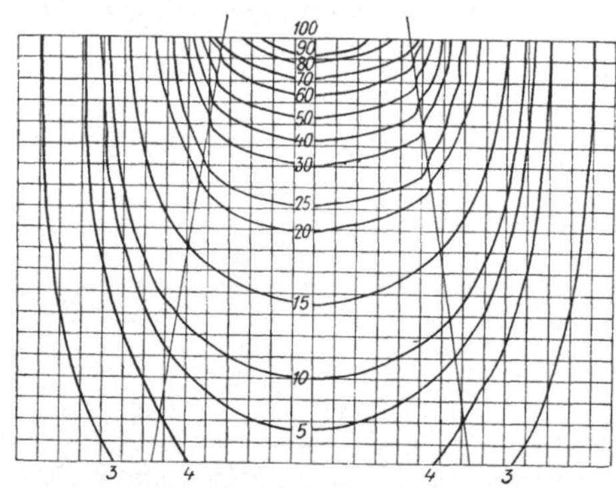

Abb. 122. Typus eines Isodosendiagramms nach Dessauer. Die Isodosen stehen fast senkrecht auf der Oberfläche, obwohl die Differenz in der Tiefendosis für 10 cm zwischen den in diesen Blättern gegebenen Werten und denen späterer Beobachter gering ist, so unterscheidet sich doch die Intensität außerhalb des Strahlenkegels um 40% an einem Punkt der Oberfläche, der 5 cm außerhalb der Feldumgrenzung liegt.

Deckplatte sind bestimmte geometrische Figuren, wie Quadrate, Dreiecke, Punkte, Kreise aufgetragen; sie dienen als Testmarken. Sie sind gefärbt, wobei die Stärke der Farbe als Symbol für die Verschiedenheit der Tiefendosis gilt; die Kreise sind dunkler als die Punkte, die Punkte dunkler als die Quadrate, am lichtesten sind die Dreiecke. Nun wird

mit einem Fettstift der Durchschnitt des menschlichen Körpers auf
eine Glasplatte gezeichnet, auf der das Organ und der Herd lokalisiert

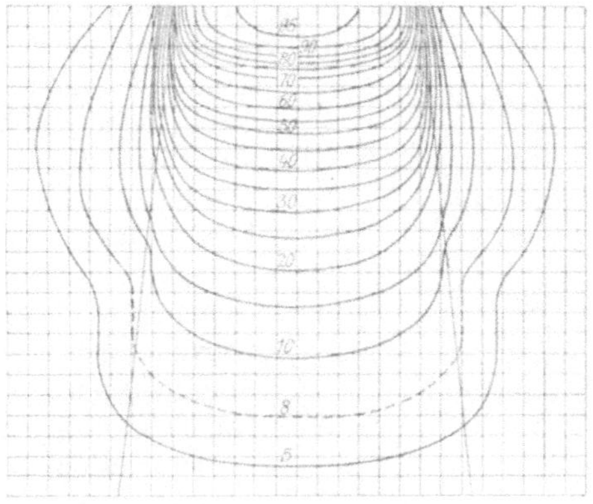

Abb. 123. Korrigierte Type der Kurven nach Holfelder. Der Strahlenkegel ist wesentlich
konzentrierter. Die periphere Strahlung ist abgeschnitten. Die Streustrahlung außerhalb
der Zone der direkten Strahlung ist von sehr geringer Intensität.
Experimentelle physikalische und biologische Studien würden zeigen, daß für die direkte
Strahlung eine scharfe Grenze auch in einiger Distanz unter der Oberfläche existiert. Ein
solcher Strahlenkegel hat einen birnenförmigen Halbschatten von Streustrahlung, der vom
Standpunkt der praktischen Therapie aus keine große Rolle spielt. An der Oberfläche
ist der Strahlenkegel nur scharf begrenzt, wenn die Bleibegrenzung direkt aufliegt. Die Begrenzung an der Oberfläche ist weniger scharf, wenn die Strahlenbegrenzung von der
Oberfläche entfernt wird, aber der Charakter der Streustrahlungszone bleibt unverändert. Der Effekt in der Tiefe ist unter diesen Umständen dennoch etwas geringer.
Daher ist es in allen Fällen ratsam, die Ränder des Feldes durch Schutzmaterial zu
begrenzen.
Verfolgt man die Intensitätsverteilung im Zentralstrahl durch Beachtung der Abstände
der Isodosen, so bemerkt man, daß ca. vom 10. cm an die Isodosen weiter auseinander-
rücken. Das bedeutet einen langsameren Abfall der Intensität jenseits des 10. cm. Da der
10. cm aber noch innerhalb des gleichmäßigen Abfalls der Intensität liegt, so ist die
Messung des Tiefenquotienten in der Tiefe von 10 cm als Messung eines Charakteristikums
der Strahlung berechtigt.

sind. Diese Glasplatte wird auf die beleuchtete Platte, auf der sich die
Symbole befinden, gelegt; es existiert eine Reihe von Schablonen aus

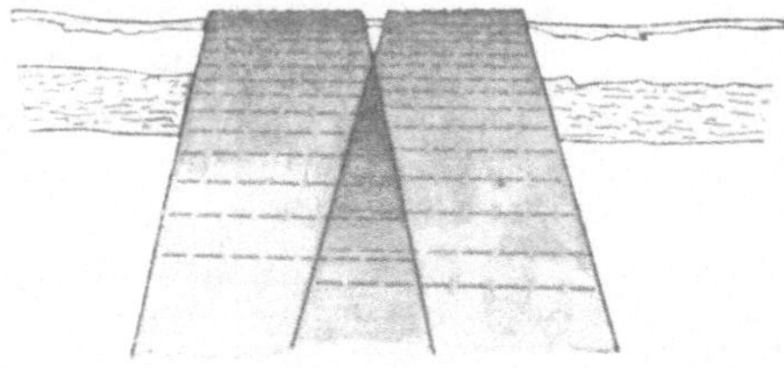

Abb. 124. Die Abbildung zeigt, wie es in dem subkutanen Gewebe zu einer Verbrennung
kommen kann, die die Haut nicht betrifft; auch die Erfahrung von Wintz besagt, daß
die Werte außerhalb der Strahlenpyramide nicht so hoch sind, wie sie von Dessauer angegeben worden sind. Obiges Schema ist nach den Schablonen von Holfelder verfaßt.

Zelluloid, die die Röntgenstrahlung darstellt, wie sie bei verschiedenen
Spannungen, verschiedenen Filtern, verschiedenen Röhrenabständen
und verschiedenen Feldgrößen entsteht; auf diesen Schablonen sind

die prozentuellen Tiefenquotienten in verschiedenen Tiefen durch abnehmende Intensität der Farbe kenntlich gemacht, wobei an der Oberfläche 100% liegen. Diese Schablonen existieren für Tiefenquotienten von 15, 20, 25, 30% etc., wobei zu jeder Tiefendosis, je nach Feldgröße, eine Anzahl von Schablonen gehört. Sie zeigen die gleiche Farbe wie die Symbole auf der Platte und wenn zwei oder mehrere Schablonen auf den Querschnitt so gelegt werden, daß sie den Krankheitsherd decken, so achte man darauf, ob die verschiedenen Symbole sichtbar oder ob sie unerkennbar wurden, wenn sie durch die darübergelegten Zelluloidfilms betrachtet werden. Die Dreiecke verschwinden, wenn 30 bis 40%

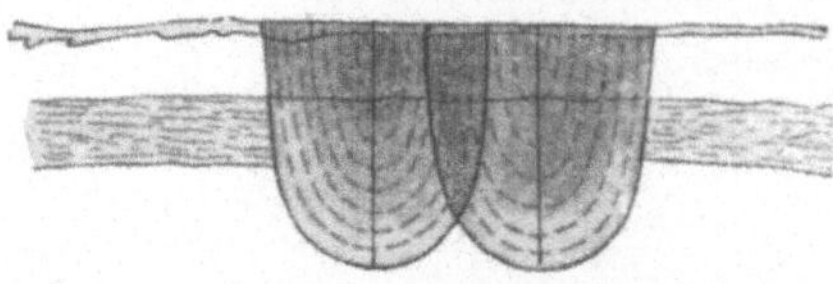

Abb. 125. In obiger Abbildung ist die Strahlenverteilung nach den Werten von Dessauer gegeben. Hier müßte die Verbrennung auch auf die Haut übergreifen. Dies ist hingegen nicht der Fall, da die Strahlung an der Peripherie des direkten Strahlenbündels in der Tat nicht so hohe Werte annimmt, wie Dessauer sie angibt.

der Hauterythemdosis in den Farbwerten der Schablonen durch Summierung der Farbwerte erreicht sind. Die Quadrate verschwinden bei 60 bis 70% der Standarddosis und die Punkte bei 105 bis 115% und alle Symbole werden bei 135% unkenntlich. Die Gefahrensymbole, die durch Flecken repräsentiert werden, sollten immer sichtbar bleiben; wenn sie nicht mehr gesehen werden können, dann hat die Dosis 135% der Standarddosis überschritten und repräsentiert einen Betrag an Strahlung, der zu einer Verbrennung führen muß.

Gegenwärtig hat Holfelder die Symbole aus seinen Schablonen entfernt und eicht die Farbenintensitäten der aufgelegten Schablonen durch ein kleines Lämpchen; an dieses sind kleine Stückchen von kolorierter Gelatine befestigt, wobei die Farbe dieser Stücke dem Prozentsatz der Farbe der verschiedenen Schablonen entspricht, welch letztere bei der gegenwärtigen Methode an der Stelle ihrer größten Dunkel-

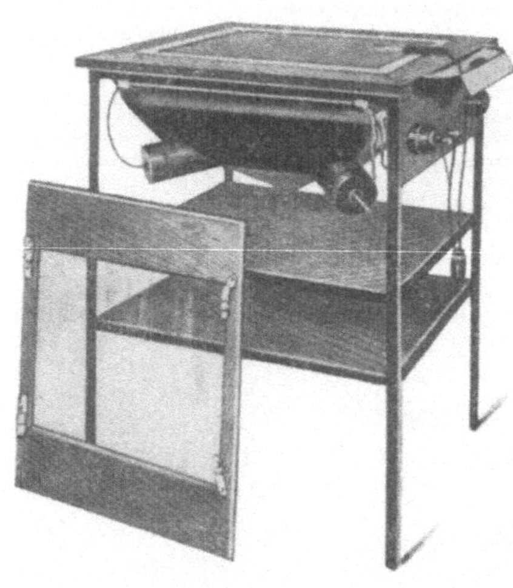

Abb. 126. Die Anordnung des Felderwählers nach Holfelder.

heit den Wert von 100% aufweisen. Auf diese Weise wird die Farbenintensität der Schablonen an verschiedenen Punkten bestimmt. Aber auch diese Methode approximiert nur in roher Weise das wirkliche Verhalten innerhalb des Körpers, hat aber immerhin ihren Wert, indem sie gefährlicher Überdosierung in der Tiefe zu steuern vermag.

Tabelle 45

	1/1	4/5	2/3	3/5	1/2	2/5	1/3	1/4	1/5	1/10
△	60	48	40	36	30	24	20	15	12	6
☐	80	64	53	48	40	32	27	20	16	8
●	110	88	73	66	55	44	37	27	22	11
○	130	109	83	78	65	52	42	32	26	13

Obige Tabelle zeigt die prozentuelle Tiefendosis (entsprechend der Farbenintensität der Schablonen), bei welcher die in der 1. Kolonne angegebenen Symbole verschwinden. Die Hauptwerte, bei denen die einzelnen Abbildungen verschwinden, sind in der 2. Kolonne angegeben. Die Dosen, die in den anderen Kolonnen wiedergegeben sind, sind Bruchteile der Hauptwerte, die oft zur Applikation bestimmter Bruchteile biologischer Dosen verwendet werden können.

Die Felder werden auf dem Felderwähler so angeordnet, daß die Fläche, die bestrahlt werden soll, bedeckt ist und die nötige Homogenität

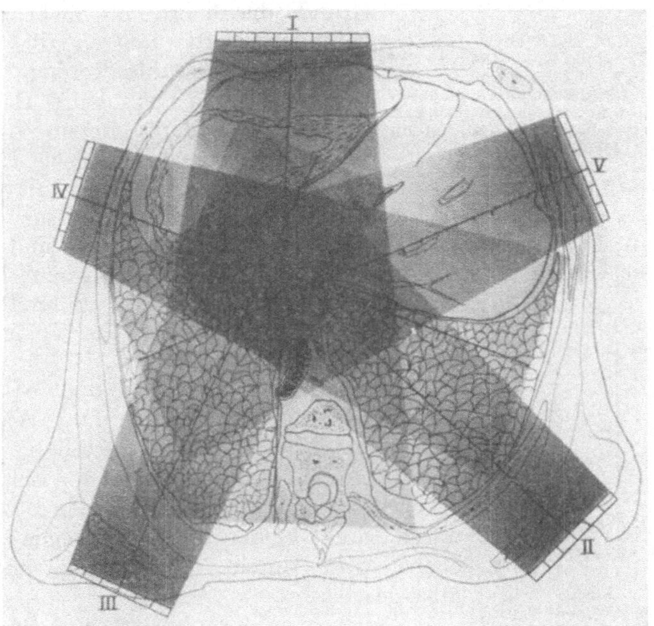

Abb. 127. Bestrahlung eines Carcinoms der Pars cardiaca des Magens. Anlage des Planes im Schrägschnitt. Von vorn her wirkt das Feld größter Tiefenwirkung (I), vom Rücken her arbeiten zwei schwächere Felder (II und III) entgegen. Von der Seite her wird die Dosis ergänzt durch die beiden Felder IV und V.

und der notwendige Intensitätsbetrag in der bestrahlten Zone erhalten werden. Wechselt man die Intensitätswerte oder die Richtung der

Strahlenkegel, oder vermehrt oder vermindert man den Wert der Hautdosis, so kann man jeden beliebigen Effekt erzielen. Ein Stück Pauspapier wird dann auf die Platte des Felderwählers gelegt und die ganze
Fläche mit den Einfallsfeldern gezeichnet. Dann werden die Strahlenkegel in den Raum jenseits der Grenze des Körperquerschnittes ver-

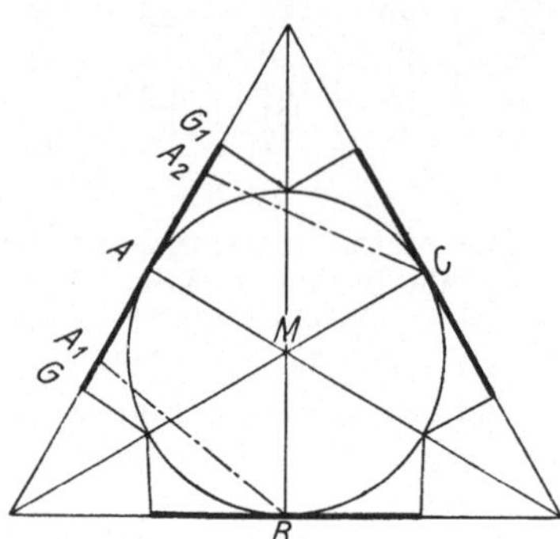

Abb. 128. Homogene Strahlung mittels
dreier Strahlenkegel, die gegeneinander
um je 120° geneigt sind. Die umgebende Oberfläche wurde nivelliert. Die
Dosierung wurde durch Messungen
durch $A\,M$ und $A_1\,B$ oder $A_2\,C$ errechnet. GG_1 sind die Ränder des
Einfallsfeldes. Zur Bestimmung der
maximalen Oberflächendosis müssen
die Intensitäten durch $A_1\,B$ und
$A_2\,C$ besonders berücksichtigt werden
(Jüngling).

längert. Die prozentuelle Tiefendosis,
die für jedes Feld erforderlich ist, und
der prozentuelle Intensitätsanteil, den
man jeder Hautfläche zu applizieren
hat, werden auf jedem Feld notiert.
Eine von den zahlreichen Schablonen
wird nun ausgesucht, die sich an die
Konturen des vorliegenden Querschnittes
anpassen läßt; die Schablone wird an
den Körper im Niveau der Oberfläche
angelegt und der Zentralstrahl auf das
Zentrum des Einfallsfeldes gerichtet,
dessen Kante auf der Schablone eingezeichnet ist. Wenn aus irgendeinem
Grunde die Anordnung nicht praktisch
befunden wird, müssen die Einfallsfelder neu gewählt werden, so daß
gewisse Teile aus dem Gang der
direkten Strahlung treten. Auf diese
Weise können verschiedene Kombina-
tionen von Strahlungen verschiedener Wertigkeit gewählt werden,
wodurch es möglich wird, zu bestimmen, ob eine genügend große
Dosis dem gewünschten Feld appliziert werden kann und ob die
Gefahr der Überdosierung in irgend einem Punkt besteht. Das Verständnis sei durch Abb. 127 unterstützt, die
eine spezielle Anwendung des Felderwählers
darstellt.

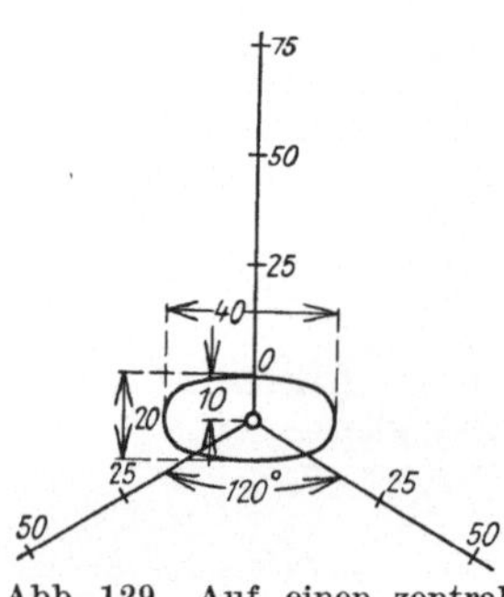

Abb. 129. Auf einen zentral
gelegenen Tumor werden drei
Strahlenbündel gleicher Intensität appliziert, die untereinander einen Winkel von
120° einschließen.

Jüngling gehörte zu den ersten, die
die Notwendigkeit und die Wichtigkeit
einer homogenen Strahlenverteilung in der
Tiefe betonten; aus seinen Erfahrungen
entwickelte sich die Technik der Bestrahlung
durch drei Felder. Eine normale Einfalls-
ebene wird durch Nivellierung mit Bolus
alba geschaffen.

Wenn der Krankheitsherd zentral gelegen ist, so werden drei Felder mit
gleicher Intensität beschickt in einem Winkel von 120° zwischen den Zentralstrahlen
(Abb. 129). Auf einen exzentrisch gelegenen Krankheitsherd werden von einem Feld aus größere Intensitäten appliziert durch die
Hautoberfläche, die dem Herd am nächsten ist, und geringere, aber

gleiche Intensitäten von den beiden anderen Feldern im selben Winkel wie oben. Bei einem oberflächlich gelegenen Herd wird die Kreuzfeuermethode nicht angewendet; man bestrahlt ein einzelnes Feld mit maximaler Intensität bei maximaler Fokus-Hautdistanz (100 cm oder mehr). Wenn der Krankheitsherd über die Oberfläche hinausragt und zwei Felder mit gleicher Intensität schräg bestrahlt werden, muß die Oberfläche geschützt oder mit Streumaterial überbaut werden, so daß eine größere Elevation über die Oberfläche hinaus entsteht. Man erzielt verständlicherweise eine größere Homogenität durch Verwendung von drei oder fünf Feldern als durch Applikation von zwei oder vier.

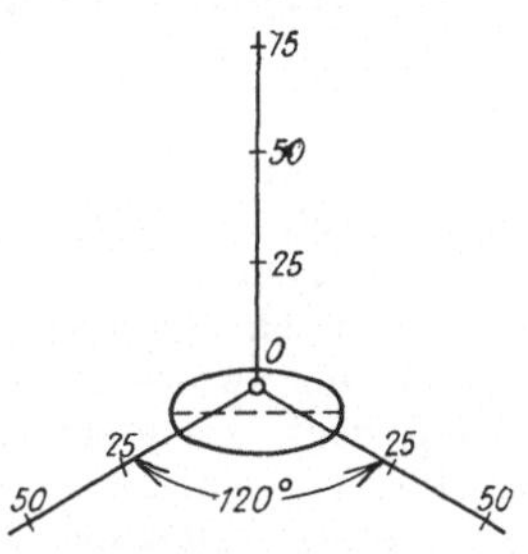

Abb. 130. Auf einen exzentrisch gelegenen Tumor werden ein Strahlenkegel von größerer Intensität von der nächsten Nähe und zwei Strahlenkegel von kleinerer, aber untereinander gleicher Intensität in einem Winkel von 120° appliziert.

Zuammenfasssend können wir sagen: Die Charakterisierung der Strahlung beruht bei Dessauer auf Ermittlung des sogenannten Abschwächungskoeffizienten in Wasser oder Aluminium, wie sie auf Seite 152 geschildert wurde. Die Ermittlung dieses Faktors ist für den Arzt nicht immer durchaus einfach. Die an Dessauer sich anlehnende Bestrahlungstechnik legt Bestrahlungspläne zu Grunde, die die Richtigkeit seiner Isodosen voraussetzen. Bei Holfelder ist die Strahlung durch den Tiefenquotienten charakterisiert. Seine Applikationstechnik legt Schablonen zu Grunde, deren Sinn vor allem die gezielte Bestrahlung sein soll.

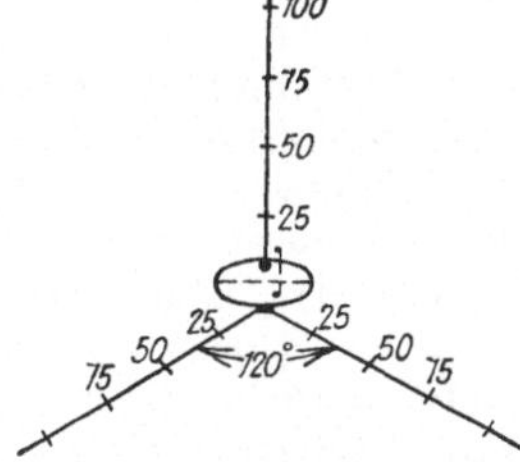

Abb. 131. Liegt ein extrem exzentrischer Tumor, der sich unmittelbar unter der Haut befindet, vor, so ist die Kreuzfeuermethode nicht anwendbar, da eine Gefahr für die Haut besteht. Aus diesen Gründen wird ein einzelnes Einfallsfeld mit großer Intensität bei sehr großer Röhrenentfernung belegt. Wenn ein Tumor über die Oberfläche hinausragt, so kann man zwei Felder anlegen, indem man mit Streumaterial aufbaut und schräg einfallende Strahlung anwendet.

Jüngling sucht die Inhomogenität des Körpers durch den erwähnten sogenannten Umbau auszugleichen; dadurch werden homogene, geometrisch faßbare Körper hergestellt. Er mißt die Tiefenquotienten auf Grund biologischer Methoden (Bohnen).

In der Holzknechtschen Methode wird die Charakterisierung der Strahlung freigelassen, so daß sie durch Funkenstrecke und Filter angegeben werden kann; die Quantität der Strahlung wird während der Applikation gemessen. Im übrigen wird versucht, wie im folgenden gezeigt werden soll, eine möglichst einfache Systematik aufzustellen.

Praktische Vereinfachungen nach der Dosierungsmethode von Holzknecht

Die Holzknechtsche Dosierungsmethode bemüht sich, in den Komplex der großen Anzahl der Variationsmöglichkeiten der Bestrahlungsbedingungen ein System zu bringen. Zu diesem Zwecke sind die Krankheiten nach Gruppen eingeteilt, und zwar nach den Gesichtspunkten der Größe der erforderlichen Dosis und des Sitzes der Affektion. Je tiefer der Herd liegt, um so größer muß der Tiefenquotient sein, je oberflächlicher, um so kleiner. Nun hängt aber der Tiefenquotient bekanntlich von den Faktoren Spannung, Filterung, Feldgröße, Fokus-Hautdistanz ab.

Spannung und Filterung sind daher um so höher gewählt, je tiefer der Sitz des Herdes ist. Die Feldgröße ist im allgemeinen der jeweiligen Ausdehnung angepaßt, die Fokus-Hautdistanz bei tieferliegenden Herden größer gewählt, als bei oberflächlichen.

Auch die Zahl der Felder richtet sich nach der Lage des Herdes; denn, je tiefer liegend der Herd, eine um so geringere Dosis kann ihm von einem Feld aus zugestrahlt werden; man bedarf dann einer größeren Anzahl von Feldern.

Die Pausen zwischen den Bestrahlungen der Felder ein und derselben Serie dienen der Schonung des Gesamtorganismus (Tagesdosis; Borak). Die Pausen zwischen den sogenannten Serien, d. h. den Bestrahlungen der Haut und der gesunden Gewebe, die dem gleichen Tiefenherd gelten, sind vom Standpunkte der lokalen Schonung aus zu betrachten.

Diese Angaben dürften genügen, um die folgende Dosierungstabelle, die nur auszugsweise (mit Weglassung der Einzelaffektionen der klinischen Kolonnen) gegeben ist, verständlich zu machen.

Die Dosierungsmethode, die sich auf die Messung der R erstreckt, bietet manches nicht, was diese vereinfachte Methode leistet: In der Holzknechtschen Dosierungstechnik mißt man die Dosis an der bestrahlten Haut selbst; es bedarf daher für die Angabe der Dosierungsgröße keiner Angabe der Feldgröße. Diese ergibt sich vielmehr aus den Maßen des Objektes von selbst. In der Ionisationsmethode aber ist es, der Schwierigkeit halber, die Rückstreustrahlung einwandfrei zu messen, heute noch immer angezeigt, nur die einfallende Strahlung zu messen; diese bedeutet bei verschieden großen Feldern eine verschieden große Wirkungsdosis. Zur Angabe der letzteren bedarf es daher in der Ionisierungsmethode sowohl der Angabe der einfallenden Dosis als auch der Angabe der Feldgröße.

Von großer prinzipieller Wichtigkeit ist folgende Überlegung: Die Toleranzdosis beträgt bei einer sehr harten Strahlung, deren effektive Wellenlänge etwa bei 0,16 AE liegt, ca. 12 H, während sie bei weicherer Strahlung einer kleineren Anzahl von H äquivalent ist. Es besteht also zwischen biologischer Dosis und Verfärbung der Sabouraud-Tablette kein vollkommener Parallelismus in dem Sinne, daß eine bestimmte Anzahl H immer, auch bei sehr weichen Strahlenqualitäten, der gleichen Reaktion entspricht. Wir erklären uns diese Erscheinungen heute im wesentlichen folgendermaßen: Es besteht eine Abhängigkeit der Verfärbung von der Wellenlänge derart, daß bei verschiedenen Strahlenqualitäten die gleiche Anzahl R nicht zu demselben Verfärbungsgrad führt.

Einerseits ist die Haut durch die günstigere Verteilung der harten Strahlung im Gewebe mehr geschont, anderseits ist die Empfindlichkeit der Sabouraud-Tablette für harte Strahlungen kleiner als für weiche. Da aber nun die Haut bei harten Strahlungen eine größere Dosis verträgt als bei weichen, so verträgt sie von schwer kommenden H-Stufen doch wieder eben so viele, wie von den leichter kommenden (bei weicherer Strahlung). Der Grund für die Wellenlängenabhängigkeit der Sabouraud-Tablette liegt einerseits in dem Auftreten einer selektiven Absorption ihrer Schwermetallbestandteile, anderseits in einem Zurückbleiben der Verfärbungsempfindlichkeit durch das relativ geringere Auftreten von Streuelektronen.

Von Wichtigkeit aber ist es, hervorzuheben, daß die HED der Sabouraud-Tablettenverfärbung mehr parallel geht als der Ionisationsstrom in gewöhnlichen Kleinkammern, vor allem Metallkammern. So können 12 H bei 170 KV auch bei variiertem Filter appliziert werden.

Man sei sich überhaupt prinzipiell klar darüber, daß der Begriff der Empfindlichkeit der Gewebe nur sinnvoll ist, wenn er auf ein bestimmtes Maß bezogen wird. So kann man von einer Empfindlichkeit, gemessen in Milliampere-Minuten, von einer Empfindlichkeit, gemessen in Verfärbung der Sabouraud-Tabletten, von einer Empfindlichkeit, gemessen in R usw., sprechen. Die Empfindlichkeit der Haut in bezug auf alle diese Reagenzmaße ist verschieden.

Die Gleichsetzung der Toleranzdosis mit 12 H gilt nur für harte Therapiestrahlung. Für die weichen (dermatotherapeutischen) Strahlungen entsprechen 10 H der deutschen (schwachen) Erythemdosis. In der Tat liegt beispielsweise die Erythemdosis für 100 KVmax und ein Filter von 1 bis 2 mm Aluminium bei einer geringeren H-Zahl. Auf alle diese Umstände nimmt die Tabelle an der Hand der praktischen Erfahrungen Rücksicht, indem sie zu den einzelnen Affektionen die Bestrahlungsbedingungen hinzufügt und für diese die entsprechenden Dosen anführt. Diese Gesamtheit wird als Dosierungsrezept bezeichnet (S. 223, Kol. 14). Seine Ausführung erübrigt die Beachtung aller Dispersions-, Absorptions- und Streuungsvorgänge, da sie im Rezept bereits berücksichtigt sind.

Um Bestrahlungen nicht nur nach den Holzknechtschen, sondern auch nach jenen weitverbreiteten Rezepten ausführen zu können, welche als Dosismaß die HED und ihre Bruchteile angeben, hat Holzknecht weitere Angaben, wie die folgenden, gemacht:

Bei obiger Strahlung sind				Von 12 an der Haut gemessenen H der obigen Therapiestrahlung aus zirka 30 cm, welche dort ein leichtes Erythem erzeugen (HED), sind			
				in einer Tiefe von	bei einem Felde v. zirka 15×15 cm	bei einem Felde v. zirka 10×10 cm	bei einem Felde v. zirka 6×8 cm
100%	HED =		12 H	0 cm	100%	100%	100 %
90%	,, =	−	11 ,,	zirka 2 ,,	83%	85%	82 %
80%	,, =	+	9,5 ,,	,, 5 ,,	50%	47%	42 %
70%	,, =	−	8,5 ,,	,, 8 ,,	40%	35%	31 %
60%	,, =	+	7 ,,	,, 10 ,,	35%	27%	23 %
50%	,, =		6 ,,	,, 12 ,,	27%	21%	17 %
40%	,, =	−	5 ,,	,, 15 ,,	13%	12%	8,5%
30%	,, =	+	3,5 ,,				
20%	,, =	−	2,5 ,,				
10%	,, =	+	1 ,,				

der HED vorhanden.

Tabelle 46. Aus der Dosierungs-

Gruppenzahl	Sitz des Herdes	Einwirkung	Zeichen: ..f Mindestzahl der Felder, welche für einen und denselben zentralen Herd benützt werden sollen, wenn der anterio-posteriore Durchmesser des Körperteiles beträgt in cm					Feldgröße in cm² ...□	Fokus-Haut-distanz in cm ↑ ...	Pause zwischen 2 Feldern in Tagen p ...	Kilovolt max. (Kugelfunkenstrecke, Durchm. 12,5 cm) λ_0 in Ångström-einheiten) ⟶
			5	10	15	20	25				
I	Tief	sehr stark	2	3	3	4	5	maximal bis 225 cm²	30—50	1—2	ca. **170 KV** (7,2) λ_0 0,07
II	Tief	stark	2	2	3	3	4	maximal bis 225 cm²	25—30	1—2	ca. **170 KV** (7,2) λ_0 0,07
III	Tief	mittel-stark	1	2	2	2	3	maximal bis 225 cm² + Herd-durch-messer	25—30	0—5	KV max. **160—180** (6,6—7,8) λ_0 0,07
IV	Tief	schwach	1	1	2	2	2	maximal bis 150 cm² + Herd-durchm.	25	2—8	ca. **170 KV** (7,2) λ_0 0,07
V	Cutan und subcutan	sehr stark	Die Zahl und Größe der Felder hängt hier von der Größe des erkrankten Bezirkes und der Krümmung seiner Oberfläche ab und wirkt nur auf die Gleichmäßigkeit der Dosis an allen Stellen. Genügende Oberflächengleichmäßigkeit (Ränder der Felder in nicht zu hohem Maße schwächer als das Zentrum) erzielt man so: Bei fast ebenen Flächen wird die Fokusdistanz nicht kleiner als der doppelte Felddurchmesser genommen. Bei walzenförmigen Oberflächen (Extremitäten) richtet man sich in der gleichen Weise nach dem axialen ebenen Durchmesser und appliziert ringsum 4 Felder. Bei Flächen, welche nach allen Richtungen gekrümmt sind, sind mehr Felder nötig, z. B. beim behaarten Kopf 7 Felder mit F.H.D.=25 cm. Bei Hautbehandlung werden die Felder gegeneinander nicht mit Blei abgegrenzt, wie die Felder bei der Tiefenbestrahlung, sondern nur ihre Ränder und ihr Mittelpunkt mit dem Hautstift eingezeichnet. Die Strahlen läßt man jedesmal auch in das nachbarliche Hautfeld einstrahlen, um keine unbestrahlten Raine zu bewirken und um die an den Rändern schwächere Lichtintensität auszugleichen. Nur nicht zu Bestrahlendes wird stets abgedeckt.						18—25	0—1	ca. **120 KV** (4,6) λ_0 0,1
VI	Cutan und subcutan	stark							18—25	0—1	ca. **120 KV** (4,6) λ_0 0,1
VII	Cutan und subcutan	mittel-stark							18—25	0—1	ca. **120 KV** (4,6) λ_0 0,1
VIII	Cutan	schwach							18—40	0—1	**KV 100—130** (3,6—5,0) λ_0 0,1

¹) Verlag Franz Deuticke, Leipzig und Wien.

tafel von Holzknecht[1])

angeführt (s. auch Kol. 14)

9	10	11	12	13	14
Oberflächendosis in H (....)	Filter: Messing, Kupfer, Zn. I-III Al V-VIII (....)	Hautschutz in mm Blei (= ...)	Serienpause in Wochen (P ...)	Serienzahl (× ...)	Die einzelnen technischen Angaben der Kolonnen 4—13 sind hier zur Bequemlichkeit in die **Rezeptformeln** nach *Holzknecht* und *Pordes* vereinigt. $\frac{5}{2}\ \frac{10}{2}$ etc. $\frac{\mathrm{cm\ a\ p}}{\mathrm{f}}$ entspricht der Vertikal-Kolonne 4 max, ad 225 entspricht der V.-K. 5 $\frac{6}{0,3}$ etc. entspricht der V.-K. 9, 10 ↑35 und dgl. ,, ,, ,, ,, 6 ‖ 0,5 etc. ,, ,, ,, ,, 11 p 8—1 und dgl. ,, ,, ,, ,, 7 P 8 etc. ,, ,, ,, ,, 12 → 170 etc. ,, ,, ,, ,, 8 ×1—5 etc. ,, ,, ,, ,, 13
8—12	Cu 0,5—1 + 1 Al	0,5×2	6—8	2—4	$\frac{5\ 10\ 15\ 20\ 25\ \mathrm{cm\ a\ p}}{2\ \ 3\ \ 3\ \ 4\ \ 5\ \mathrm{f\ max}}\ \Big|\ \uparrow 30-50 \longrightarrow 160-170,\ p\,1-2\ \frac{8-12}{0,5-1+1\,\|\,0,5\times2}\ P\,6-8\times2-4$
6—8	Cu 0,3 + 1 Al	0,5	6—8	2—4	$\frac{5\ 10\ 15\ 20\ 25\ \mathrm{cm\ a\ p}}{2\ \ 2\ \ 3\ \ 3\ \ 4\ \mathrm{f\ max}}\ \Big|\ \uparrow 25-30 \longrightarrow \mathrm{ca.}\,170,\ p\,1-2\ \frac{6-8}{0,3+1\,\|\,0,5}\ P\,6-8\times2-4$
5—7	Schwerfilter 0,2 + 1 Al	0,5	5—7	1—5	$\frac{5\ 10\ 15\ 20\ 25\ \mathrm{cm\ a\ p}}{1\ \ 2\ \ 2\ \ 2\ \ 3\ \mathrm{f\ ad}\,150}\ \Big|\ \uparrow 22-25 \longrightarrow \mathrm{ca.}\,27,\ p\,0-5\ \frac{5-7}{0,2+1\,\|\,0,5}\ P\,5-7\times1-5$ Beispiel einer gekürzten Formel zur Eintragung in das Krankenprotokoll: Postoperative Ulkusbeschwerden bei einem Oberbauch von 20 cm anterioposteriorem Durchmesser: $2\mathrm{f}\ \mathrm{p}\,5\ \frac{6}{0,2}\ P\,6\times2-3$
2—5	3-4 Al	0,5	2—5	1—3	$\frac{5\ 10\ 15\ 20\ 25\ \mathrm{cm\ a\ p}}{1\ \ 1\ \ 2\ \ 2\ \ 2\ \mathrm{f\ ad}\,150}\ \Big|\ \uparrow 25 \longrightarrow 160-180,\ p\,2-8\ \frac{2-5}{3-4\ \|\,0,5}\ P\,2-5\times1-3$
8—15	3-4 Al	0,5	4—8	1—2	$f\ \Big|\ \uparrow 18-25 \longrightarrow 110-130,\ p\,1-0\ \frac{8-15}{3-4\ \|\,0,5}\ P\,4-8\times1-2$
6—8	3-4 Al	0,5	6—12	1—5	$\ldots f\ \Big|\ \uparrow 18-25 \longrightarrow \mathrm{ca.}\,120,\ p\,1-0\ \frac{6-8}{3-4\ \|\,0,5}\ P\,6-12\times1-5$
4—6	1-2 Al	0,5	4—6	1—5	$\ldots f\ \Big|\ \uparrow 18-25 \longrightarrow \mathrm{ca.}\,120,\ p\,0-1\ \frac{4-6}{1-2\ \|\,0,5}\ P\,4-6\times1-5$
2—3	1 Al	0,5	2—3	1—2	$\ldots f\ \Big|\ \uparrow 18-40 \longrightarrow 100-130,\ p\,0-1\ \frac{2-3}{0,5-1\ \|\,0,5}\ P\,2-3\times1-2$